# RÉUSSIR TOUT LE SEMESTRE 4 et 5

3e édition

Danièle Augendre – Anne Barrau – Anne Besnier –
Karine Bréhaux– Florence Couderc – Ghislaine Drouet –
Anne-Laure Kieffer – Steven Lagadec – Martine Mazoyer –
Alison Pinchaud – Sophie Rubéo-Lisa – Laurent Soyer –
Nicole Tanda – Valérie Terrier

Vuibert

## Compléments numériques

Des compléments numériques (fiches audio, QCM interactifs, vidéos de gestes techniques) sont offerts avec ce livre.

Leur présence est signalée par un QR-code et un lien Internet **aux pages concernées**.

Pour accéder à chaque complément :

Flashez le code avec votre téléphone ou votre tablette

OU

Tapez l'URL dans votre navigateur

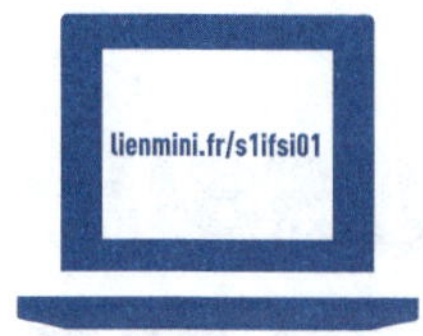


Création de la maquette : CB Defretin
Mise en pages : Patrick Leleux PAO
Couverture : Primo & Primo
Illustrations : Anne-Christel Rolling, Sandrine Marchand, Carole Fumat

ISBN : 978-2-311-66244-3

# Les auteurs

**Danièle Augendre** est cadre de santé formateur à l'IFSI de Nevers et référente des UE 2.7, 2.8, 1.3, 4.2 et 5.7. Elle est également titulaire d'un Master 2 en sciences de l'éducation, parcours Formation de formateurs.

**Anne Barrau** est une ancienne cadre formatrice en IFSI. Elle est actuellement cadre de santé en unité de soins.

**Anne Besnier** est médecin gynécologue-obstétricien. Elle enseigne à l'IFSI de Cherbourg-Cotentin. Elle est membre du groupe auteur sur l'UE 2.9 « Processus tumoraux » du CEMU de Caen.

**Karine Bréhaux** est chercheuse (phD, HDR) à l'Université de Lorraine.

**Florence Couderc** est cadre de santé formateur à l'IFSI de Nevers. Elle est référente de l'UE 2.7 « Défaillances organiques et processus dégénératifs ».

**Ghislaine Drouet** est cadre de santé formateur à l'IFSI de Cherbourg-Cotentin, diplômée d'un Master en ingénierie pédagogique et référente de l'UE 2.9 « Processus tumoraux ».

**Anne-Laure Kieffer** est professeur certifiée d'anglais. Elle a enseigné pendant plusieurs années à l'IFSI d'Auxerre et est l'auteur de plusieurs ouvrages d'anglais médical.

**Steven Lagadec** est infirmier et assistant de recherche épidémiologique et clinique au Centre Hospitalier Sud Francilien (CHSF). Il exerce au SAMU 91 et partage son activité au SMUR de Corbeil avec une activité de formation dans les IFSI ou il intervient sur les thèmes de la recherche clinique et des soins infirmiers d'urgence.

**Martine Mazoyer** est psychologue clinicienne et ancienne formatrice en IFSI. Elle intervient à l'Université Paris Sud en tant qu'enseignante pour l'UE 2.6 « Processus psychopathologiques » et l'UE 1.1 « Psychologie sociologie, anthropologie ».

**Alison Pinchaud** est diplômée de l'Université de Lancaster (*Bachelor of Education Honours Degree*), professeur d'anglais à l'IFSI d'Auxerre. Elle est l'auteur de plusieurs ouvrages d'anglais médical.

**Sophie Rubéo-Lisa** est cadre de santé formateur à l'IFSI de la Pitié-Salpêtrière et référente de l'UE 2.11 S1 « Pharmacologie et thérapeutiques ».

**Laurent Soyer** est cadre de santé, actuellement formateur consultant et chercheur indépendant en formation. Il est titulaire d'un Master en ingénierie de la santé et d'un Master 2 en sciences de l'éducation.

**Nicole Tanda** est puéricultrice cadre de santé formatrice. Titulaire d'un phD en sciences infirmières et d'un Master 2 en sciences de l'éducation, elle est Maître de conférences en sciences infirmières (CNU 92). Elle est actuellement chercheure associée au Réseau de Recherche en Interventions en Sciences Infirmières du Québec (RRISIQ) et membre invitée du Centre d'Innovation en Formation Infirmière (CIFI).

**Valérie Terrier** est cadre de santé formateur à l'IFSI de Roubaix et actuellement référente des UE 2.2 S1, 4.4 S2, 4.5 S2, 3.2 S3, 3.3 S3, 4.5 S4 et 4.4 S5. Elle est également titulaire d'un Master 2 en ingénierie de la formation.

*L'éditeur remercie Sophie Jeleff pour son travail de synthèse, de relecture et de réécriture de certaines fiches de cours lors de la 1re édition.*

# Sommaire

# Semestre 4

# Semestre 4

UE 1.3 K. Bréhaux

# Législation, éthique, déontologie

## Objectifs

- Appliquer les principes éthiques dans des situations de soins posant un dilemme.
- Utiliser un raisonnement et une démarche de questionnement éthique dans le contexte professionnel.
- Évaluer les conséquences de la notion de responsabilité professionnelle.

# Conseils du formateur

## ① Lectures conseillées

- Afin d'approfondir et de maîtriser les concepts et notions juridiques et déontologiques abordées dans ce cours synthétique, nous vous recommandons de lire les ouvrages et les références en bas de pages. La pratique d'une veille réglementaire (code de la Santé publique, codes de déontologie, actes et décrets infirmiers) est conseillée.
- L'assiduité et la régularité dans la lecture des textes réglementaires développent les capacités d'abstraction et de rigueur des étudiants. La mise en pratique, notamment dans le cadre de la collégialité dans les soins et lors des stages, est également facilitante dans la compréhension des notions abordées.

## ② Prérequis et liens à établir avec les autres UE

- Des connaissances en éthique médicale, droit et déontologie facilitent la maîtrise des fiches de révision.
- L'Unité d'Enseignement 1.3 « Législation, Éthique et Déontologie » fait appel à des savoirs théoriques issus du droit, de la philosophie. Elle demande également des connaissances solides théoriques, avec des lectures d'auteurs-clés et une compréhension des situations complexes de personnes en situation de vulnérabilité.

## ③ Modalités d'évaluation

Au semestre 4 tout comme semestre 1, l'évaluation porte sur des connaissances théoriques avec des questions écrites sur les concepts et notions abordées, et/ou des réflexions sur des questions touchant au domaine de l'éthique.

## ④ Intérêt pour la pratique infirmière

Les enseignements en législation, éthique et déontologie permettent aux futurs professionnels de comprendre la réglementation en vigueur dans les établissements et hors établissements (droits des patients, confidentialité et responsabilité professionnelle), d'avoir une connaissance théorique sur ce qui structure une relation soignant-soigné (droit, déontologie, morale, éthique, système de valeurs, valeurs humanistes).

Les éléments abordés au sein des différents cours ont pour objectif d'aider l'étudiant, face à des situations humaines, médicales et complexes, à prendre conscience de sa responsabilité de soignant.

Fiche 1

# Les principes fondamentaux du droit public et privé en France : juridictions

- Distinction entre ce que l'on désigne par **le droit interne**, celui d'un pays, ici la France, **le droit européen** propre aux pays ayant adhéré à l'Union européenne et **le droit international** régulant les pays entre eux.
- Concernant le droit français, les ordres de droit sollicités sont les suivants.

**Fiche audio**

http://www.lienmini.fr/revifsi21

## ① Droit public

| | |
|---|---|
| **Le droit constitutionnel** | Planifie les règles relatives à la constitution de l'État, du gouvernement et de son peuple, et des pouvoirs publics<br>On retient comme textes essentiels celui de la Constitution du 4 octobre 1958, de la Déclaration des Droits de l'Homme et du citoyen de 1789 appartenant au bloc constitutionnel |
| **Le droit administratif** | Gère l'élaboration, la construction et l'organisation des collectivités publiques |
| **Le droit financier** | Comprend les règles relatives aux finances publiques |

## ② Droit privé

Règle les relations des individus entre eux, mais aussi des citoyens vers leurs institutions (collectivités privées, associations, sociétés…).

| | |
|---|---|
| **Le droit civil** | • Est une branche du **droit privé** qui régit les rapports entre les personnes (**personnes physiques** ou **personnes morales**)<br>• Fonction du juge civil : trancher un conflit juridique entre deux parties : le plaignant et le défendeur<br>• Réglemente les rapports du droit privé dans le cadre des droits et des obligations réciproques des particuliers, des personnes physiques et morales |
| **Le droit commercial** | Gère les procédures dans le domaine des affaires |
| **Le droit du travail** | Englobe les règles relatives aux institutions envers les personnes en situation de travail, des employeurs avec leurs employés, des contrats et lois |

## ③ Spécificités du droit pénal

Fondé sur le droit de punir, il gère les rapports entre la société et l'individu mais appartient au droit public.

| | |
|---|---|
| **L'ordre judiciaire** | Chargé de juger les procès entre les personnes et de mettre en place les sanctions judiciaires en cas d'infraction |
| | Diverses juridictions gèrent les niveaux de responsabilités et de sanctions : les juridictions du premier degré, les juridictions de droit commun, les juridictions d'exception :<br>• la **Cour d'Appel :** première voie de recours pour le plaignant souhaitant contester la décision rendue par une juridiction supérieure<br>• la **Cour de Cassation** : la plus haute Cour dans le droit français et assure l'unité dans l'application de la règle du droit |
| **L'ordre administratif** | 2^e^ branche du droit pénal, règle les litiges impliquant l'administration et ses citoyens |
| | On y retrouve les tribunaux administratifs et les cours administratives d'appel. Le Conseil d'État est, lui, appelé à donner des avis au gouvernement soit en matière législative, soit en matière réglementaire |

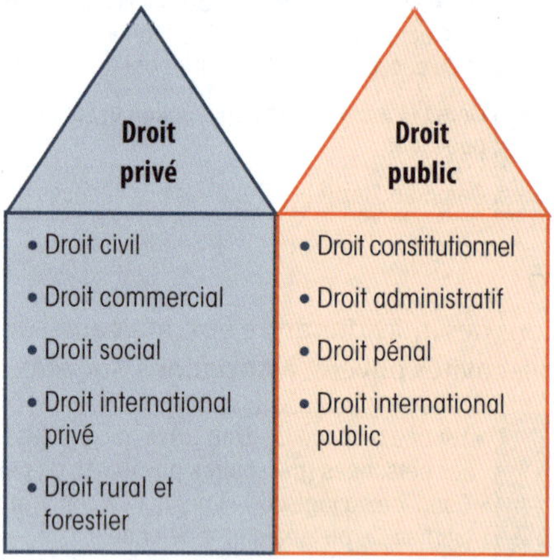

# Le service public

## ① Définition

Fiche audio
http://www.lienmini.fr/revifsi22

- La notion de service public peut désigner une activité d'intérêt général, assurée sous le contrôle de la puissance publique, d'un organisme public ou privé bénéficiant de privilèges lui permettant d'en assurer la mission et les obligations (continuité, égalité, mutabilité) et relevant du droit administratif.
- En France, les activités de service public peuvent être classées en plusieurs catégories :
  - ◊ les fonctions de souveraineté de l'État, financées par l'impôt et assurées par des administrations publiques (défense nationale, justice, police) ;
  - ◊ et les fonctions dites « non régaliennes » (les finances publiques, les collectivités publiques).

## ② Missions

- Les missions de service public se déclinent dans les secteurs suivants : l'enseignement, la santé, la Sécurité sociale, la culture, la radio et la télévision, les services d'assainissement, les transports, l'énergie, les télécommunications…
- Elles sont composées de valeurs et de principes : la continuité, la mutabilité, l'égalité, la neutralité, la laïcité, la réserve, la gratuité, la continuité.
- L'article L. 6112-1 du code de santé publique liste les missions de service public que les établissements de santé peuvent être appelés à mener ou auxquelles ils peuvent participer. Elles sont au nombre de quatorze :

| |
|---|
| 1 La permanence des soins |
| 2 La prise en charge des soins palliatifs |
| 3 L'enseignement universitaire et post-universitaire |
| 4 La recherche |
| 5 Le développement professionnel continu des praticiens hospitaliers et non hospitaliers |

| | |
|---|
| 6 La formation initiale et le développement professionnel continu des sages-femmes et du personnel paramédical et la recherche dans leurs domaines de compétence |
| 7 Les actions d'éducation et de prévention pour la santé et leur coordination |
| 8 L'aide médicale urgente, conjointement avec les praticiens et les autres professionnels de santé, personnes et services concernés |
| 9 La lutte contre l'exclusion sociale, en relation avec les autres professions et institutions compétentes en ce domaine, ainsi que les associations qui œuvrent dans le domaine de l'insertion et de la lutte contre l'exclusion et la discrimination |
| 10 Les actions de Santé publique |
| 11 La prise en charge des personnes faisant l'objet de soins psychiatriques en application du code de la Santé publique ou du code de procédure pénale |
| 12 Les soins dispensés aux détenus en milieu pénitentiaire et, si nécessaire, en milieu hospitalier |
| 13 Les soins dispensés aux personnes retenues en application du code de l'entrée et du séjour des étrangers et du droit d'asile |
| 14 Les soins dispensés aux personnes retenues dans les centres socio-médico-judiciaires de sûreté |

- Les patients accueillis dans le cadre des missions de service public bénéficient de garanties :
  - ◊ l'égal accès à des soins de qualité ;
  - ◊ l'accueil et la prise en charge 24 h/24 h ou l'orientation vers un autre établissement ;
  - ◊ la prise en charge aux tarifs fixés par l'autorité administrative, ou les tarifs conventionnels des honoraires, rémunérations et frais accessoires fixés par la Sécurité sociale.

# Responsabilité professionnelle : généralités

## ① Définition

La responsabilité est la capacité, l'obligation de répondre de ses actes devant soi-même, les autres, la société et la loi.

## ② Faute

- Toute faute constitue une infraction à la loi et au code de déontologie de la profession.
- Elle doit être sanctionnée par la loi et peut selon les situations entraîner des réparations en justice à la victime.

## ③ Responsabilité infirmière

Il existe différents types de responsabilités et d'actes professionnels (actes relevant du rôle propre, sur prescription médicale ou protocole, sur prescription réalisable à condition que le médecin puisse intervenir ; et ceux réalisés par le médecin, auxquels participe l'IDE) qui incombent à la profession infirmière et de façon plus générale à toute profession médicale ou paramédicale (voir l'article 32 du décret n° 2002-194 du 11 février 2002 relatif aux actes professionnels et à l'exercice de la profession d'infirmier, codifié depuis 2004 au code de santé publique [article R. 4311-1 à R. 4311-15]).

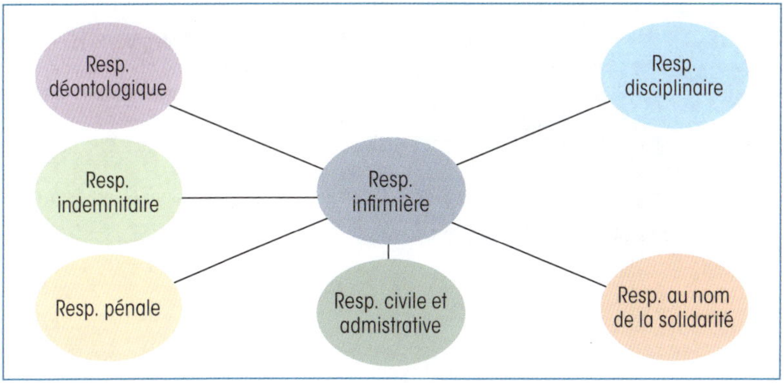

Fiche 4

# Différentes responsabilités

## ① Responsabilité pénale

- Saisir une juridiction pénale pour une victime : c'est « avoir l'intention de » faire condamner l'auteur de son préjudice.
- C'est souvent le cas lors de fautes d'imprudence ou de négligence grave, d'homicide involontaire, de violation du secret médical, du principe de non-assistance à personne en danger, etc.

Fiche audio

http://www.lienmini.fr/revifsi24

| | | |
|---|---|---|
| **Délits de droit commun** | • Atteinte à l'intégrité corporelle involontaire (articles 221-6 et 222-19 du code pénal)<br>• Atteinte à l'intégrité corporelle volontaire (article 222-7 du code pénal) | |
| **Délits professionnels propres aux médecins et aux infirmiers** | **Médecins** | • Avortement illégal (article 223-10 du code pénal)<br>• Certificats mensongers (articles 441-7 et 8 du code pénal)<br>• Exercice illégal de la médecine<br>• Refus de répondre à une réquisition (article 60 du code de procédure pénale)<br>• Secret professionnel (articles 226-13 et 14 du code pénal) |
| | **Infirmiers** | • Atteintes involontaires à l'intégrité de la personne<br>• Manquement délibéré à une obligation de sécurité ou de prudence (article 222-19 du code pénal)<br>• Mise en danger d'autrui (article 223-6 du code pénal)<br>• Violation du secret professionnel (art. 226-13 et 14 du code pénal) |

## ② Responsabilités civile et administrative

| | |
|---|---|
| **Responsabilité civile** | « Tout fait quelconque de l'homme qui cause à autrui un dommage oblige celui par la faute duquel il est arrivé à le réparer » (article 1382 du code civil) |
| **Responsabilité administrative** | • Chacun doit répondre des conséquences de ses actes. Il doit alors réparer le préjudice ainsi causé. Cette réparation prend la forme d'une indemnisation qu'on appelle « dommages et intérêts ». La responsabilité de l'administration se substitue à celle de ses agents, sauf en cas de faute détachable du service ou faute personnelle commise dans son intérêt personnel ou pour nuire à autrui<br>• La responsabilité administrative d'un hôpital peut être engagée comme l'aléa thérapeutique (lors de l'utilisation de traitements ou thérapeutiques nouveaux ayant provoqué des complications exceptionnellement et anormalement graves) et lors d'infections nosocomiales (article L. 1142-1 du code de santé publique modifié par la loi du 12 mai 2009) |

## ③ Responsabilité disciplinaire

- Toute violation d'une règle déontologique, visée ou non par un texte, peut tomber sous le coup d'une sanction disciplinaire. Le dernier recours pour un professionnel de santé lors de ce type d'affaire est le Conseil d'État. La responsabilité disciplinaire appartient à l'employeur.
- Un employeur (public ou privé) dispose d'un pouvoir disciplinaire pour sanctionner les fautes des salariés. Les sanctions sont indépendantes des peines prononcées par les juridictions civiles et pénales : avertissement, blâme, interdiction temporaire, avec ou sans sursis, ou permanente d'exercer des fonctions médicales du secteur public, etc.

**✔ À savoir**

L'étudiant infirmier en stage est responsable des actes réalisés comme tout professionnel de santé mais il est en situation d'apprentissage et d'encadrement par l'infirmier (lui-même responsable des actes réalisés par l'étudiant sous sa responsabilité).

## ④ Responsabilité au nom de la solidarité nationale

- Au nom de la solidarité nationale, les patients peuvent être indemnisés selon certaines circonstances. La loi du 4 mars 2002 relative aux droits des patients a permis la mise en place d'un régime de réparation des préjudices subis par des patients.
- Réparation des préjudices subis lors d'accidents médicaux : article L. 1142-1 modifié par la loi n° 2009-526 du 12 mai 2009, article 112.
- Fonctionnement de la commission régionale de conciliation et d'indemnisation : article L. 1142-5 du code de santé publique.

## ⑤ Responsabilité déontologique

La profession d'infirmier dispose d'un Conseil national de l'Ordre des infirmiers, garant éthique, juridique et déontologique des pratiques infirmières.

> Articles de référence : article 63 de la loi n° 2009-879 du 21 juillet 2009 portant sur la réforme de l'hôpital et relative aux patients, à la santé et aux territoires ; articles L. 4311-15, 4311-16 et 4312-1 du code de santé publique.

## ⑥ Responsabilité indemnitaire

- Si la responsabilité civile ou administrative de l'IDE est engagée, des dommages et des intérêts devront être versés à la victime dans le cadre de la réparation. Pour le secteur public ou privé, c'est l'employeur qui va supporter le coût par l'intermédiaire de son assurance. L'obligation d'assurance est confirmée depuis la loi du 4 mars 2002.
- Concernant l'activité libérale, c'est à l'infirmier de s'assurer pour sa pratique et c'est une obligation juridique (souscription d'une assurance en responsabilité civile professionnelle).
  Pour pouvoir engager la responsabilité d'un professionnel de santé, il faut prouver l'existence d'une faute.

> Articles de référence : article L. 1142-2 du code de santé publique modifié par la loi n° 2009-879 du 21 juillet 2009, article 75 ; arrêt Bianchi (sur la responsabilité du service public hospitalier).

# Étude des situations éthiques : approches théoriques et processus décisionnels

- Actuellement, nous trouvons dans la littérature des grilles, des protocoles, des repères d'aide à la décision face à des situations cliniques extrêmes. Comment éviter de « protocoliser » chaque situation et réifier (c'est-à-dire réduire à l'état d'objet) la personne elle-même à un cas parmi tant d'autres ?
- Aristote et Habermas sont souvent invoqués comme des maîtres en philosophie facilitant **la réflexion éthique et la juste distance face à des situations singulières**. Nous notons aussi des changements réglementaires français nous orientant de la procédure collégiale vers un **processus de délibération et de décision collective**.

## ① Éthique de la discussion de Jürgen Habermas et ses limites

- Aujourd'hui, l'éthique de la discussion d'Habermas[1] est considérée comme la matrice philosophique aidant au cheminement de la réflexion d'une équipe face à une situation éthique extrême.
- Les modalités de cette éthique de la discussion se déploient autour de l'examen de la situation elle-même, de la consultation des avis de chaque partie prenante à commencer par celle du patient et de ses représentants, de l'échange des points de vue, de la formulation d'un consensus sur le choix de l'action et sur la prise de responsabilité individuelle du médecin en charge du patient[2].
- La **pluridisciplinarité** est un impératif absolu et un des piliers de l'éthique de la discussion. Mais elle doit être complétée par la **transdisciplinarité**[3]

---

**1.** Habermas J., *De l'éthique de la discussion*, Paris, éditions du Cerf, 1992.
**2.** Bréhaux K., « L'éthique de la collégialité : une éthique aristotélicienne de terrain. Deux auteurs fondamentaux : Aristote et Paul Ricoeur » in *Soigner l'Humain : manifeste pour un juste soin au juste cout*, sous la direction de Claire Georges-Tarragano en collaboration avec Harold Astre et Frédéric Pierru, Rennes : Presses EHESP, 2015.
**3.** Saulus G., « La clinique du polyhandicap comme paradigme des cliniques de l'extrême », L'Esprit du temps, « Champ psy », 2007/1 n° 45, p. 125 à 139.

(capacité du professionnel d'enrichir sa propre pratique de données issues de disciplines autres que la sienne sans perdre sa spécificité). Cette attitude individuelle est souvent implicite à la prise de parole (position interdisciplinaire) dans une discussion éthique autour d'une situation de soins posant problème (staff, réunion collégiale), mais bien souvent ignorée. Elle présuppose en elle-même les fondements de la discussion éthique elle-même : la pluralité des avis sous-tendant la variété des positions individuelles.

- La transdisciplinarité est nécessaire et s'impose comme une voie de solution face à une pluralité des situations singulières. Nourrissant le sujet dans la construction de sa démarche éthique, elle enrichit chaque niveau de discussion interdisciplinaire au sein de la « collégiale ».

## ② Éthique de la collégialité : une éthique aristotélicienne de terrain

- La prudence aristotélicienne (phronesis), est une démarche pratique (manière d'être et de se conduire) posant la question de l'intérêt d'autrui comme premier dans la prise de décision, mais aussi la préservation des valeurs humaines liant deux personnes (l'amitié chez Aristote).
- Ce modèle de cheminement philosophique a été réinvesti dans le domaine médical en démontrant **l'utilité du processus de délibération élargi donnant lieu à la prise de décision finale**.

## ③ De la délibération collective à la décision collective

### Les recommandations du Comité Consultatif National Éthique (CCNE)

- Le CCNE recommande une modification de la procédure collégiale afin qu'elle prenne la forme d'une véritable délibération collective qui « ne soit pas conçue comme une discussion collégiale entre experts » et qui soit mise en œuvre « de manière beaucoup plus large, dès que des décisions complexes doivent être prises en fin de vie, que ce soit du fait d'une raison médicale ou d'une demande du patient. »
- En d'autres termes, le CCNE considère qu'une réflexion devrait être engagée pour que **ce processus de délibération collective puisse aboutir à un véritable processus de décision collective**.
- La première étape est de considérer le temps nécessaire à la **conciliation des points de vue**, ceux de la famille et des proches comme ceux des médecins et des soignants.

- Si le processus de délibération collective ne parvient pas à faire émerger un consensus, une deuxième étape de médiation pourrait être retenue, pour aider à rapprocher les points de vue, si le temps long ne permet pas de faire venir au jour une réponse consensuelle.
- Selon le sens habituellement accepté, la **médiation** est un processus à visée éthique reposant sur la responsabilité et l'autonomie des participants, dans lequel un tiers – impartial, indépendant, neutre, sans pouvoir décisionnel, avec la seule autorité que lui reconnaissent les participants au processus de délibération collective – favorise par des entretiens confidentiels l'établissement ou le rétablissement du dialogue, le lien social, et la capacité de prendre une décision partagée. Cette médiation se doit d'être véritablement indépendante de toutes les parties prenantes, y compris de l'administration hospitalière et des établissements de santé.[1, 2]

## Position légale sur la procédure collégiale

**Décret n° 2006-120 du 6 février 2006 relatif à la procédure collégiale prévue par la loi n° 2005-370 du 22 avril 2005 relative aux droits des malades et à la fin de vie et modifiant le code de la santé publique (dispositions réglementaires).**

- I. - En toutes circonstances, le médecin doit s'efforcer de soulager les souffrances du malade par des moyens appropriés à son état et l'assister moralement. Il doit s'abstenir de toute obstination déraisonnable dans les investigations ou la thérapeutique et peut renoncer à entreprendre ou poursuivre des traitements qui apparaissent inutiles, disproportionnés ou qui n'ont d'autre objet ou effet que le maintien artificiel de la vie.
- II. - Dans les cas prévus aux articles L. 1111-4 et L. 1111-13, lorsque le patient est hors d'état d'exprimer sa volonté, le médecin ne peut décider de limiter ou d'arrêter les traitements dispensés sans avoir préalablement mis en œuvre une procédure collégiale dans les conditions suivantes :
  - ◊ la décision est prise par le médecin en charge du patient, après concertation avec l'équipe de soins si elle existe et sur l'avis motivé d'au moins un médecin, appelé en qualité de consultant. Il ne doit exister aucun

---

**1.** CCNE, L'avis N° 121 « Fin de vie, autonomie de la personne, volonté de mourir », 30 juin 2013, Observations du CCNE à l'attention du Conseil d'État, 5 mai 2014.

**2.** Commission de réflexion sur la fin de vie, « Penser solidairement la fin de vie. Commission de réflexion sur la fin de vie en France», 18 décembre 2012 à François Hollande.

lien de nature hiérarchique entre le médecin en charge du patient et le consultant. L'avis motivé d'un deuxième consultant est demandé par ces médecins si l'un d'eux l'estime utile ;

- la décision prend en compte les souhaits que le patient aurait antérieurement exprimés, en particulier dans des directives anticipées, s'il en a rédigé, l'avis de la personne de confiance qu'il aurait désignée ainsi que celui de la famille ou, à défaut, celui d'un de ses proches ;
- lorsque la décision concerne un mineur ou un majeur protégé, le médecin recueille en outre, selon les cas, l'avis des titulaires de l'autorité parentale ou du tuteur, hormis lors des situations où l'urgence rend impossible cette consultation[1] ;
- la décision est motivée. Les avis recueillis, la nature et le sens des concertations qui ont eu lieu au sein de l'équipe de soins ainsi que les motifs de la décision sont inscrits dans le dossier du patient.

## ④ Grille d'aide à la décision du Docteur Renée Sebag-Lanoë

La grille d'aide à la décision du Docteur Renée Sebag-Lanoë est utilisée quotidiennement par les professionnels du soin et formule le dilemme éthique autour d'une série de questions :

| |
|---|
| Quelle est la maladie principale de ce patient ? |
| Quel est le degré d'évolution de la maladie ? |
| Quelle est la nature de l'épisode actuel surajouté ? |
| Cet épisode est-il facilement curable ou non ? |
| Y-a-t-il répétition d'épisodes aigus ou multiplicité de pathologies ? |
| Que dit le malade s'il peut le faire ? |
| Qu'exprime-t-il à travers son comportement, sa coopération aux soins ? Coopérant/Opposant/ Démissionnaire. |
| Quelle est la qualité de son confort actuel ? |
| Qu'en pense la famille ? |
| Qu'en pensent les soignants qui le côtoient le plus souvent ? |

**1.** Décret n° 2006-120 du 6 février 2006 relatif à la procédure collégiale prévue par la loi n° 2005-370 du 22 avril 2005 relative aux droits des malades et à la fin de vie et modifiant le code de la santé publique (dispositions réglementaires).

# Coopération entre professionnels de santé

## ① Coopération dans les soins : cadre légal

- La loi HPST de 2009 et celle qui l'amende de 2011 entendent renforcer et organiser la coopération entre les soignants de manière à offrir des soins gradués, de qualité, accessibles à tous, satisfaisant à l'ensemble des besoins de santé d'un bassin régional.
- La démarche de coopération doit s'inscrire dans le cadre d'un protocole soumis à l'agence régionale de santé (ARS) puis transmis par l'ARS à la Haute Autorité de santé (HAS).

## ② Enjeux de la coopération

La coopération entre professionnels de santé s'inscrit dans un contexte :

- de défis à relever liés aux besoins croissants de prise en charge sanitaire (maladies chroniques dans un contexte de vieillissement de la population) ;
- d'évolution défavorable de la démographie médicale, accentuée par les disparités de répartition territoriale ;
- de progrès technologiques médicaux qui facilitent l'émergence de nouveaux partages de compétence entre professionnels de santé ;
- de nécessité d'assurer l'efficience des prises en charge au regard des difficultés croissantes de financement des dépenses de santé ;
- d'aspiration des professionnels à faire évoluer leurs activités et leurs compétences tout au long de leur vie.

Fiche

# 7 Démarche d'analyse d'une question éthique en équipe pluriprofessionnelle

Grille d'une démarche d'analyse éthique d'un cas clinique créée par Karine Bréhaux et Alain Vuillot (Diplôme Universitaire « Éthique Réflexions autour d'une démarche(s) éthique(s) » 2015). [1,2]

## ① Rassembler les différents éléments du cas

- Préciser la nature du cadre institutionnel du cas.
- Rassembler les éléments relatifs au malade (facteurs personnels et biographiques : convictions personnelles, religieuses, profession, engagement), à son environnement psycho-social (famille, entourage, personne de confiance) et à sa maladie (symptômes, informations relatives au diagnostic, au pronostic, traitements possibles et effets secondaires).
- Identifier les acteurs impliqués (équipe de soin, équipe médicale, proches, cadres, personnel technique ou administratif, autres patients ou résidents).
- Relater les éléments factuels et circonstanciels du cas.

## ② Identifier et formaliser le problème éthique posé par le cas

- Décrire de manière précise la situation et analyser le cheminement qui a abouti à la question (motifs de la demande du patient, points de vue de la famille et détection d'éventuels conflits intrafamiliaux).
- Présenter les éléments du cadre institutionnel et réglementaire et clarifier les normes : les repères/cadres juridiques, la déontologie, les recommandations, avis, référentiels, chartes.

---

**1.** Karine Bréhaux, « Éthique et parcours de soins, quelle place pour le sujet ? Le phénomène de reconnaissance » in *Éthique et parcours de soins : quelle place pour le sujet ?*, Chaumont, Editions de l'Association des Psychologues Hauts-Marnais, Fédération Française des Psychologues et de Psychologie, 2014.

**2.** Alain Vuillot, « Fonction et apports de la philosophie dans les comités d'éthique clinique », Diplôme Universitaire Ethique Réflexions autour d'une démarche(s) éthique(s) 2015.

- Indiquer les éléments qui font que ce problème est bien un problème d'éthique.

## ③ Produire une analyse critique des positions défendues à propos du problème

- Veiller à la dimension éthique des conditions procédurales du débat dans la mesure où ce cadre doit être lui-même fondé sur une éthique de la discussion maîtrisée.
- Identification des positions des différentes parties prenantes (analyse prenant en compte différentes logiques : gestionnaire, économique, thérapeutique, socio-éducative, culturelle).
- Consulter la lettre des textes réglementaires et expliciter l'esprit de ces textes, articuler la généralité de la loi ou de la règle et son adaptation ou interprétation à un cas particulier. Examiner l'éventuelle contradiction entre une règle ou une bonne pratique et une demande légitime du patient ou une situation d'exception.
- Identifier les systèmes de valeurs ou les spécificités culturelles ou religieuses qui peuvent interférer avec une règle (ex : prise en charge policière d'une grève de la faim, refus de transfusion sanguine chez les Témoins de Jéhovah).
- Mettre en perspective les différentes positions du débat par des éclairages éthiques substantiels issus de diverses doctrines ou traditions philosophiques :
  - ◊ expliciter les arguments qui sous-tendent les positions défendues par un travail de rationalisation : passer de l'intuition à l'argumentation, formuler des options justifiées par des arguments recevables pour autrui. Définir les concepts fondamentaux manipulés et repérer leur éventuelle polysémie. Préciser les hiérarchies de valeurs implicites. Exhiber les mécanismes qui sous-tendent la prise de décision ;
  - ◊ déconstruire les pétitions de principes, les fausses évidences. Repérer les automatismes ; passer du réflexe à la réflexion. Déconstruire les mécanismes psychologiques qui nourrissent les affects à l'œuvre dans la prise de décision (peur, désir, colère) ;
  - ◊ repérer les silences et les oublis dont la description du cas est, en creux, parfois porteuse.

## ④ Créer deux niveaux d'identification des enjeux et des conflits

| | |
|---|---|
| **Niveau 1 Déontologico-juridique** | Identifier les valeurs, les principes et les conflits en jeu relevant des domaines déontologiques et juridiques |
| **Niveau 2 Éthico-philosophique** | Identifier les valeurs, les principes et les conflits en jeu relevant des domaines de l'éthique et de la philosophie<br>Inviter les auteurs pertinents pour ce cas |

## ⑤ Produire de manière collégiale un avis dégageant une ou plusieurs options rationnellement argumentées

- Ne pas enfermer, dans la mesure du possible, la question dans une opposition binaire mais en examiner les présupposés, éventuellement les déconstruire pour dégager et voir d'autres voies de résolutions initialement inaperçues. Délibérer consiste ici à créer des options, à ouvrir le champ du possible (analyse déduite du premier niveau déontologico-juridique).
- Dégager un bilan éthique : analyser les avantages et inconvénients des différentes prises de position possible sur le modèle de la balance bénéfice/risque et concevoir les possibles conséquences des différentes décisions (analyse déduite du second niveau éthico-philosophique).
- La délibération collective vise au mieux une proposition, mais jamais une décision imposée au patient sans son consentement.
- Traçabilité des décisions et des arguments ; éventuelles recommandations pour l'avenir.

Fiche 8

# Éducation thérapeutique

## ① Définition

Selon l'OMS (1998), « [l']éducation thérapeutique du patient est un processus continu, intégré dans les soins et centré sur le patient. Il comprend des activités organisées de sensibilisation, d'information, d'apprentissage et d'accompagnement psychosocial concernant la maladie, le traitement prescrit, les soins, l'hospitalisation et les autres institutions de soins concernées, et les comportements de santé et de maladie du patient [...] »

**Fiche audio**

http://www.lienmini.fr/revifsi25

## ② Finalités

- Acquisition et maintien par le patient de compétences d'autosoin ; mobilisation ou acquisition de compétences d'adaptation.
- Les politiques de santé tendent à placer le patient au centre des démarches de soin. Cela implique que ce dernier comprenne les raisons et les conséquences des soins qui lui sont prodigués. L'éducation thérapeutique personnalisée (ETP) vise à cette compréhension.
- L'ETP est un projet politique : une mobilisation interprofessionnelle des soignants est indispensable pour qu'il soit bien mené.

## ③ Financement de l'ETP

- Financements identifiés : Fonds national de prévention et d'éducation en information sanitaire (FNPEIS), Fonds d'intervention pour la qualité et la coordination des soins (FIQCS), financements sur les crédits d'États, financements par les associations de patients et par l'industrie pharmaceutique.
- Autres sources de financements alternatifs : programmes d'organismes de protection sociale, avec la participation de l'industrie pharmaceutique, de partenariat financier avec des sociétés savantes, d'associations de patients, etc.

## ④ Conception de l'ETP

- Priorisation par maladies chroniques et pathologies les plus fréquentes.
- Ensemble de 17 propositions liées à l'ETP (rapport de l'Assemblée nationale de 2010) : définir une politique nationale, privilégier l'interdisciplinarité dans l'enseignement à l'ETP, la formation continue, recherche, développer l'ETP en ambulatoire, rôle central du médecin traitant, structurer l'offre hospitalière en ETP, améliorer la coordination ville-hôpital, positionner l'agence régionale de santé au cœur du dispositif de l'ETP, conserver un partenariat actif avec l'industrie pharmaceutique et biomédicale, dans le strict respect des obligations prévues par la législation, etc.

## ⑤ Problématique actuelle

- Positionnement et rôles des différents acteurs (État, agences nationales, ARS, opérateurs de terrain, etc.) : doit-on dissocier celui qui finance et celui qui dispense la prestation ?
- Pérennité des sources de financement.

## ⑥ Textes d'application relatifs au développement et aux programmes d'ETP

- Arrêté et décret du 2 août 2010 relatifs aux compétences requises pour dispenser l'éducation thérapeutique du patient.
- Décret n° 2010-904 du 2 août 2010 relatif aux conditions d'autorisation des programmes d'ETP.

## Situation de soin n° 1

Le médecin de Mme X. diagnostique un cancer terminal chez sa patiente qu'il connaît depuis longtemps. Compte tenu de l'état dépressif de celle-ci, il estime qu'elle ne supporterait pas de se savoir atteinte de cette maladie. Son devoir d'informer sa patiente de son état entre en conflit avec celui de ne pas détruire ce qui lui reste d'espoir dans la vie.

**Doit-il lui dire la vérité ou lui cacher sa condition ?**

........................................................................................................................................

........................................................................................................................................

## Situation de soin n° 2 relative aux notions de bientraitance et de maltraitance.

Au cours d'une journée de travail dans les institutions accueillant des personnes âgées présentant des troubles du comportement, il y a de nombreuses occasions d'être violent avec les aînés sans s'en rendre compte. Ce soir du 22 décembre, Béatrice a « râlé » devant Denise qui avait renversé par inadvertance sur la table son verre rempli d'eau. Ce « soupir » de Béatrice a constitué une « violence » pour Denise.
Mais, Béatrice n'a pas eu le sentiment d'avoir exercé une violence et n'en avait d'ailleurs nullement l'intention. Elle a « réagi » sans se rendre compte que son intervention avait aussi un effet de violence sur les autres résidents attablés[1].

........................................................................................................................................

........................................................................................................................................

## Situation de soin n° 3

**Est-ce qu'une femme ou un homme, au nom de ses convictions religieuses, a le droit d'imposer sa vision et ses pratiques au personnel soignant (exemple : imposer le choix du sexe du professionnel de santé pour une consultation) ?**

........................................................................................................................................

........................................................................................................................................

**1.** Source : http://papidoc.chic-cm.fr/15violentinstit.html

# CORRIGÉ

## Situation de soin n° 1

Dans cette situation, le devoir moral de ne pas mentir s'oppose au principe de bienfaisance du médecin à l'égard de sa patiente. Les valeurs personnelles du soignant (empathie, compassion, écoute) s'opposent à ses valeurs professionnelles (code de déontologie médicale qui impose le droit et le devoir d'information du médecin envers son patient) sauf si le patient souhaite rester dans l'ignorance du diagnostic ; article 35 (article R.4127-35 du code de santé publique).

## Situation de soin n° 2

**Discussion et questionnements :**

Ce cas met en exergue un phénomène de maltraitance tel qu'il peut exister en EHPAD ou en établissement pour des jeunes enfants.

**Définition institutionnelle de la bientraitance :**

Le concept de bientraitance se définit institutionnellement de la manière suivante : « La bientraitance est une démarche collective pour identifier l'accompagnement le meilleur possible pour l'usager, dans le respect de ses choix et dans l'adaptation la plus juste à ses besoins. ». Cette définition sous-tend un ensemble de valeurs, qu'il s'agit de mettre en place dans le champ de la relation à l'Autre, dans la coopération entre professionnels de santé. La démarche de bientraitance, lutte contre la maltraitance, s'inscrit dans un projet d'établissement, sur le volet qualité et sur le plan disciplinaire car les actes signalés entraînent des dispositions juridiques et pénales contre les personnes (gradation juridique des sanctions en corrélation avec les faits : signalement oral, écrit, faute, mise à pied, révocation).

**Danger de la réification :**

Sur le plan de la morale, commettre des actes maltraitants c'est ne pas respecter la personne dans son humanité et la reléguer à un statut d'objet : « L'appréhension quantitative de l'objet, le traitement instrumental d'autrui, le fait de se rapporter à l'ensemble de ses propres capacités et de ses besoins comme à quelque chose d'économiquement profitable –tout cela est subsumé sous le terme de « choséification » . Ainsi qualifie-t-on de « réifiantes » toute une série de conduites, qui vont de l'égoïsme pur au triomphe des intérêts économiques en passant par l'absence d'empathie[1]. ».

---

1. Axel Honneth, *La réification, petit traité de théorie critique*, NRF essais Gallimard, 2005.

**Les conceptions autonomes et hétéronomes de l'éthique :**
Un rapprochement facile est souvent fait entre « bientraitance » et « bienveillance », mais le principe de bienveillance, prendre soin de l'Autre, agir pour son bien peut parfois avoir un effet paternaliste (décentrement et décider pour l'Autre). Il faut reprendre les principes de base de l'éthique[1] : le principe de bienveillance en tant que respect envers Autrui et l'égale dignité due à chaque être humain impose des actions, le principe d'autonomie de toute personne de disposer d'un accès aux soins lui permettant une prise en charge globale, le principe de justice : la solidarité inter-générationnelles impose une co-responsabilité et une aide envers les plus vulnérables.

**Téléologie et hétéronomie, déontologie et autonomie :**
Soit l'homme est conçu comme hétéronome (du grec, *hétéros*, autre, différent, et *nomos*, la loi) c'est-à-dire recevant d'un autre que lui-même – la Nature, par exemple – les règles de son action, dans un univers finalisé. Dès lors, l'action morale est conçue comme téléologique, elle s'inscrit dans cette finalité déjà présente et définie, l'action morale doit réaliser le bien, c'est-à-dire rendre réel, effectif, présent le bien. Si l'on défend une éthique de l'hétéronomie au fondement du management de son équipe, alors l'ensemble des actions morales portées par les devoirs professionnels des soignants est destinées à promouvoir le bien des résidents, caractère sacré de faire du/pour bien à l'Autre.
Soit l'homme est conçu comme autonome (du grec, autos, soi-même, et *nomos*, la loi) c'est-à-dire construisant lui-même les lois auxquelles il se plie dans un univers mécanique, non finalisé. L'action morale consiste à faire « son devoir » en fonction des principes indérogeables posés par l'homme, qui ne tirent valeur que de leur rationalité et de leur universalité. Une conception autonomique de l'homme conduit donc à une morale déontologique. Si l'on défend une éthique de l'autonomie au fondement du management de son équipe, alors l'ensemble des actions morales portées par les devoirs professionnels des soignants est destinée à accompagner les résidents, dans leurs projets de vies. On constate un partage de ses deux conceptions au sein du travail, un caractère impératif des devoirs des soignants et un projet autonomiste/singulier des résidents.

---

**1.** T. Beauchamp et J. Childress, "Principles of Biomedical Ethics", New York, Oxford University Press, op.cit., 4e éd., 1994, X-546 p.

# CORRIGÉ

**Place de la bientraitance dans nos institutions :**
La bientraitance est une recommandation cadre de l'Agence Nationale de l'Évaluation et de la qualité des établissements et services Sociaux et Médico-sociaux (ANESM) de juillet 2008. « C'est une démarche collective pour identifier l'accompagnement le meilleur possible pour l'usager, dans le respect de ses choix et dans l'adaptation la plus juste à ses besoins ».
La bientraitance se caractérise « par une recherche permanente d'individualisation et de personnalisation de la prestation. Elle ne peut se construire au sein d'une structure donnée qu'au terme d'échanges continus entre tous les acteurs ». Elle doit être en questionnement continuel au sein de l'équipe pluridisciplinaire. Pour la mettre en œuvre, l'ANESM a identifié 4 repères :

- l'usager co-auteur de son parcours ;
- la qualité du lien entre professionnels et usagers ;
- l'enrichissement des structures et des accompagnements grâce à toutes contributions internes et externes pertinentes ;
- le soutien aux professionnels dans leur démarche de bientraitance.

La bientraitance a sa place dans les textes législatifs suivants :

- droits des patients (code de santé publique) ;
- loi du 2 janvier 2002 rénovant l'action sociale et médico-sociale : elle affirme le respect de la dignité, de l'intimité et de la vie privée, de la sécurité de la personne et de son libre choix. Sa mise en œuvre est déclinée au travers du livret d'accueil, de la charte des droits et libertés, du contrat de séjour, du projet d'établissement, du règlement de l'établissement et du conseil de la vie sociale ;
- loi du 4 mars 2002 relative aux droits des malades et à la qualité du système de santé ;
- charte européenne des droits et libertés des personnes âgées en institution (1993) ;
- charte des droits et libertés de la personne âgée dépendante (Fondation Nationale de Gérontologie en 1999) ;
- charte des droits et libertés de la personne accueillie en institution médico-sociale (2003) ;
- charte du patient hospitalisé (mars 2006).

### Situation de soin n° 3

Dans cette situation professionnelle, ce qui est mis en exergue c'est l'ambivalence entre l'**application du principe de laïcité** dans les établissements sanitaires et **le respect des droits individuels** de la personne (notamment l'interprétation qui en est faite par la convention européenne des droits de l'Homme). Du côté du droit interne, la charte de la personne hospitalisée rappelle la non-discrimination en balance avec le principe de laïcité. Quelle place réservée à la liberté de conscience des personnes dans nos établissements ? S'ensuit aussitôt celle de la question de la tolérance dans nos sociétés.

**Emmanuel Kant considère la morale comme un système d'impératifs catégoriques en soutenant que nos devoirs subsistent**. Il infère l'intérêt qu'est censée présenter la morale pour tous comme empiriquement conditionné. Placer le bien avant le juste, revient à assimiler le bien à la satisfaction des désirs de l'agent ce qui est impensable selon la métaphysique kantienne. Selon Emmanuel Kant, le bonheur de l'agent (ici l'exigence du choix du praticien pour des raisons personnelles) ne peut constituer le fondement d'une loi morale applicable à tous. Il invoque à ce sujet la conception pluraliste des formes d'accomplissement de soi et la tendance des hommes à diverger quant à la nature de leur vie.

Sous **l'éthique de la conviction**, nous avons le devoir de faire certaines choses que les autres utilisent ou non nos actes à des fins mauvaises, ce qui correspond au principe déontologique.

Sous l'**éthique de la responsabilité**, il est indispensable de décider de ce que l'on doit faire sans se préoccuper de ce que les autres seraient susceptibles de faire exister – ce qui correspond au principe conséquentialiste. Ces deux éthiques se heurtent dans un ordre politique libéral comme celle de notre société.

Max Weber en conclut que nous devons trouver un équilibre entre les deux et que cette tâche revient au politique. Depuis la Modernité, la pensée libérale tente de résoudre deux problèmes fondamentaux. Le premier, concerne les limites morales à apporter au pouvoir des gouvernements, le second, les divergences entre les êtres raisonnables quant à la définition de la vie bonne.

Les penseurs libéraux cherchent à circonscrire le rôle de l'État au moyen d'une conception morale minimale fondés sur les valeurs des droits de l'homme. Les propositions de lois sur le début de la vie caractérisent, à un moment donné, cette tentative de base morale minimale. Ces propositions de lois circonscrivent cette base mouvante à chaque époque donnée.

# CORRIGÉ

On peut dès lors soutenir que la neutralité politique au même titre que le principe de la laïcité sont devenus des principes moraux qui énoncent les conditions d'une justification des principes politiques rendus par déclinaison dans les codes de déontologie médicaux et paramédicaux.
Quant à **la Convention Européenne des Droits de l'Homme et des libertés fondamentales**, on peut citer l'article 9 (« 1. Toute personne a droit à la liberté de pensée, de conscience et de religion ; ce droit implique la liberté de changer de religion ou de conviction, ainsi que la liberté de manifester sa religion ou sa conviction individuellement ou collectivement, en public ou en privé, par le culte, l'enseignement, les pratiques et l'accomplissement des rites. 2. La liberté de manifester sa religion ou ses convictions ne peut faire l'objet d'autres restrictions que celles qui, prévues par la loi, constituent des mesures nécessaires, dans une société démocratique, à la sécurité publique, à la protection de l'ordre, de la santé ou de la morale publiques, ou à la protection des droits et libertés d'autrui »).
L'Union européenne protège la liberté religieuse, sans toutefois en faire un droit absolu. L'État peut lui apporter des limites à la triple condition que cette ingérence soit prévue par la loi, qu'elle corresponde à un but légitime et qu'elle soit nécessaire dans une société démocratique. Sur le fondement de cet article 9, la Cour a été amenée à traiter de questions qui concernent la laïcité. L'approche de la Cour repose sur une reconnaissance des traditions de chaque pays, sans chercher à imposer un modèle uniforme de relations entre l'Église et l'État. Chaque pays, quel que soit son degré de sécularisation, a la charge de trouver un équilibre sphère publique et sphère privée, entre gestion du politique et droit à la liberté religieuse.
La réponse est donc déontologique : le professionnel de santé n'a pas à imposer ses convictions intimes ou religieuses ou privées dans l'exercice de sa pratique.

UE 2.7 D. Augendre et F. Couderc

# Défaillances organiques et processus dégénératifs

## Objectifs

- Expliquer le mécanisme physiopathologique de la dégénérescence d'un organe ou de la défaillance d'un appareil.
- Décrire les signes, les risques, les complications et les thérapeutiques des pathologies étudiées.
- Développer une vision intégrée des soins à donner aux personnes âgées.

# Conseils du formateur

## ① Objectifs

Les UE 2.7 et 2.8 sont certainement celles qui vont mobiliser le plus de connaissances en anatomie et en physiologie (UE 2.1, Biologie fondamentale et 2.2, Cycles de la vie et grandes fonctions). Mais que reste-t-il de ces connaissances depuis le semestre 1 ? Si une partie d'entre elles sont désormais intégrées, d'autres doivent vous paraître déjà « lointaines ». Il va donc falloir les réactiver. En effet, **il est impossible de comprendre la physiopathologie sans connaître l'anatomophysiologie**.

## ② Prérequis

Vous devez être au clair avec l'anatomie **et la physiologie** des différents systèmes et appareils (cardiovasculaire, respiratoire, digestif, rénal, urinaire, neurologique, œil, oreille, vaisseaux…) mais aussi avec les paramètres vitaux, les normes biologiques (hémogramme, ionogramme sanguin, ionogramme urinaire, enzymes cardiaques, bilan rénal, bilan hépatique) et les explorations (ECG, doppler, urographie intraveineuse, coronarographie, IRM…).

## ③ Mode d'évaluation

Selon les IFSI, cette UE est évaluée par des questions à choix simple (QCS), questions à choix multiples (QCM), questions à réponses ouvertes et courtes (QROC) ou schémas à légender.

## ④ Apprentissage

### Les schémas

Certains intervenants feront des rappels anatomiques, d'autre pas. **Ayez avec vous, à chaque cours, le ou les schémas qui s'y rapportent.** Exemple : au cours sur l'OAP, apportez un schéma de la circulation sanguine, un schéma du cœur et un schéma de la membrane alvéolo-capillaire. Si vous utilisez un support numérique portable, préparez, par exemple, un dossier « schémas » (puis des sous-dossiers par système), un dossier « normes biologiques » et un dossier « paramètres vitaux » dans lesquels vous insérerez des planches anatomiques et les valeurs de référence.

Avant et après les cours, vous pouvez également vous aider **des sites d'hébergement de vidéos** où sont mises en ligne d'excellentes animations 3D, des cours, des examens médicaux, des interventions chirurgicales etc. Visualiser vous aidera certainement à comprendre les mécanismes physiologiques et/ou pathologiques. Mais attention : comme pour toute recherche sur Internet, soyez vigilants face à la fiabilité des sources !

### Les questions

Enfin, **faites des quizz** ! Vous en trouverez en ligne, mais vous pouvez aussi, pour chaque système et chaque pathologie, construire votre propre évaluation de connaissances, par exemple : « Quelles cellules sécrètent l'insuline ? », « Qu'est-ce que la créatinine ? », « Qu'est-ce qu'un neurotransmetteur ? », « Qu'est-ce que le diabète de type I ? », « Qu'est-ce qu'une embolie pulmonaire ? » etc. Formulez les questions, et, bien entendu, allez chercher les réponses. Travaillez à plusieurs étudiants : soumettez-vous ces questionnaires entre vous.

### Le vocabulaire médical

Dans tous les cas, portez une attention particulière au vocabulaire médical ! En effet, comme le disait Boileau, « ce qui est compris s'énonce clairement ». Entraînez-vous à expliquer, simplement mais **en langage professionnel**, des éléments de la physiologie (la circulation sanguine, la transmission de l'influx nerveux, le trajet du bol alimentaire, la régulation de la glycémie etc.).

## ⑤ Intérêt pour la pratique infirmière

Au fur et à mesure de l'UE 2.7, vous devriez être capable d'expliciter les pathologies et de faire des liens entre elles (HTA et insuffisance cardiaque, athérosclérose et embolie pulmonaire, diabète-HTA-insuffisance rénale etc.). En résumé : apprenez, comprenez et transférez !

# Généralités : définitions

## ① Biologie

- **Cellule** : unité fonctionnelle et structurale du corps humain qui permet la vie.
- **Organe** : ensemble de tissus différents.
- **Système** : plusieurs organes reliés entre eux avec une fonction commune.
- **Homéostasie** : processus où l'organisme humain cherche à se maintenir en équilibre face à diverses situations interne ou externe au corps humain.
- **Dégénérescence** : altération des cellules d'un tissu ou d'un organe, qui ne peuvent plus fonctionner de manière optimale, et qui aboutit à une défaillance d'une ou plusieurs fonctions : cardiovasculaire, respiratoire, nerveuse, etc.

## ② Mécanismes d'adaptation

- **Atrophie** : diminution du volume d'un organe ou d'un tissu du fait d'un défaut de nutrition des cellules de cet organe ou de ce tissu.
- **Hypertrophie** : augmentation de volume d'un organe ou d'un tissu par augmentation de l'activité mécanique ou métabolique.
- **Aplasie** : arrêt de développement d'un organe ou d'un tissu du fait de l'arrêt de la multiplication cellulaire.
- **Hyperplasie** : développement excessif d'un organe ou d'un tissu du fait d'une multiplication excessive et anormale des tissus.
- **Nécrose** : mort cellulaire irréversible (à différencier de l'apoptose).
- **Fibrose** : inflammation chronique due à des atteintes répétées des tissus.
- **Défaillance organique** : la fibrose ou dysfonctionnement de l'organe.
- **Processus du vieillissement normal** :
  - ◊ vieillissement cellulaire dès la conception, puis lors de la différenciation et de la maturation cellulaire, pour arriver à une perte progressive des fonctions de l'organisme (sénescence) et à la mort ;
  - ◊ facteurs du vieillissement : génétiques, environnementaux (alimentation riche en calories, activité physique réduite, stress oxydatif, déficits hormonaux).

Fiche 2

# Hypertension artérielle

## ① Définition

- Selon l'OMS, une pression artérielle (PA) est dite normale quand elle est < 140/90 mmHg.
- Il est recommandé de poser le diagnostic sur la base d'au moins 3 mesures à 2 consultations différentes.
- Trois grades de HTA sont disitngués :

| Niveaux | Pression systolique | Pression diastolique |
|---|---|---|
| **Grade 1** | 140 à 160 mmHg | 90 à 99 mmHg |
| **Grade 2** | 160 à 179 mmHg | 100 à 109 mmHg |
| **Grade 3** | ⩾ 180 mmHg | ⩾ 110 mmHg |

- Pas de cause organique reconnue dans 90 % des cas.
- Dans 10 % des cas, l'HTA est secondaire à une atteinte médullo-surrénalienne, cortico-surrénalienne, rénale ou toxique.

## ② Processus

- La pression artérielle dépend du débit et de la fréquence cardiaque, de la résistance périphérique et du volume sanguin dans le système vasculaire ou volémie.
- La régulation de la pression artérielle passe par des mécanismes nerveux, chimiques (hormones), rénaux, indirects (système rénine-angiotensine).

## ③ Signes cliniques

- Parfois : céphalées, épistaxis, myodésopie (sensation de mouches devant les yeux), hémorragies sous-conjonctivales (hyposphagma).
- La plupart du temps, l'hypertension artérielle est **asymptomatique** : découverte fortuite lors d'une consultation.

## ④ Complications

Elle peuvent atteindre tous les organes.

| | |
|---|---|
| **Cardiovasculaire** | Sténose des artères coronaires pouvant être à l'origine d'un infarctus du myocarde. |
| **Rénale** | Néphro-angio-sclérose pouvant aboutir à une insuffisance rénale. |
| **Ophtalmique** | Rétinopathie hypertensive avec hémorragies rétiniennes (HTA grade 3). |
| **Cérébrale** | Sténose des artères cérébrales pouvant être à l'origine d'un AVC ischémique ou AVC hémorragique. |

## ⑤ Examens

- Mesure ambulatoire dans un premier temps puis holter tensionnel pendant 24 h en cas de suspicion d'HTA.
- Examen initial : examen clinique, bilan rénal avec ionogramme sanguin, créatinémie et protéinurie, glycémie à jeun, bilan lipidique, ECG au repos.
- Chez la personne jeune : recherche de catécholamines dans les urines.
- Chez le diabétique : microalbuminurie.
- En fonction de l'âge et de la comorbidité : fond d'œil.

## ⑥ Thérapeutiques

- Médicamenteuses : **7 classes pharmaceutiques** (diurétiques thiazidiques, bêtabloquants, inhibiteurs calciques, inhibiteurs de l'enzyme de conversion, antagonistes des récepteurs de l'angiotensine II, antihypertenseurs centraux, alphabloquants).
- Recommandation de la HAS : bonne hygiène de vie avec perte de poids (IMC < 25), activité physique régulière, limiter la consommation en sel (6 g/jour max), arrêt du tabac, limiter la consommation d'alcool, régime alimentaire riche en légumes et en fruits mais pauvre en graisses saturées (graisses d'origine animale).

**Rôle infirmier**

Rôle important d'information et d'éducation de la part de l'infirmière.

Fiche 3

# Insuffisance cardiaque

## ① Processus

- Incapacité du cœur à assurer une éjection satisfaisante du volume sanguin. Elle peut atteindre l'hémicœur gauche, droit ou l'ensemble du cœur, de façon aiguë ou chronique.

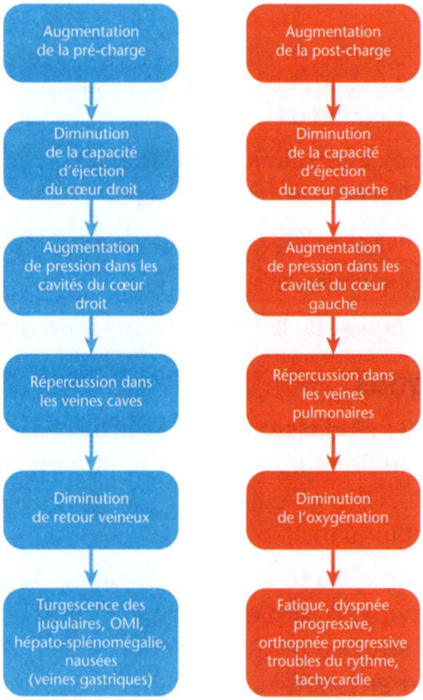


- Le myocarde doit augmenter son travail musculaire pour assurer l'éjection ventriculaire :
  - du côté gauche : liée à une augmentation de la post-charge ;
  - du côté droit : liée à une augmentation de la précharge ; au niveau de la post-charge, la contrainte peut provenir d'une affection de l'appareil respiratoire ou de la circulation pulmonaire.

## ② Signes cliniques

| | |
|---|---|
| **Du côté gauche** | Diminution de la capacité d'éjection du ventricule qui entraîne une augmentation de pression se répercutant en amont dans les veines pulmonaires : diminution des échanges gazeux qui entraînent hypoxie, fatigue, dyspnée et/ou orthopnée, troubles du rythme et tachycardie. |
| **Du côté droit** | Diminution de la capacité d'éjection du ventricule qui entraîne une augmentation de pression se répercutant en amont dans l'oreillette droite, dans les veines caves puis dans les veines profondes : turgescence des jugulaires, œdèmes des membres inférieurs, hépatosplénomégalie (veine porte) et nausées (veine gastrique). |

## ③ Complications

- **Œdème aigu du poumon** : complication la plus fréquente, urgence vitale.
- **Choc cardiogénique** : urgence vitale également.
- Hors cadre de l'urgence : inconfort quotidien, altération de la mobilité et/ou isolement, dépendance.

## ④ Examens

- L'insuffisance cardiaque repose avant tout sur la clinique.
- Examens complémentaires : échographie cardiaque, ECG, radiographie du thorax, dosage des BNP et NT-proBNP (marqueurs importants dans la surveillance de l'évolution de l'insuffisance cardiaque chronique), cathétérisme cardiaque, scanner, IRM ou scintigraphie myocardique.

## ⑤ Thérapeutiques

- Objectifs : améliorer la qualité de vie du malade, éviter les complications et diminuer la mortalité.
- Médicamenteuses : inhibiteurs de l'enzyme de conversion, antagonistes de l'angiotensine II diurétiques, bêtabloquants, digitaliques.
- Non médicamenteuses : **mesures hygiéno-diététiques indispensables**, stimulateur cardiaque (ou pacemaker), DAI (Défibrillateur Automatique Implantable), stimulation multisites, assistance circulatoire mécanique, transplantation cardiaque dans des cas précis et sans traitement possible.

**Rôle infirmier**

Assurer les surveillances ; actions éducatives et préventives ; mise en œuvre des thérapeutiques.

Fiche

# 4 Insuffisance veineuse

## ① Processus

- Incapacité du réseau veineux superficiel et/ou profond des membres inférieurs à assurer un retour veineux suffisant du sang vers le cœur (*figure 1*) du fait d'une altération de la média (force gravitationnelle), avec dilatation veineuse (augmentation de la compliance veineuse) et incontinence des valvules → stase veineuse. Pathologie en grande partie héréditaire.
- **Facteurs favorisants** : sexe féminin, grossesse, station debout prolongée, voyages en avion, en voiture, sources de chaleur, sédentarité, surcharge pondérale, port de vêtements trop serrés, prise d'œstroprogestatifs , hérédité, alimentation et mode de vie, sports à risque provoquant des coups de boutoir, donc une augmentation de pression au niveau veineux (basket, tennis, etc.).

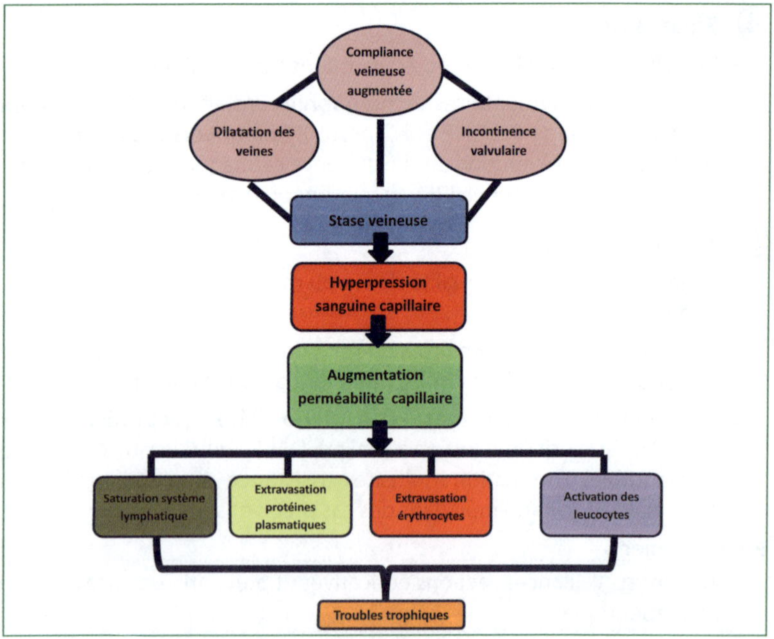




**Figure 1 : L'insuffisance veineuse**

## ② Signes cliniques

- Lourdeur ou pesanteur orthostatique.
- Crampes nocturnes soulagées par le froid, « impatiences » nocturnes (besoin de mobiliser ses jambes).
- Sensation d'élancement.
- Démangeaisons.
- Œdème, notamment en fin de journée, qui disparaît la nuit une fois les jambes allongées.
- Possibles varicosités bleutées, ou même varices.
- Phlébalgies (douleurs sur un trajet veineux).

## ③ Complications

- Aiguës : thrombose veineuse superficielle (appelée aussi périphlébite), thrombose veineuse profonde, rupture variqueuse.
- Chroniques : troubles trophiques (dermite ocre, eczéma, inflammation chronique avec induration du tissu sous-cutané, ulcère veineux).

## ④ Examens

Échodoppler, (examen de référence) phlébographie (peu pratiquée).

## ⑤ Thérapeutiques

- Hygiène de vie : surélévation des jambes, marche régulière, éviter le chauffage par le sol et l'exposition prolongée au soleil, douches tièdes ou même froides, port de chaussettes non serrées et de vêtements confortables.
- Correction des facteurs aggravants : arrêter de fumer, perdre du poids, éviter d'associer prise de contraceptifs oraux et tabac. L'infirmier a un rôle important dans la prévention, l'information et l'éducation.
- Contention veineuse par contention/compression élastique.
- Veinotoniques (extraits végétaux, molécules de synthèse). Traitements peu efficaces à long terme.
- Antalgiques pour soulager les douleurs.
- Sclérothérapie pour faire disparaître les varices.
- Chirurgie dans les cas de grosses varices avec complications : crossectomie, éveinage, phlébectomie.

Fiche

# 5 Insuffisance respiratoire chronique (IRC)

## ① Processus

- Incapacité de l'appareil respiratoire à maintenir les concentrations normales de $PaO_2$ (pression partielle en dioxygène, normale entre 80 à 100 mmHg) et $PaCO_2$ (pression partielle en dioxyde de carbone, normale entre 35 à 45 mmHg) dans le sang (hématose) qui se traduit par une hypoxie tissulaire avec ou sans hypercapnie.
- Deux mécanismes sont en jeu :
  - ◊ IRC par défaillance de la pompe pulmonaire : IRC restrictive extrathoracique (mucoviscidose, SLA) ou IRC restrictive pulmonaire (fibrose pulmonaire) ;
  - ◊ IRC par insuffisance de l'échangeur de gaz parenchymateux pulmonaire, processus le plus fréquent (bronchopneumopathies chroniques obstructives, asthme, dilatation des bronches).

## ② Signes cliniques

- Dyspnée (échelle CEE : 5 stades en fonction de l'effort, le stade 5 correspondant à un effort minime).
- Cyanose aux lèvres, ongles et lobes d'oreilles.
- Possibles signes dus à l'hypercapnie (sueurs, hypertension artérielle) et signes d'insuffisance cardiaque droite (hépatomégalie douloureuse, œdèmes des membres inférieurs, etc.).

## ③ Complications

- Décompensation respiratoire aiguë.
- Insuffisance cardiaque droite.

## ④ Examens

- Gazométrie : évaluer l'hématose et l'équilibre acidobasique.
- Radiographie pulmonaire : identifier un emphysème, une pneumopathie interstitielle, une cardiomégalie, etc.
- Épreuve fonctionnelle respiratoire (EFR) : évaluer les différents volumes et capacités respiratoires.

- Volumes et capacités respiratoires :

| | |
|---|---|
| **Volume courant** | Air entrant et sortant à chaque cycle inspiratoire et expiratoire = 500 mL d'air |
| **Ventilation minute** | Nombre de respiration/min (= 12) x volume courant (= 500 mL/respiration) = 6 L/min |
| **Volume de réserve inspiratoire** | Air inhalé en plus lors d'une inspiration forcée : 3 100 mL (homme) et 1 900 mL (femme) |
| **Volume de réserve expiratoire** | Air qui peut être expiré en plus des 500 mL : 1 200 mL (homme) et 700 mL (femme) |
| **Volume résiduel** | Air restant dans les poumons et les conduits aériens après expulsion de la réserve expiratoire : 1 200 mL (homme) et 1 100 mL (femme) |
| **Capacité inspiratoire** | Somme du volume courant et du volume de réserve inspiratoire : 3 600 mL (homme) et 2 400 mL (femme) |
| **Capacité résiduelle fonctionnelle** | Somme du volume résiduel et du volume de réserve expiratoire : 2 400 mL (homme) et 1 800 mL (femme) |
| **Capacité vitale** | Somme du volume de réserve inspiratoire, du volume courant et du volume de réserve expiratoire |
| **Capacité pulmonaire totale** | Somme de la capacité vitale et du volume résiduel |

## ⑤ Thérapeutiques

- Oxygénothérapie : si $PO_2 < 60$ mmHg (≈ à une $SaO_2$ inférieure à 90 %).
- Ventilation assistée (invasive et non invasive, celle-ci pouvant être utilisée à domicile).
- Médicamenteuse pour traiter les causes de l'IRC : bronchodilatateurs, fluidifiants bronchiques, aérosols, humidificateurs.
- Hygiène de vie : suppression du tabac, vaccination antigrippale et antipneumococcique.
- Kinésithérapie respiratoire, pour favoriser l'expectoration, rééduquer les capacités respiratoires et réadapter à l'effort.

**Rôle infirmier**

L'infirmier a un rôle important d'éducation thérapeutique et d'accompagnement tant au niveau physique (actes de la vie quotidienne) que psychologique (anxiété, sentiment d'impuissance, détresse, etc.).

Fiche

# 6 Insuffisance respiratoire aiguë (IRA)

## ① Processus

- L'IRA est un syndrome de défaillance viscérale à haut risque vital se traduisant par une impossibilité de maintenir une hématose normale et l'apparition d'une hypoxémie et/ou l'existence de signes cliniques, du fait soit d'une hypoventilation avec perfusion conservée ; soit d'une hypoperfusion avec ventilation normale.
- Peut survenir au décours d'une insuffisance respiratoire chronique, d'une infection bronchique virale ou bactérienne, d'une embolie pulmonaire, d'un œdème aigu du poumon, d'un traumatisme thoracique, d'une intoxication par gaz toxique ou par certains traitements sur un terrain d'insuffisance respiratoire, d'un excès d'oxygénothérapie chez un insuffisant respiratoire chronique.

## ② Signes cliniques

| | |
|---|---|
| **Signes généraux** | Cyanose, dyspnée, bradypnée inférieure à 15/min, polypnée supérieure à 25/min, expiration difficile, prolongée, sifflante, inspiration avec effort, creusement sus-sternal, désynchronisation thoracoabdominale (creusement épigastrique inspiratoire), battement des ailes du nez. |
| **Signes cardiovasculaires** | Tachycardie au début avec HTA, puis bradycardie avec hypotension, apparition d'extrasystoles, baisse du débit cardiaque. |
| **Signes neurologiques** | Agitation au début, puis du fait de l'hypoxie importante : troubles de la conscience, somnolence, céphalées, myoclonies, *flapping tremor,* obnubilation, coma. |
| **Signes cutanés** | Sueurs profuses. |

## ③ Complications

- Coma.
- Détresse respiratoire aiguë pouvant conduire à la mort.

## ④ Examens

- Gazométrie pour appréhender la gravité.
- Radiographie pulmonaire qui va orienter le diagnostic.

## ⑤ Thérapeutiques

- Oxygénothérapie à haut débit.
- **Si détresse respiratoire aiguë :** oxygénothérapie avec masque à haute concentration, débit d'$O_2$ à 15 L/min puis intubation avec ventilation assistée.
- Thérapeutique en fonction de la cause de l'IRA :

| Pathologies entraînant l'IRA | Thérapeutiques |
|---|---|
| **BPCO** | Adrénergiques aérosols |
| **Asthme** | Adrénergiques aérosols et spray |
| **OAP** | Diurétiques, dérivés nitrés |
| **Embolie pulmonaire** | Thrombotiques/anticoagulants |
| **Pneumothorax** | Drainage |
| **Corps étrangers** | Désobstruction des voies aériennes supérieures, manœuvre de Heimlich |

### Rôle infirmier

- Réaliser ou participer aux différents examens de surveillance et dépistage de complications.
- Administrer les thérapeutiques et accompagner la personne.
- Assurer les surveillances (PA, FC, FR, coloration, état de conscience).
- **L'infirmier doit être très vigilant car il existe un risque de décompensation respiratoire = urgence vitale.**

Fiche 7

# Diabète

## ① Définition

- Ensemble de syndromes comportant un métabolisme anormal des hydrates de carbone, caractérisé par une hyperglycémie chronique.
- Le diabète se définit par une glycémie à jeun ≥ 1,26 g/L mesurée à deux reprises ou une glycémie postprandiale ≥ 2 g/L.
- Plusieurs types de diabète :

| | |
|---|---|
| **Diabète de type 1** | Carence en insuline par destruction des cellules bêta des ilôts de Langerhans. |
| **Diabète de type 2** | Résulte d'une diminution de la sensibilité des cellules cibles à l'insuline, insulinorésistance avec plus tard une insulinopénie (plutôt après 45-50 ans, lié à l'hérédité, la surcharge pondérale, l'obésité, la sédentarité, une alimentation déséquilibrée). |
| **Diabète gestationnel** | Risque d'accouchement prématuré et de toxémie gravidique due aux œdèmes et à l'HTA. |

- Causes : facteurs génétiques et héréditaires, mais également facteurs environnementaux (surcharge pondérale, obésité, sédentarité).

## ② Processus

### Diabète de type 1

- Représente 10 % des diabètes, résulte d'une carence en insuline du fait d'une destruction d'au moins 80 % des cellules bêta des îlots de Langerhans d'origine auto-immune avec un terrain favorisant : génétique et environnemental.
- C'est le diabète du sujet jeune, qui survient avant 40 ans, à début rapide.

### Diabète de type 2

- Représente 85 % des diabètes, résulte d'une diminution de la sensibilité des cellules cibles à l'insuline.
- Diabète d'apparition progressive, survenant plutôt après 50 ans.
- Facteurs favorisants : hérédité ; surcharge pondérale, voire obésité ; sédentarité ; alimentation déséquilibrée.

### Diabète gestationnel

- Chez certaines femmes, le pancréas ne produit pas le surplus d'insuline nécessaire à la grossesse (2 à 3 fois plus importants qu'en temps normal), d'où l'hyperglycémie.
- Facteurs prédisposants : âge > 30 ans ; antécédents familiaux de diabète ; antécédents personnels d'intolérance au glucose ; lors de grossesse(s) précédente(s), avoir déjà eu : diabète gestationnel/HTA/infections urinaires/hydramnios, être atteinte d'un syndrome des ovaires polykystiques ; avoir déjà eu un bébé > 4 kg à la naissance ; obésité ; prise de corticoïdes sur une longue période.
- Risque d'accouchement prématuré et de toxémie gravidique due aux œdèmes et à l'HTA.

## ③ Signes cliniques

| | |
|---|---|
| **Diabète de type 1** | Polydipsie, polyurie, amaigrissement, asthénie, début brutal chez le sujet jeune (avant 40 ans). |
| **Diabète de type 2** | Asymptomatique, diagnostiqué souvent de manière fortuite lors d'un bilan ou associé à une surcharge pondérale ou une HTA, avec début progressif (5 à 10 ans avant l'hyperglycémie), plutôt après 40-45 ans. |

## ④ Complications

### Complications métaboliques

- Hypoglycémie (glycémie < 0,70 g/L) due à une gestion inadaptée de l'insulinothérapie ou des prises d'antidiabétiques oraux, d'alcool ou de certains médicaments.
- Acidocétose ou coma cétoacidosique : production accrue de corps cétoniques (due à une hyperglycémie), provoquée par une infection (source de déséquilibre d'un diabète), un arrêt de l'insulinothérapie (volontaire ou panne, par exemple, d'une pompe à insuline) ou une chirurgie.
- Coma hyperosmolaire (glycémie > 6 g/L), plus fréquent chez la personne âgée avec un diabète de type 2 , provoqué par un problème infectieux aigu ; à la suite de vomissements, d'une déshydratation ; par des médicaments ou par des oublis de prise des médicaments antidiabétiques.
- Acidose lactique : accumulation de lactates (personne avec diabète de type 2), due à une insuffisance cardiaque, respiratoire, rénale ou hépatique, affection

qui provoque une hypoperfusion tissulaire ; apparaît de manière progressive ou survient brutalement ; complication très grave mettant en jeu le pronostic vital.

### Complications dégénératives

- Première cause de troubles visuels et de cécité, première cause également d'amputations des membres inférieurs.
- Favorise aussi d'autres pathologies telles l'AOMI, l'insuffisance coronarienne, l'insuffisance rénale, etc.
- Micro-angiopathies : rétinopathie (pouvant entraîner la cécité), néphropathie, neuropathie, micro-angiopathie cutanée avec « le pied diabétique ».
- Macro-angiopathies, complications non spécifiques du diabète, mais celui-ci est un facteur favorisant : AOMI (pouvant aller jusqu'à l'amputation), insuffisance coronarienne, AVC.
- Infections (infections urinaires fréquentes, mycoses, etc.) et retard de cicatrisation.

## ⑤ Examens

- La glycémie normale à jeun se situe entre 0,70 g et 1,10 g/L et 2 h après un repas, elle doit être < 1,40 g/L.
- Le diabète est diagnostiqué lorsque la glycémie à jeun est ≥ 1,26 g/L à 2 reprises ou ≥ 2 g/L après un repas.
- **Glycémie capillaire** : auto-prélèvement de sang à la face latérale des doigts.
- **Hémoglobine glycosylée HbA1c** : évaluer l'équilibre glycémique sur les 120 derniers jours.
- **Bilans cardiovasculaire** (ECG, Doppler), **rénal**, **lipidique**, **ophtalmique** (fond d'œil), surveillance accrue des pieds.

## ⑥ Thérapeutiques : équilibrer le diabète

- Diabète de type 1 : uniquement insuline injectable, équilibre alimentaire.
- Diabète de type 2 : alimentation équilibrée et antidiabétiques oraux.
- Pour les 2 : équilibre alimentaire avec lipides (30 à 35 % de l'apport calorique global), protides (12 à 15 %) et glucides (50 à 55 %).

**Rôle infirmier**

L'hygiène de vie est très importante, ce qui implique pour l'infirmière un rôle important de prévention, d'information, d'éducation et d'accompagnement.

# Dysfonctionnement thyroïdien : hyper- et hypothyroïdie

## ① Hyperthyroïdie

### Définition

Due à une sécrétion trop importante d'hormones thyroïdiennes qui peut être causée par : une maladie de Basedow, un goitre multinodulaire toxique, une exposition importante à l'iode et/ou certains médicaments.

### Signes

| | |
|---|---|
| **Manifestations cliniques** | Tachycardie sinusale permanente, agitation, tremblement fin des extrémités, fatigue, sommeil perturbé, hypersudation, amaigrissement, troubles du transit à type de diarrhée, avec en plus un goitre et une exophtalmie. |
| **Manifestations biologiques** | TSH abaissée (normale de 0,15 à 4,5 mUI/L), hormones thyroïdiennes T3 et T4 élevée. |

### Complications

Troubles du rythme (fibrillation ventriculaire), insuffisance cardiaque, ostéoporose post-ménopause.

### Examens

| | |
|---|---|
| **Spécifiques** | Dosage de la TSH, de la T4 libre et de la T3, examen clinique par la palpation, qui informe sur la consistance de la glande et la présence de nodules. |
| **Complémentaires** | Dosage d'anticorps antithyroïdiens, échographie, cytoponction en cas de nodule pour détecter un éventuel cancer de la thyroïde, scintigraphie (de moins en moins utilisée), IRM, ECG pour identifier des troubles du rythme, échographie cardiaque pour identifier une insuffisance cardiaque. |

### Thérapeutiques

Antithyroïdiens de synthèse, chirurgie, irradiation (radio-iode) pour détruire la glande.

## ② Hypothyroïdie

### Définition

- Dysfonctionnement thyroïdien plus fréquent que l'hyperthyroïdie.
- Sécrétion insuffisante d'hormones par la glande thyroïde pouvant être due à une auto-immunité (maladie d'Hashimoto), à des médicaments (antithyroïdiens de synthèse, lithium, interféron, amiodarone) ; une chirurgie (thyroïdectomie), une radiothérapie au niveau du cou, une carence iodée, une prédisposition génétique, une atteinte hypothalamo-hypophysaire.

### Signes

| | |
|---|---|
| **Manifestations cliniques** | Bradycardie, fatigue physique et psychologique, hypothermie, prise de poids, constipation, peau sèche. |
| **Manifestations biologiques** | TSH augmentée, T4 libre diminuée. |

### Complications

- Aucune complication si dépistée et bien traitée.
- Myxœdème : complication rare mais très grave.

### Examens

| | |
|---|---|
| **Spécifiques** | Dosage de la TSH surtout et de la T4 libre. |
| **Complémentaires** | Échographie thyroïdienne, dosage des anticorps antithyroïdiens, IRM. |

### Thérapeutiques

- Hormones thyroïdiennes de synthèse (à prendre à heures fixes).
- Hygiène de vie (arrêt du tabac, gestion du stress, repos, activité physique, alimentation équilibrée).
- Thyroïdectomie partielle ou totale (risque).

**Rôle infirmier**

L'infirmière participe au dépistage et aux thérapeutiques, informe, éduque (importance de bien connaître les modalités de prise des hormones thyroïdiennes [toujours à jeun, minimum une demi-heure avant le repas et jamais d'autres médicaments en même temps → décaler de 2 h]).

# Insuffisance rénale chronique

## ① Processus

- Diminution progressive et irréversible de la fonction rénale, avec pour conséquence une diminution des fonctions endocrines et exocrines du rein.
- Due à la réduction du nombre de néphrons fonctionnels dont le mécanisme est double : la destruction initiale des néphrons restants et l'hyperfonctionnement des néphrons restants, aboutissent à une glomérulosclérose.
- Facteurs de risque : diabète, hypertension artérielle, obésité, maladies cardiovasculaires, âge (plus de 60 ans), antécédents familiaux d'IRC, uropathies obstructives, maladies de système, médicaments néphrotiques, épisodes d'insuffisance rénale aiguë, poids de naissance inférieur à 2,5 kg.
- **40 % de néphropathies vasculaires sont la conséquence d'une HTA ou d'un diabète (surtout type 2).**
- Puis schématiquement, les causes peuvent être :
  - ◊ prérénales : collapsus, déshydratation, sténose artérielle ;
  - ◊ rénales : néphropathies glomérulaires, interstitielles, tubulaires ou vasculaires ;
  - ◊ postrénales : obstacle supravésical.
- Diminution du débit de filtration glomérulaire avec 5 stades de gravité :

| Stade | Filtration glomérulaire (FG en mL/min) | Définition |
|---|---|---|
| 1 | FG > à 90 | - |
| 2 | 60 < FG > 89 | - |
| 3 | 30 < FG > 59 | IRC modérée |
| 4 | 15 < FG > 29 | IRC sévère |
| 5 | FG < 15 | IRC terminale |

- Conséquences : accumulation de produits du catabolisme, déséquilibre hydroélectrolytique, troubles endocriniens.

## ② Signes cliniques

- IRC au départ silencieuse.
- Les premiers signes cliniques apparaissent à partir d'une destruction de 70 % du capital néphrotique, révélant une augmentation de la créatinémie et une diminution de la clairance de la créatinine. Ce sont : HTA, asthénie, anorexie, amaigrissement.
- Autres signes : hyperuricémie, hypercréatinémie, hyperurémie, œdèmes, anémie, hypocalcémie.

## ③ Complications

Coma urémique, HTA sévère, œdèmes des membres inférieurs, œdème aigu du poumon, anémie, hyperkaliémie, hypocalcémie, ostéodystrophie.

## ④ Examens

- ASP, échographie rénale, scanner, IRM ou ponction-biopsie rénale : permettent d'apprécier la taille des reins (elle diminue en cas d'insuffisance rénale) et leur forme, de retrouver des calcifications parenchymateuses et une atteinte vasculaire.
- Bilan biologique : glycémie à jeun, bandelette urinaire, protéinurie.

## ⑤ Thérapeutiques

- Aux premiers stages, on cherche à ralentir la progression de la maladie avec des mesures diététiques (réduire les protéines, diminuer les apports de potassium et hydrosodés ) et des médicaments (vitamine D, antihypertenseurs et diurétiques, traiter l'hyperuricémie, stimulation de l'érythropoïèse).
- Au stade terminal, l'objectif est de compenser l'insuffisance rénale avec l'épuration extrarénale et la transplantation rénale.

**Rôle infirmier**

Observation (dépistage des signes cliniques), éducation thérapeutique (régime alimentaire, traitements, etc.), surveillance des complications.

# Insuffisance rénale aiguë

## ① Processus

- Défaillance organique relativement rare mais sévère avec 50 % de mortalité.
- C'est l'interruption brusque du fonctionnement des deux reins pouvant avoir des conséquences vitales à court terme. Il s'agit d'un défaut d'élimination des déchets du métabolisme et d'une perte de l'homéostasie hydroélectrolytique. C'est une **urgence absolue**.
- Différents types d'insuffisance rénale aiguë (IRA) :

| | |
|---|---|
| **IRA d'origine prérénale** | • Défaut de vascularisation du rein.<br>• Reprise de la diurèse et amélioration de la fonction rénale rapide.<br>• Absence de vascularisation rénale susceptible d'engendrer une nécrose rénale. |
| **IRA d'origine rénale** | • Atteinte de l'organe.<br>• IRA parenchymateuse.<br>• Liée à une atteinte d'un ou de plusieurs éléments des néphrons. |
| **IRA d'origine postrénale** | Défaut d'excrétion du rein (IRA obstructive). |

- Étiologies :

| | |
|---|---|
| **Vasculaires** | Atteinte des gros vaisseaux ou néphropathie vasculaire et glomérulaire. |
| **Glomérulaires** | Infections, maladies auto-immunes. |
| **Tubulaires** | Choc (ischémie, nécrose, etc.), lyses cellulaires (hémolyses aiguës, rhabdomyolyses, etc.), intoxications. |
| **Interstitielles** | Infections (pyélonéphrites, etc.), médicamenteuses (AINS, etc.), néoplasiques, etc. |

## ② Signes cliniques

- Les manifestations peuvent se faire « à bas bruit », sur plusieurs heures. Dans tous les cas, on constatera une **oligoanurie ou une anurie, associée à une absence d'urine dans la vessie**.

- Signes généraux peu spécifiques : nausée, perte d'appétit, douleurs lombaires (si origine obstructive), hématurie à cause de l'obstacle.
- L'examen biologique montre une hypercréatinémie, une hyperurémie, une hyperuricémie et une hyperkaliémie.

## ③ Complications

- **Risque d'arrêt cardiaque lié à l'hyperkaliémie.**
- Complications dépendant de l'étiologie.
- Risque de lésions irréversibles amenant vers une IRC.
- Avec une prise en charge précoce et adaptée, **la guérison peut être totale**.

## ④ Examens

- Examen clinique pour détecter un globe urinaire.
- Mesure par Bladderscan®, sondage urinaire et/ou échographie rénale et vésicale.
- ASP en l'absence d'échographie.

## ⑤ Thérapeutiques

- Prise en charge en milieu hospitalier.
- Traitement de la cause : conservateur et/ou basé sur restriction hydrosodée et un régime hypokaliémiant.
- Épuration extrarénale en cas de signes d'urgence vitale.

**Rôle infirmier**

- Repérage des signes cliniques et participation au diagnostic.
- Participation au traitement (traitement de la cause).
- Restriction hyposodée (hypokaliémiant, épuration extrarénale).
- Soins relationnels (réassurance en situation d'urgence vitale).
- Assurer le transfert si besoin.

Fiche 11

# Maladie d'Alzheimer et autres syndromes démentiels

UE 2.7

## ① Maladie d'Alzheimer

- Maladie chronique évolutive liée à la dégénérescence progressive des neurones.
- Fait partie des syndromes démentiels : c'est à ce jour la plus fréquente des démences des personnes âgées de plus de 60 ans.

### Processus

- La maladie d'Alzheimer est liée à deux mécanismes : la dégénérescence neurofibrillaire (DNF) et la formation de plaques amyloïdes.
- Facteur déclenchant inconnu à ce jour.
- Facteurs de risque : avancement en âge, sexe féminin, antécédents familiaux, facteurs génétiques et environnementaux (faible niveau d'instruction, peu de stimulation intellectuelle notamment).

### Signes cliniques

- Les signes cliniques apparaissent au fur et à mesure de la progression de la DNF et des plaques amyloïdes.
- Classements en 3 stades (le plus courant) :

| Stade | Caractéristiques |
|---|---|
| **Prédémentiel ou « léger »** | • La personne se plaint de **troubles mnésiques** relatifs aux événements récents et exprime la nécessité d'écrire pour se souvenir des actes de la vie quotidienne.<br>• Elle pose des **questions redondantes et manque de mots** (utilise « truc », « machin » ou « bidule » pour désigner un objet de la vie courante, par exemple).<br>• Les premières anomalies apparaissent au bilan neuropsychologique, avec parfois **apparition de troubles moteurs et/ou de la personnalité**. |

| | |
|---|---|
| **Avancé ou « modéré »** | • Les troubles mnésiques sont persistants et impactent le quotidien.<br>• Apparaissent une **désorientation temporospatiale** et des **changements de comportement**.<br>• La personne présente une **anosognosie**, une **agnosie et/ou une apraxie**.<br>• L'ensemble des troubles présente un danger. Le patient a besoin d'aide pour la vie quotidienne. |
| **Évolué ou « sévère »** | Il marque une aggravation des manifestations du stade avancé avec une **perte de l'autonomie**, **des troubles émotionnels**, **une errance**, **des troubles psychotiques** (hallucination, délires, etc.), **des troubles du sommeil**, **une aphasie partielle ou totale et un comportement d'agitation pathologique**. |

- L'expression de la maladie est très différente d'une personne à une autre. La vitesse d'évolution est également très variable.
- Signes constants : troubles mnésiques (liés à l'atteinte de l'hippocampe), comportement d'agitation pathologique (lié à l'atteinte des hémisphères cérébraux et se manifestant par des oppositions).

## Complications liées aux manifestations cliniques

| | |
|---|---|
| **Physiques** | Effets secondaires des médicaments, déficit nutritionnel lié aux troubles cognitifs (troubles et/ou refus alimentaires), hypertonie musculaire et troubles de l'équilibre, chutes provoquant parfois des fractures à répétitions, syndrome d'immobilisation (stade avancé). |
| **Familiales** | Perturbation de la dynamique familiale. Épuisement des aidants naturels. |
| **Sociales** | Isolement progressif, crainte du jugement, de la stigmatisation, troubles psychocomportementaux, éloignement de l'entourage amical. |

## Examens

- Le diagnostic repose essentiellement sur **la clinique**.
- Des **échelles d'évaluation des troubles cognitifs** complètent l'anamnèse et l'examen médical : *Mini-mental state*, test de l'horloge, échelle d'autonomie physique, échelle des activités instrumentales de la vie quotidienne.
- **Examens biologiques** (pour éliminer une autre pathologie organique) : bilan sanguin : dosage de la TSH, hémogramme, CRP, ionogramme, glycémie, albuminémie, bilan rénal et hépatique.
- **Imagerie médicale** (pour évaluer l'étendue de l'atrophie) : IRM avec visualisation de l'hippocampe quasi systématique en cas de trouble cognitif.

### Thérapeutiques

- **Pas de traitement curatif** à efficacité prouvée.
- Traitement pour améliorer la symptomatologie, voire réduire la progression de la maladie : inhibiteurs de la cholinestérase et antiglutamates.
- Prise en soin : approche relationnelle prévalente, communication verbale ou non verbale adaptée (voir recommandations de la HAS), humanitude, éducation thérapeutique (de la personne et des aidants), stimulation des facultés conservées (réminiscence), méthode Snoezelen (sollicitation des 5 sens), zoothérapie (ou médiation par l'animal), utilisation de moyens de contention (doit rester exceptionnelle et uniquement sur prescription médicale).

**Rôle infirmier**

Observation et analyse du comportement de la personne soignée, accompagnement **de la vie quotidienne en maintenant l'autonomie**, écoute, information et éducation de la personne et de son entourage.

## ② Autres syndromes démentiels

Ils ne sont pas tous liés à un processus dégénératif ou une défaillance organique.

### Processus

*Démences vasculaires et dégénératives*

- Les démences vasculaires sont liées à une atteinte circulatoire tandis que les démences dégénératives sont liées à une dégénérescence du cortex cérébral.
- On peut citer : la démence à corps de Lewy, la démence fronto-temporale, la maladie de Huntington, la démence sémantique (voir tableau page suivante).

| | |
|---|---|
| **Démences vasculaires** | • Liées à un AIT (**Accident Ischémique Transitoire**) ou AVC (**Accident Vasculaire Cérébral**).<br>• Début le plus souvent brutal avec une bradypsychie associée parfois à des troubles moteurs.<br>• Des nécroses plus ou moins étendues se forment au niveau du tissu cérébral. |
| **Démence à corps de Lewy** | • Association démence-hallucinations-syndrome extrapyramidal-troubles cognitifs.<br>• Démence fluctuante qui peut être déstabilisée par les neuroleptiques. |
| **Démence fronto-temporale** | • Troubles du comportement et de l'humeur : désinhibition sociale ou sexuelle et jovialité ou, au contraire, apathie et désintérêt. Le malade n'est pas désorienté.<br>• Présence de troubles mnésiques. |
| **Maladie de Huntington** | • Dyskinésies, troubles du comportement (agressivité) et de l'attention.<br>• Elle se déclare le plus souvent avant l'âge de 50 ans, mais peut rester silencieuse jusqu'au 3e âge. |
| **Démence sémantique** | • Difficulté à identifier les objets, à comprendre les mots, voire à reconnaître des personnes.<br>• Troubles du comportement, de l'égocentrisme et une mauvaise tolérance aux frustrations. |

### *Démences secondaires à une autre maladie*

Les démences secondaires sont dues à :

- l'alcoolisme chronique (syndrome de Korsakoff [troubles mnésiques, hallucinations, fabulation délirante]) ;
- une hydrocéphalie (syndrome démentiel associé à des troubles de la marche et à une soudaine incontinence) ;
- une carence ;
- une intoxication ;
- un processus infectieux (méningite, encéphalite, maladie de Creutzfeldt-Jakob, etc.) ;
- un processus tumoral (méningiome) ;
- un processus traumatique (traumatismes crâniens [aigus ou à répétition], hématomes sous-duraux et autres traumatismes cérébraux).

### Signes cliniques

- Syndrome confusionnel : état aigu transitoire et réversible.
- Dépression : état aigu, transitoire et réversible.
- Démence : lorsqu'elle est liée à un processus dégénératif, s'installe progressivement de façon chronique et irréversible.
- Signes cliniques évolutifs (classement en 3 stades de l'OMS).

### Complications

**Voir les complications de la maladie d'Alzheimer, page 56.**

### Examens

**Voir les examens complémentaires de la maladie d'Alzheimer, pages 56-57.**

### Thérapeutiques

- **Pas de traitement curatif.**
- Traitement médicamenteux de la cause : antidépresseurs (si dépression de CAP, désinhibition, anxiété ou instabilité), hypnotiques (troubles du sommeil), anxiolytiques (agitation aiguë), antipsychotiques (trouble psychotique sévère et non contrôlable autrement ou en cas d'urgence).
- Prise en soin équivalente à celle de la maladie d'Alzheimer.

**Rôle infirmier**

Observation et analyse du comportement de la personne soignée, accompagnement **de la vie quotidienne en maintenant l'autonomie**, écoute, information et éducation de la personne et de son entourage.

Fiche 12

# Maladie de Parkinson

## ① Processus

- Pathologie chronique évolutive liée à la dégénérescence des systèmes dopaminergique, cholinergique, noradrénergique et sérotoninergique se manifestant par des troubles moteurs.
- Liée à une carence en dopamine qui se manifeste par une atteinte de la motricité (dégénérescence des neurones dopaminergiques) avec :
  - ◊ une diminution de la neurotransmission de l'influx nerveux ;
  - ◊ un déséquilibre de concentration entre les 3 neurotransmetteurs de la motricité avec, notamment, augmentation de l'acétylcholine.

## ② Signes cliniques

- Le processus est lent et évolutif.
- La première des manifestations sera **la lenteur d'exécution des gestes de la vie quotidienne** ensuite associée à 3 signes caractéristiques :
  - ◊ **l'akinésie** : raréfaction du mouvement volontaire et automatique ;
  - ◊ **l'hypertonie** (ou rigidité) : résistance à la mobilisation ;
  - ◊ **le tremblement de repos** qui disparaît lors d'un mouvement volontaire, régulier, de faible amplitude, et peut se majorer en cas de stress, de fatigue ou d'effort de concentration.
- D'autres signes apparaissent progressivement comme des troubles du sommeil, des crampes et douleurs, des troubles de la marche, une bradypsychie, des troubles de l'élocution, un syndrome dépressif.

## ③ Complications

| | |
|---|---|
| **Aux niveaux physique et psychologique** | Un malade souffre en moyenne de 14,5 symptômes au début de la maladie et de plus de 20 après 10 ans de maladie. |
| **Au niveau familial** | Répercussion sur l'entourage familial et/ou aidants naturels (épuisement). |
| **Au niveau social** | Obligation de réorganiser ou de quitter l'activité professionnelle, perturbation dans l'exercice du rôle parental ou social, limitation des activités de la vie quotidienne, isolement social. |

## ④ Examens

- Pas d'examen complémentaire.
- En cas de doute diagnostique : scintigraphie cérébrale permettant d'explorer le système dopaminergique.

## ⑤ Thérapeutiques

**Pas de traitement curatif** à l'heure actuelle, seulement symptomatique.

### Antiparkinsonniens

- Dopaminergiques (L-Dopa ou lévodopa).
- Inhibiteurs enzymatiques (IMAO et ICOMT).
- Agonistes de la dopamine.
- Anticholinergiques : respecter des horaires de prises réguliers et adaptés aux activités de la personne.
- Autres traitements contre les effets secondaires des antiparkinsonniens (antiémétiques, antipsychotiques, neuroleptiques, antiarythmiques, antalgiques, antidépresseurs).

### Stimulation neurologique profonde (SNP)

Deux électrodes sont implantées dans le noyau sous-thalamique et reliées à un stimulateur inséré sous la peau au niveau du thorax ou de l'abdomen. Ce dernier génère des impulsions électriques qui interrompent les influx nerveux pathologiques.

### Activité quotidienne

- Activité physique, kinésithérapie et rééducation à la marche.
- Aide associative type Association France Parkinson.

**Rôle infirmier**

- Observation.
- Écoute.
- Information et éducation sur la maladie et les aides possibles.
- Accompagnement de la personne et des aidants.
- Dispense des médicaments à heures fixes en fonction des activités.
- Maintien de l'autonomie.
- Rupture de l'isolement.

Fiche

# 13 Principales pathologies neurologiques

## ① Sclérose latérale amyotrophique (SLA ou maladie de Charcot)

### Processus

- Se déclare chez l'adulte de tout âge, le plus souvent aux alentours de 50 ans.
- En moyenne, en l'absence de traitement et d'une prise en charge adaptée, elle entraîne le décès en moins de 3 ans après l'apparition des premiers symptômes.
- L'étiologie de la SLA est inconnue.
- Processus dégénératif qui atteint les motoneurones.
- Deux formes :
  - ◊ **SLA à début bulbaire** où l'atteinte initiale est celle des motoneurones du tronc cérébral : troubles de la parole et de la déglutition ;
  - ◊ **SLA à début spinal** où l'atteinte initiale est celle des motoneurones de la moelle épinière : troubles moteurs des membres supérieurs et/ou inférieurs.
- Ces deux formes peuvent se succéder ou apparaître simultanément.
- Elles évoluent vers une perte de plus en plus grande des fonctions motrices volontaires (muscles atrophiés) et atteinte des muscles respiratoires qui engage le pronostic vital.

### Signes cliniques

Des manifestations musculaires, telles que des crampes et des fasciculations, surviennent parfois plusieurs mois ou années avant l'apparition des premiers signes.

| Signes cliniques | |
|---|---|
| **SLA bulbaire** | **SLA spinale** |
| • Dysarthrie<br>• Modification du timbre vocal<br>• Difficultés à mâcher<br>• Dysphagie<br>• Difficultés à manger et à boire<br>• Hypersialorrhée ou hyposialorrhée<br>• Rires ou pleurs involontaires<br>• Dyspnée<br>• Amaigrissement (liée à l'amyotrophie) | • Sensation de faiblesse<br>• Contractures douloureuses<br>• Ankyloses<br>• Difficultés de coordination<br>• Manque de précision<br>• Difficultés à se mouvoir<br>• Troubles de l'équilibre, chutes<br>• Fatigue générale<br>• Amaigrissement (liée à l'amyotrophie) |

**Important**

Dans tous les cas, la personne atteinte de SLA garde toutes ses fonctions intellectuelles.

## Complications et évolution

- Altération de la mobilité physique (risque de chutes et syndrome d'immobilité).
- Difficultés à communiquer, à s'alimenter et à s'hydrater.
- Risque de fausse route et d'infections pulmonaires.
- Paralysie des muscles ventilatoires.
- Évolution différente d'une personne à l'autre (décès souvent lié à une infection pulmonaire ou paralysie des muscles respiratoires).

## Examens

- Électroneuromyogramme (examen de référence), IRM cérébrale et médullaire, ponction lombaire.
- Examens biologiques :
  - ◊ hémogramme, vitesse de sédimentation et CRP ;
  - ◊ surveillance des transaminases (ALAT et ASAT) ;
  - ◊ gaz du sang et dosage de la réserve alcaline tous les mois pour surveiller l'évolution de l'atteinte respiratoire ;
  - ◊ bilans métaboliques et notamment protidiques, pour estimer la dénutrition.

### Thérapeutiques

| | |
|---|---|
| **Traitements médicamenteux** | • Riluzole : permet d'allonger la durée de vie et retarder le recours à une ventilation invasive.<br>• Traitements symptomatiques (antalgiques, antidépresseurs, laxatifs, antibiotiques et compléments nutritionnels). |
| **Traitements non médicamenteux** | Maintenir l'autonomie, éviter les complications et soutenir la personne et ses aidants naturels (prise en soin pluriprofessionnelle, directives anticipées, éducation thérapeutique, kinésithérapie, rééducation orthophonique, ergothérapie, aide associative). Compenser les fonctions vitales (respiration et alimentation) par la suite. |

**Rôle infirmier**

- Maintien de l'autonomie.
- Écoute active.
- Éducation thérapeutique (gestion de la vie quotidienne, techniques de relaxation, prévention des chutes, matériel de suppléance …).
- Travail en collaboration (psychologue, kinésithérapeute, ergothérapeute, orthophoniste, soins palliatifs…).

## ② Sclérose en plaques

- Débute généralement chez l'adulte âgé de 20 à 40 ans, le plus souvent chez les femmes.
- **Aucune étiologie** n'a formellement été identifiée.

### Processus

- Processus dégénératif caractérisé par une destruction progressive de la gaine de myéline des axones du système nerveux central (anomalie immunologique suspectée).
- Maladie chronique, auto-immune et évoluant par poussées successives : démyélinisation le temps du mécanisme inflammatoire qui ralentit la conduction de l'influx nerveux.
- La reconstruction peut être incomplète et les lésions évoluent vers la sclérose.
- Si la gaine de myéline est dégradée, l'axone est préservé : dissociation axonomyélinique.
- Évolution progressive et caractérisée par des poussées (une par an en moyenne).

- Au-delà des 10 années d'évolution, certains malades développent une forme secondairement progressive : l'état neurologique s'aggrave en continu sur plusieurs mois.
- À l'inverse, il existe une forme dite bénigne qui n'entraîne pas de handicap au-delà de 15 années d'évolution. Néanmoins, cette forme est toujours susceptible de s'aggraver ultérieurement.

## Signes cliniques

- Ils varient d'une personne à l'autre en fonction de la zone du cerveau ou de la moelle épinière atteinte.
- Divers et nombreux : atteintes des nerfs crâniens, atteintes motrices, oculaires, sensitives, cérébelleuses, vestibulaires, sphinctériennes et sexuelles.
- Les principaux troubles sont moteurs et oculaires et apparaissent de façon transitoire et isolée.
- La première consultation est motivée par : une fatigue à l'effort, des fourmillements, des douleurs et/ou des troubles visuels (en lien avec une névrite optique).

## Complications

| | |
|---|---|
| **Physiques et psychologiques** | Douleurs et fatigue, spasticité, troubles de la marche, dysphagies, vidange vésicale incomplète, dyskinésies volitionnelles, troubles cognitifs. |
| **Familiales, sociales et professionnelles** | Risque de dépression, troubles sexuels, handicaps fonctionnels, répercussion sur les enfants, besoin d'aide sociale, arrêts de travail plus ou moins prolongés. |
| La durée de vie n'est pas affectée. | |

## Examens

- Il n'y a pas d'examen qui affirme le diagnostic de sclérose en plaques. C'est la caractéristique des signes cliniques, notamment leur apparition espacée dans le temps, qui va alerter le médecin.
- L'objectif des examens est d'abord de poser le diagnostic, puis d'évaluer le retentissement fonctionnel d'envisager la mise sous traitement :
  - ◊ IRM encéphalique et médullaire ;
  - ◊ potentiels évoqués auditif, sensitif ou moteur ;
  - ◊ ponction lombaire ;
  - ◊ examen ophtalmologique ;
  - ◊ explorations de l'appareil urinaire ;

◊ examens liés au traitement : bilan biologique, ECG, échographie ou scintigraphie cardiaque et radiographie pulmonaire ou du squelette.

### Thérapeutiques

- Pas de traitement curatif.
- Les traitements permettent de ralentir l'évolution de la maladie et de limiter les manifestations.

| | |
|---|---|
| **Traitements médicamenteux** | • Traitement de fond (immunomodulateurs, immunosuppresseurs) : réduction de la fréquence des poussées.<br>• Traitement des poussées (corticoïdes) : diminution de l'intensité et de la durée.<br>• Traitement symptomatique (antispastiques, morphiniques, antiépileptiques, etc.) : soulagement des signes cliniques. |
| **Traitements non médicamenteux** | • Thermocoagulation sélective : destruction chirurgicale des fibres nerveuses à l'origine de la douleur.<br>• Neurostimulation électrique transcutanée : utilisation d'un courant électrique à visée antalgique.<br>• Neurotomie : section du nerf moteur périphérique qui contrôle le muscle concerné.<br>• Radicotomie : section des racines antérieures ou postérieures des nerfs rachidiens.<br>• Neuromodulation sacrée : traitement de l'incontinence et/ou de l'hyperactivité vésicale.<br>• Éducation thérapeutique, aide associative. |

## Rôle infirmier

- Maintien de l'autonomie.
- Participation au traitement.
- Éducation thérapeutique (adaptation des efforts, matériel de suppléance…) et écoute active de la personne et des aidants.

# Déficience des sens

## ① Troubles visuels

### Troubles de la réfraction (amétropie)

Ensemble des mécanismes permettant aux images de traverser les différents milieux de l'œil et de se former sur la rétine.

#### *Processus et manifestations cliniques*

| | Processus | Manifestations cliniques |
|---|---|---|
| **Myopie** | Les rayons lumineux se focalisent à l'avant de la rétine, du fait d'un globe oculaire trop long ou d'une augmentation de puissance du cristallin | • Vision de loin diminuée, plus ou moins floue<br>• Vision de près normale |
| **Hypermétropie** | Les rayons lumineux se focalisent en arrière de la rétine, du fait d'un globe oculaire trop court ou d'une augmentation de puissance du cristallin | • Vision de loin normale<br>• Fatigabilité à la vision de près, avec vision plus ou moins floue, céphalées en soirée après avoir travaillé (lecture, travail sur écran, télévision, etc.) |
| **Astigmatisme** | L'image d'un point est source de 2 images distinctes qui ne se focalisent pas sur la rétine du fait d'une inégalité de courbure des milieux transparents de l'œil et plus spécifiquement de la cornée | Modification des formes (des lignes) |
| **Presbytie** | Diminution du pouvoir d'accommodation du cristallin due à l'âge | Difficultés à la lecture de près, à partir de 45-50 ans, qui obligent à éloigner le texte |

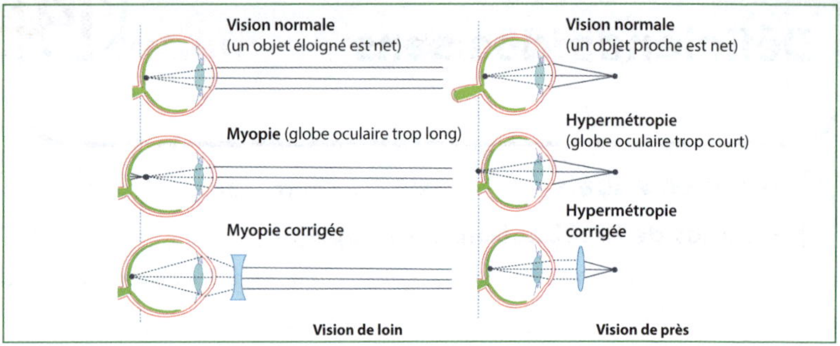




### *Complications*

Pas de complication, sauf si certains de ces troubles ne sont pas dépistés et corrigés suffisamment tôt dans l'enfance.

### *Examens*

Mesure de l'acuité visuelle de loin (à 5 m) et de près (à 35 cm) en 10e.

### *Thérapeutiques*

- Port de verres correcteurs (lunettes ou lentilles).
- Chirurgie réfractive (photokératectomie pour la myopie, autres techniques pour myopie et astigmatisme).

**Rôle infirmier**

Dépistage chez l'enfant en santé scolaire.

## Cataracte

### *Processus*

- Première cause mondiale de cécité.
- Durcissement et opacification du cristallin lié à l'âge ou à d'autres facteurs (diabète, cataracte congénitale, traumatisme oculaire, exposition prolongée aux rayons ultraviolets, thérapeutique prolongée aux corticoïdes, tabagisme, alcoolisme).

### *Signes cliniques*

Vision trouble, légère photophobie, vision diminuée dans l'obscurité.

### *Complications*

Évolution vers la cécité si cataracte non traitée.*Examens complémentaires*

- Observation du cristallin par une lampe à fente, le biomicroscope.
- Densitométrie pour apprécier le degré d'opacité du cristallin.

### *Thérapeutiques*

Phacoémulsification : seule thérapeutique, chirurgicale (fragmentation à l'extraction du cristallin, remplacement par un implant de cristallin artificiel) en hospitalisation de journée.

**Rôle infirmier**

L'infirmière aura un rôle dans la préparation et la surveillance pré- et post-interventionnelle et dans l'information.

## Dégénérescence maculaire liée à l'âge (DMLA)

### *Processus*

- Pathologie de la zone centrale de la rétine qui survient après 50 ans. La personne maintient une certaine vision périphérique, le champ visuel.
- Deux types de DMLA :
  - « sèche » (la plus fréquente) : le tissu de la macula s'amincit progressivement avec une destruction des cellules de la rétine ;
  - « humide », exsudative, due aux développements de néovaisseaux sanguins dans un tissu cicatriciel.
- Facteurs de risque : tabac, exposition prolongée au soleil, prédispositions génétiques.

### *Signes cliniques*

- Déformation des images et des lignes droites : métamorphopsie.
- Baisse de la vision dans la partie centrale du champ de vision.
- Apparition d'une ou plusieurs taches sombres au centre du champ visuel : les scotomes.
- Baisse de la sensibilité aux contrastes.

### *Complications*

Pas de cécité totale mais maladie invalidante.

### *Examens*

- Fond d'œil (identifier les lésions et suivre l'évolution).
- Angiographie (détecter les néovaisseaux lors d'une DMLA exsudative).
- Tomographie en cohérence optique (visualiser des images en coupe de la rétine, en 3D).

### *Thérapeutiques*

- Pas de traitement de la DMLA atrophique.
- DMLA exsudative traitée par thérapie photodynamique, médicaments anti-VEGF (bloquer la formation des nouveaux vaisseaux), chirurgie (exérèse des néovaisseaux).

**Rôle infirmier**

L'infirmière a ici un rôle important d'accompagnement et d'information.

## Glaucome

### *Processus*

- Lié à l'augmentation de la pression intraoculaire, du fait d'une anomalie d'évacuation de l'humeur aqueuse au niveau de l'angle iridocornéen et du trabéculum. La pression intraoculaire normale est de 14 à 16 mmHg.
- Deux types de glaucome :
  - ◊ le glaucome à angle ouvert dont les facteurs favorisants sont l'âge > 45 ans, les antécédents familiaux, l'hypermétropie, le diabète, etc. ;
  - ◊ le glaucome à angle fermé : forme aiguë, **urgence chirurgicale**.

### *Signes cliniques*

- Glaucome à angle ouvert : asymptomatique.
- Glaucome à angle fermé : douleur violente au niveau de l'œil, voire des céphalées périorbitaires, rougeur de l'œil, baisse **brutale** de l'acuité visuelle, nausées et vomissements.

### *Complications*

Cécité si le glaucome n'est pas traité.

### *Examens*

- Mesure de la pression intraoculaire.
- Examen de la papille au fond d'œil.
- Examen du champ visuel.

### *Thérapeutiques*

- Glaucome à angle ouvert : traité par collyres permettant la réduction de sécrétion de l'humeur aqueuse et son élimination. Le laser et la chirurgie peuvent également être utilisés : iridectomie pour créer une ouverture entre la chambre antérieure et la chambre postérieure.
- Glaucome à angle fermé : **urgence médicale** (Diamox® en IV) et **chirurgicale**.

**Rôle infirmier**

L'infirmière devra alerter en urgence en cas de glaucome à angle fermé et sera toujours très vigilante avant une prescription de dilatation de pupille en vue d'un fond d'œil de demander à la personne si elle est atteinte de glaucome.

## ② Surdités

- Les surdités, en fonction de leur degré de gravité, peuvent entraîner un handicap plus ou moins important (isolement social, troubles de la concentration et de la vigilance, anxiété, dépression, etc.). Chez l'enfant, elle peut entraîner un retard dans l'acquisition du langage et des apprentissages en général, d'où l'importance d'un dépistage systématique précoce.
- Une surdité peut être partielle (hypoacousie) ou totale (cophose).

### Différents types de surdités

Il existe principalement 3 types de surdité : les surdités de transmission, les surdités de perception et les surdités mixtes.

#### *Surdité de transmission*

- Atteinte de l'oreille externe et/ou moyenne : interruption de la transmission au niveau aérien pour le conduit auditif externe ou ostéomembraneux dans l'oreille moyenne, ce qui engendre une diminution de la perception.
- Causes :
  - pour l'oreille moyenne : otites aiguës ou chroniques, traumatismes du tympan ou des osselets, otospongiose, tumeurs ;
  - pour l'oreille externe : otite externe, tumeurs bénigne ou maligne, bouchon de cérumen, corps étrangers ;
  - pour les deux parties de l'oreille, il existe des causes congénitales (malformations).

#### *Surdité de perception*

- Atteinte irréversible de l'oreille interne et plus particulièrement atteinte de la cochlée (surdité endocochléaire) ou atteinte des voies nerveuses (surdité rétrocochléaire).
- Causes traumatique, médicamenteuse, tumorale, infectieuse, due à l'exposition au bruit, congénitale.

#### *Maladie de Menière (vertiges de Menière)*

- Trop forte pression des liquides dans l'oreille interne, de cause inconnue.
- Elle survient par crise, chaque crise diminue l'acuité auditive.

### *Surdité mixte*

- Surdité de transmission + surdité de perception.
- Certaines pathologies entraînant une surdité de transmission peuvent, en fonction de leur évolution, induire une surdité de perception.

## Signes cliniques

| | |
|---|---|
| **Surdités de transmission** | Difficulté plus ou moins importante à percevoir les sons graves, la voix basse ou chuchotée. |
| **Surdités de perception** | • Difficulté de perception d'une voix chuchotée et haute. La personne entend mais ne comprend pas. La parole est déformée.<br>• Acouphènes parfois très invalidants. |

## Complications

Chez l'enfant, on peut craindre un retard du développement en termes d'apprentissage (langage, motricité, etc.) si la surdité n'est pas dépistée suffisamment tôt.

## Examens

- En 1re intention : otoscopie, acoumétrie (épreuve de Weber et test de Rinne), audiométrie (tonale liminaire, vocale, tympanométrie).
- Examens complémentaires : potentiels évoqués auditifs, otoémissions acoustiques provoquées, scanner des rochers, IRM.

## Thérapeutiques

- **Objectif :** rétablir ou à augmenter l'intensité vibratoire qui arrive à l'oreille interne et/ou à traiter la cause.
- **Surdité de transmission** : thérapeutique en fonction de la cause (extraction du corps étranger, antibiothérapie, anti-inflammatoires, aérateur transtympanique, chirurgie).
- **Surdité de perception** : prothèses auditives, implant cochléaire.

**Rôle infirmier**

L'infirmier(ère) participe surtout au dépistage de la surdité, à l'information et à l'accompagnement de la personne malentendante.

# Dégénérescences des articulations

## ① Arthrose

### Processus

- Processus dégénératif de l'articulation qui survient majoritairement après l'âge de 50 ans.
- Rupture de l'équilibre entre la destruction et la réparation de l'articulation.
- Fréquemment localisée au niveau de la colonne vertébrale des personnes de plus de 65 ans et au niveau des doigts.
- Les gonarthroses et coxarthroses des personnes de plus de 65 ans deviennent souvent invalidantes.

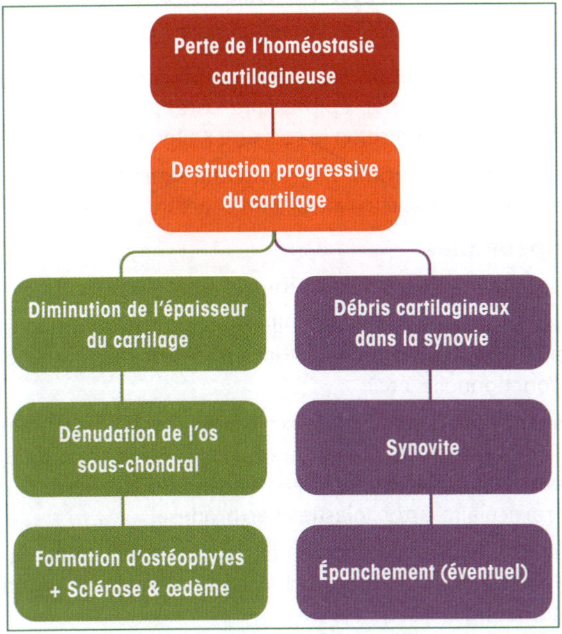


**Figure 2 : Le processus de l'arthrose**

## Signes cliniques

- Asymptomatique ou au contraire, douleur.
- Souffrance des tissus environnants.
- Douleur mécanique (provoquée par l'effort et qui diminue au repos).
- Déverrouillage matinal.
- Douleur aiguë et prolongée : poussées inflammatoires, parfois œdème, rougeur et chaleur associés à la douleur.
- Perturbation de l'image de soi : déformation de l'articulation à plus long terme.

## Complications

- L'évolution est en général lente et progressive sur plusieurs années.
- Dans le cas de l'arthrose destructrice : évolution rapide, le processus est fulgurant.
- Les complications sont liées à la douleur et à la gêne fonctionnelle.

## Examens

- Radiologie : observation des signes de pincement de l'interligne articulaire, ostéocondensation épiphysaire, ostéophytes, géodes épiphysaires (= 4 stades d'arthrose selon le score de Kellgren et Lawrence).
- Autres examens pour un diagnostic différentiel : arthroscopie (images précises des lésions articulaires), IRM et arthroscanner.

## Thérapeutiques

- Pas de traitement curatif de l'arthrose.
- La prise en charge est essentiellement symptomatique et dépend du contexte (âge, activité physique, intensité de la douleur, siège des lésions, gêne fonctionnelle, etc.).
- Traitements non médicamenteux : mesures hygiéno-diététiques indispensables (perte de poids, alimentation équilibrée, activité physique, port de chaussures confortables, adaptation de l'environnement), cures thermales, lavage articulaire, arthroplastie et arthrodèse.
- Traitements médicamenteux : antalgiques, anti-inflammatoires non stéroïdiens, corticoïdes à action retard, viscosupplémentation, antiarthrosiques symptomatiques d'action lente.

**Rôle infirmier**

- Actions éducatives et préventives (mesures hygiéno-diététiques, traitement…).
- Participer ou expliquer les examens.
- Évaluer la douleur, les raideurs articulaires, la gêne fonctionnelle.
- Participer aux traitements.

## ② Ostéoporose

### Processus

- Processus dégénératif du squelette caractérisé par la diminution de la masse osseuse et par une modification de l'architecture interne de l'os.
- Touche plus fréquemment les femmes ménopausées du fait de la diminution des œstrogènes qui influe le remodelage osseux.
- Deux types d'ostéoporose :
  - **l'ostéoporose liée à l'âge** (la plus fréquente) ;
  - **l'ostéoporose secondaire** (liée à une pathologie et/ou à un traitement).
- Causes :
  - diminution de la sécrétion d'œstrogène (chez la femme) ;
  - diminution de la sécrétion d'androgène testiculaire (chez l'homme) ;
  - carence en vitamine D ;
  - corticothérapie ;
  - affections endocriniennes.

### Signes cliniques

- Pas de manifestations cliniques spontanées (après plusieurs années, la personne peut se plaindre de douleurs dorsales, présenter une diminution de sa taille et/ou une hypercyphose dorsale).
- Le diagnostic est posé au regard des examens complémentaires.

### Complications

- Fractures principalement (fémur, poignet, vertèbre).
- Tassement vertébral en l'absence de traumatisme.

### Examens

- Ostéodensitométrie (plus la densité minérale osseuse est faible, plus le risque de fracture est important).

- Bilan biologique pour éliminer une cause endocrinienne ou tumorale : vitesse de sédimentation, dosage de TSH, calcémie, phosphorémie, créatinémie, électrophorèse des protéines, calciurie, phosphaturie, créatinurie.

### Thérapeutiques

- Pas de traitement curatif, seulement une prévention de la survenue des fractures.
- Traitement non médicamentaux : mesures hygiéno-diététiques classiques, apports vitamino-calciques, surveillance de l'IMC, sevrage du tabac et alcool.
- Traitements médicamenteux de longue durée en cas de risque élevé de fracture : bisphosphonates, dénosumab, raloxifène, ranélate de strontium, traitement hormonal de la ménopause.

## Rôle infirmier

- Réaliser, participer ou expliquer les examens.
- Prévenir le risque de chutes et de fractures.
- Évaluer la douleur.
- Actions éducatives et préventives (hygiène de vie, traitement...).
- Participer aux traitements.

# Principales atteintes cutanées

## ① Escarres

### Processus

- Processus dégénératif lié à une hypoxie tissulaire secondaire à une pression forte et prolongée se manifestant par une plaie dite « plaie de pression ».
- Deux formes :
  - ◊ **escarre de décubitus** liée à une immobilisation prolongée ;
  - ◊ **escarre « de complication »** liée à une atteinte sensitive secondaire à une pathologie non traumatique ou liée aux soins.
- Facteurs favorisants :
  - ◊ pression forte et prolongée ;
  - ◊ chocs pouvant provoquer des lésions vasculaires et/ou œdèmes ;
  - ◊ cisaillement provoqué par le frottement du corps sur le linge ou les vêtements pouvant léser les capillaires sanguins.

### Signes cliniques

- Les zones principalement concernées sont situées au niveau des points d'appui peu protégés par un revêtement cutané : le sacrum et les talons ; le trochanter et les ischions ; les malléoles ; les coudes ; l'occiput et les épaules.
- L'escarre évolue en plusieurs stades :

| | |
|---|---|
| **Stade 0** | Peau saine mais risque d'escarre. |
| **Stade 1** | Peau érythémateuse ne blanchissant pas à la levée de la pression. |
| **Stade 2** | Désépidermisation avec phlyctènes séreuses ou hémorragiques. |
| **Stade 3** | Plaque de nécrose au pourtour érythémateux recouvrant une plaie profonde. |
| **Stade 4** | Ulcération profonde avec, parfois, surface osseuse visible à l'œil nu (ce stade correspond le plus souvent au stade 3 après retrait de la plaque nécrotique). |

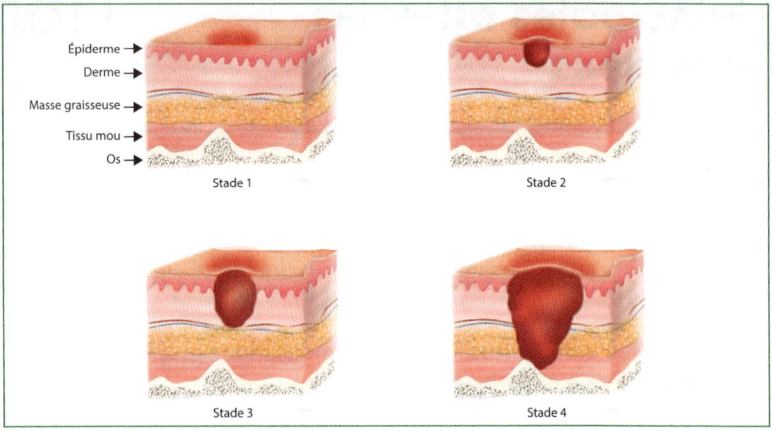



**Figure 3 : Escarres**

## Complications

| | |
|---|---|
| **Physiques** | **Infection** principalement (modification de l'aspect de la plaie, fièvre) pouvant aller jusqu'à la septicémie, troubles orthopédiques et/ou fonctionnels, décompensation des autres processus, notamment du diabète, décès. |
| **Psychologiques** | Diminution des contacts sociaux, angoisses d'abandon et/ou de mort, isolement, perte de repères, aggravation de troubles psychiques déjà présents. |
| **Sociales** | Prolonge la durée d'hospitalisation et/ou majore les difficultés du retour à domicile, répercussions sur le personnel soignant (récidive d'escarre vécue comme un échec). |

## Examens

- Le diagnostic est avant tout clinique.
- Échelles d'évaluation : échelle de Norton (surtout en gériatrie), échelle de Braden (en court séjour), échelle de Waterlow (au niveau européen).
- Autres examens :
  - ◊ en cas d'infection ou de suspicion : bilan biologique et prélèvement bactériologique ;
  - ◊ en cas de suspicion d'ostéite ou d'arthrite infectieuse : radiographie, IRM, biopsie chirurgicale.

### Thérapeutiques

- **Traitement préventif (primordial)** : il repose sur le positionnement (changer la position au moins 5 fois par 24 heures), l'hygiène (toilette à l'eau et au savon, rinçage et séchage **sans frotter**), l'effleurement (à mains nues) et le recours au matériel d'aide à la prévention.
- **Traitement curatif** si l'escarre n'a pu être évitée : pansements d'escarre (maintien d'un milieu chaud et humide et de l'exsudat naturel de la plaie). Parfois chirurgie.
- Indication des pansements d'escarre :

| Aspect de la plaie | Type de pansement |
|---|---|
| **Épidémisation** | Film polyuréthane, hydrocellulaire, hydrocolloïde, pansement gras. |
| **Exsudative** | Alginate, hydrocellulaire, hydrofibres. |
| **Bourgeonnante** | Pansement gras, hydrocellulaire. |
| **Nécrotique** | Hydrogels, pansement au miel, larvothérapie. |
| **Cavitaire** | Hydrocolloïde, alginate en mèche, hydrofibre en mèche, hydrocellulaire pour forme cavitaire. |
| **Cavitaire profonde et résistante** | Thérapie par pression négative. |
| **Hémorragique** | Alginate. |
| **Malodorante** | Charbon. |
| **Hyperbourgeonnante** | Nitrate d'argent en bâtonnet. |

### Rôle infirmier

- Travail en collaboration, surveillance, information-éducation, pose de pansements.
- Évaluation de la plaie (aspect, évolution...).
- Réalisation/adaptation des pansements.
- Surveillance de la douleur, de l'infection, de l'altération de la mobilité, du retentissement psychologique.
- Information/éducation du malade et de son entourage (facteurs favorisants...).

## ② Ulcères de jambes

### Processus

- Les ulcères de jambes relèvent d'un processus dégénératif lié à une maladie vasculaire sous-jacente se manifestant par une plaie cutanée. Ils sont dus soit à une insuffisance veineuse, soit à une insuffisance artérielle.
- Il en existe trois types : veineux, artériel et mixte à prédominance veineuse.

### Signes cliniques

- Plaie localisée autour de la malléole, sur la face antéro-externe de la jambe, sur le dos du pied voire sur les orteils, uni- ou bilatérale.
- Fond de la plaie fibrineux, bourgeonnant ou nécrotique, sain ou purulent.
- Variation de la peau périulcéreuse en fonction de l'étiologie. La pigmentation peut être modifiée et s'étendre sur le reste de la jambe.

### Complications

- Dermatites de contact (fréquentes) ou eczéma variqueux.
- Surinfection.
- Atteinte osseuse : ostéite, destruction plus ou moins profonde de la structure osseuse.
- Ankylose de la cheville (perte de mobilité).
- Hémorragie : liée à l'atteinte des petits vaisseaux au pourtour ou au fond de la plaie ou la conséquence d'une rupture de varice.
- Carcinome épidermoïde (grave et rare) : métastases possibles.

### Examens

- Examen clinique vasculaire : recherche de signes d'insuffisance veineuse et artérielle (palpation des pouls périphériques, auscultation des artères et recherche de varices).
- Échodoppler veineux et artériel : évaluer la perméabilité des vaisseaux sanguins (échodoppler pulsé pour estimer la qualité de la circulation sanguine).
- Radiographie : diagnostiquer une éventuelle atteinte osseuse (avec injection de produit de contraste, artériographie et phlébographie).

### Thérapeutiques

- Le **traitement de la cause** est indispensable pour favoriser la cicatrisation et éviter les récidives :
  - ◊ pour l'ulcère veineux : traitement de l'insuffisance veineuse, notamment contention ;
  - ◊ pour l'ulcère artériel : vasodilatateurs et/ou chirurgie vasculaire.
- L'hygiène de vie est également importante : réduction des lipides, poids dans les normes, activité physique, sevrage tabagique, etc.
- Le traitement de l'ulcère repose sur les mêmes principes que les pansements d'escarres. Il faut prendre en compte la douleur (antalgiques).

**Rôle infirmier**

- Participer ou expliquer les examens.
- Surveiller l'évolution.
- Repérer les complications.
- Évaluer la douleur, le retentissement psychologique, la gêne fonctionnelle.
- Information-éducation (hygiène de vie, compression, etc.) du malade et de son entourage.
- Participer aux traitements médico-chirurgicaux (compression, antalgiques, pansements, soins pré- et post-opératoires, etc.).

# ENTRAÎNEMENT

**1. Citez et expliquez brièvement les deux principales complications de l'insuffisance cardiaque.**

..............................................................................................................................

..............................................................................................................................

**2. Citez 4 types de thérapeutiques sur lesquelles reposent le traitement de l'insuffisance rénale chronique.**

..............................................................................................................................

..............................................................................................................................

**3. Citez les manifestations cliniques de l'IRA (toutes étiologies confondues).**

..............................................................................................................................

..............................................................................................................................

**4. Citez et expliquez synthétiquement les deux types de lésions qui caractérisent la maladie d'Alzheimer.**

..............................................................................................................................

**5. Parmi ces affirmations, précisez laquelle (lesquelles) est (sont) vraie(s). Dans la maladie de Parkinson :**

- **a.** Le malade perd progressivement ses facultés intellectuelles ○
- **b.** Les dopaminergiques doivent être donnés à intervalles réguliers ○
- **c.** L'activité physique est déconseillée du fait du risque de chute ○
- **d.** L'isolement social est un risque prévalent ○
- **e.** Les troubles du sommeil sont relativement peu fréquents ○

**6. En quoi la sclérose latérale amyotrophique réduit-elle l'espérance de vie ?**

..............................................................................................................................

**7. Complétez la phrase suivante :**

La sclérose en plaques est une maladie .................. **(a)**, .................. **(b)** et évoluant par .................. **(c)**. Son processus repose sur un mécanisme .................. **(d)** qui cible .................. **(e)**. Cette .................. **(f)** perturbe et ralentit la .................. **(g)** de .................. **(h)**. Le signal est .................. **(i)**.

**8. Citez le(s) conseil(s) hygiéno-diététique(s) à donner à une personne souffrant d'arthrose.**

...................................................................................................................

**9. Parmi les facteurs de risque suivants, ceux pouvant être à l'origine de l'ostéoporose sont :**

- **a.** L'alitement prolongé ○
- **b.** Des fractures à répétition ○
- **c.** L'exposition prolongée au soleil ○
- **d.** L'âge ○

**10. Parmi ces affirmations, précisez laquelle (lesquelles) est (sont) vraie(s). Pour prévenir une escarre, il faut :**

- **a.** Mobiliser la personne au moins 5 fois par 24 h ○
- **b.** Préférer l'installation en latéral strict ○
- **c.** Réaliser une prévention en respectant les étapes de pétrissage, friction et décollement ○
- **d.** Favoriser l'installation au fauteuil des personnes immobiles ○
- **e.** En position demi-assise au lit, respecter un angle de 30° ○

**11. Citez les deux principes à respecter pour la réalisation d'un pansement d'escarre ou d'ulcère.**

...................................................................................................................

**12. Sélectionnez dans le tableau ci-dessous : les chiffres tensionnels à partir desquels on définit l'HTA / les facteurs favorisant l'HTA / les complications de l'HTA :**

| Chiffres tensionnels | Facteurs favorisants | Complications |
|---|---|---|
| **a)** > à 180/100 mmHg<br>**b)** > à 140/90 mmHg<br>**c)** > à 150/80 mmHg<br>**d)** > à 160/90 mmHg | **a)** Consommation excessive de réglisse<br>**b)** Consommation excessive de chocolat<br>**c)** Consommation excessive de sel<br>**d)** Consommation excessive d'alcool<br>**e)** Sédentarité<br>**f)** Tabagisme<br>**g)** Pratique sportive | **a)** Insuffisance coronarienne<br>**b)** Insuffisance veineuse<br>**c)** Insuffisance cardiaque gauche<br>**d)** Glaucome<br>**e)** Maladie de Parkinson<br>**f)** Insuffisance rénale<br>**g)** Rétinopathie<br>**h)** AVC |

**13. Après avoir indiqué les termes manquants dans la définition de l'insuffisance respiratoire, sélectionnez dans la liste, les manifestations cliniques et biologiques de l'insuffisance respiratoire chronique :**

**Définition de l'insuffisance respiratoire :**

C'est l'incapacité de l'appareil respiratoire à maintenir les ...... normales de ...... ........... et ........... dans le ........... cela s'appelle l'........... .

**Manifestations cliniques et biologiques :**

**a)** la dyspnée
**b)** un *flapping tremor*
**c)** une cyanose
**d)** des troubles de la conscience
**f)** $PaO_2$ à 90 mmHg
**g)** $PaO_2$ à 65 mmHg
**h)** $PaCO_2$ à 40 mmHg
**i)** $PaCO_2$ à 55 mmHg

**14. Associez les types de diabète aux éléments correspondant en précisant pour chacun des éléments si c'est un processus physiopathologique, un signe, ou une complication.**

**(I)** Diabète de type 1
**(II)** Diabète de type 2

**a)** polydipsie
**b)** asymptomatique
**c)** insulinorésistance
**d)** insulinopénie
**e)** destruction des cellules Béta de Langerhans
**f)** coma hyperosmolaire
**g)** hypoglycémie
**h)** polyurie
**i)** acidocétose
**j)** amaigrissement
**k)** rétinopathie
**l)** insuffisance coronarienne

**15. Associez les deux types de dysfonctionnement thyroïdiens aux éléments leur correspondant :**

**(I)** Hyperthyroïdie
**(II)** Hypothyroïdie

**a)** Tachycardie
**b)** Bradycardie
**c)** Hypersudation
**d)** Frilosité
**e)** TSH augmentée
**f)** TSH diminuée
**g)** Diarrhée
**h)** Constipation
**i)** Amaigrissement
**j)** Prise de poids
**k)** Hormone T4 augmentée
**l)** Hormone T4 diminuée

**16. Associez chacune des pathologies ophtalmiques aux éléments lui correspondant :**

**I)** Cataracte
**II)** Glaucome à angle ouvert
**III)** Glaucome à angle fermé
**IV)** DMLA

**a)** augmentation de pression intraoculaire
**b)** durcissement et opacification du cristallin
**c)** dégénérescence de la rétine
**d)** augmentation de pression intraoculaire, l'humeur aqueuse ne peut plus s'évacuer
**e)** déformations des images et des lignes
**f)** douleur
**g)** rougeur
**h)** céphalées périorbitaires
**i)** vision trouble
**j)** baisse brutale de la vue
**k)** nausées, vomissements
**l)** urgence

**17. Associez le type de surdité à son processus et à ses manifestations :**

**(I)** Surdité de perception
**(II)** Surdité de transmission

**a)** atteinte de l'oreille externe
**b)** atteinte de l'oreille moyenne
**c)** atteinte de l'oreille interne
**d)** la personne entend mais ne comprend pas
**e)** l'audition de la voix chuchotée et de la voix haute est diminuée
**f)** l'audition de la voix haute est peu perturbée et celle de la voix chuchotée très diminuée

**18. Associez chaque type de vertige aux éléments de processus lui correspondant et à ses manifestations :**

**(I)** Vertige positionnel bénin
**(II)** Maladie de Ménière

**a)** sécrétion importante d'endolymphe
**b)** augmentation de pression dans le vestibule et la cochlée
**c)** acouphènes
**d)** nausées, vomissements
**e)** perte d'acuité auditive
**f)** atteinte de l'utricule
**g)** otolithes circulant dans les canaux semi-circulaires
**h)** vertige important rotatoire

# CORRIGÉ

**1.** 2 complications de l'IC :

- **L'OAP :** l'insuffisance cardiaque gauche génère une insuffisance ventriculaire gauche qui entraîne une augmentation de pression se répercutant en amont jusque dans les capillaires pulmonaires. Cette augmentation de pression sur les parois des capillaires alvéolaires provoque un transfert passif de transsudat plasmatique au travers de la membrane alvéolocapillaire. La lumière alvéolaire contenant jusqu'ici de l'air est progressivement envahie par le liquide diminuant ainsi les échanges gazeux et entraînant une détresse respiratoire.
- **Le choc cardiogénique :** du fait d'un faible remplissage, la pression artérielle s'effondre entraînant une hypoperfusion tissulaire. Le patient présente une pâleur, une froideur, des marbrures, une cyanose, une agitation et/ou une confusion. La pression systolique ne dépasse pas les 90 mmHg, le pouls est rapide et filant.

**2.** Les mesures diététiques, les médicaments, l'épuration extrarénale (hémodialyse ou dialyse péritonéale), la transplantation rénale.

**3.** Oligoanurie ou anurie, nausées, perte d'appétit, douleurs lombaires, hématurie.

**4.** 2 types de lésions de la MA :

- La dégénérescence neurofibrillaire due à une anomalie de la protéine TAU qui déstructure les microtubules entraînant la dégénérescence du neurone. Les protéines TAU détachées forment des filaments hélicoïdaux qui s'entourent autour du noyau et modifient le transport des organites. Le neurone ne peut plus fonctionner : il meurt.
- Les plaques amyloïdes formées par l'agrégation des peptides β-amyloïdes dans le milieu extracellulaire. L'accumulation de ces plaques altère la membrane plasmique et génère une réaction inflammatoire entraînant la mort cellulaire.

**5.** **b.** Les dopaminergiques doivent être donnés à intervalles réguliers
**d.** L'isolement social est un risque prévalent

**6.** L'atteinte des motoneurones innervant les muscles respiratoires entraîne un risque de dyspnée et d'hypoventilation alvéolaire. De plus, l'atteinte des muscles du pharynx génère des risques de fausses routes avec, souvent, infection pulmonaire.

**7.** La sclérose en plaques est une maladie **chronique** (a), **auto-immune** (b) et évoluant par **poussées** (c). Son processus repose sur un mécanisme **inflammatoire** (d) qui cible **la gaine de myéline** (e). Cette **démyélinisation** (f) perturbe et ralentit la **conduction** (g) de **l'influx nerveux** (h). Le signal est **parasité** (i).

**8.** Conseils hygiéno-diététiques en cas d'arthrose :
- Maintenir une activité physique, notamment la marche.
- Adopter une alimentation diversifiée riche en calcium.
- Perdre du poids si besoin.
- Porter des chaussures confortables avec, si nécessaire, des semelles orthopédiques.
- Adapter l'environnement pour limiter les mouvements douloureux.
- Éviter le port de charge lourde.

**9. a.** L'alitement prolongé
**c.** L'exposition prolongé au soleil
**d.** L'âge
**b.** *Faux, les fractures à répétition sont un signe clinique et non une cause.*

**10. a.** Mobiliser la personne au moins 5 fois par 24 h
**e.** En position demi-assise au lit, respecter un angle de 30°
**b.** *Faux, l'installation en latéral doit être faite au 1/4.*
**c.** *Faux, pétrissage, friction, décollement sont désormais proscrits.*
**d.** *Faux, l'installation au fauteuil des personnes immobilisées ne doit pas dépasser 30 minutes.*

**11.** Principes pour un pansement d'escarre :
- Le maintien d'un milieu chaud et humide (favorise l'activité de la flore saprophyte).
- Le maintien de l'exsudat naturel de la plaie (riche en leucocytes facteurs de croissance).

**12.** Chiffres tensionnels : b. > à 180/100 mmHg
Facteurs favorisants : a. Consommation excessive de réglisse ; c. Consommation excessive de sel ; d. Consommation excessive d'alcool ; e. Sédentarité ; f. Tabagisme
Complications : a. Insuffisance coronarienne ; c. Insuffisance cardiaque gauche ; f. Insuffisance rénale ; g. Rétinopathie ; h. AVC

**13.** C'est l'incapacité de l'appareil respiratoire à maintenir les **concentrations** normales de **pression partielle en dioxygène ($PaO_2$)** et **pression partielle en dioxyde de carbone ($PaCO_2$)** dans le **sang**, cela s'appelle l'**hématose**.
Manifestations cliniques : **a.** La dyspnée ; **c.** Une cyanose.
Manifestations biologiques : **g.** $PaO_2$ à 65 mmHg ; **h.** $PaCO_2$ à 40 mmHg ; **i.** $PaCO_2$ à 55 mmHg.

# CORRIGÉ

**14.** **(I) : a.** polydipsie ; **h.** polyurie ; **j.** amaigrissement ; **e.** destruction des cellules bêta de Langerhans ; **g.** hypoglycémie ; **i.** acidocétose ; **k.** rétinopathie ; **l.** insuffisance coronarienne
**(II) : b.** asymptomatique ; **c.** insulinorésistance ; **d.** insulinopénie ; **g.** hypoglycémie ; **i.** acidocétose ; **k.** rétinopathie ; **l.** insuffisance coronarienne ; **f.** coma hyperosmolaire

**15.** **(I) a.** Tachycardie ; **c.** Hypersudation ; **g.** Diarrhée ; **i.** Amaigrissement ; **k.** Hormone T4 augmentée
**(II) b.** Bradycardie ; **d.** Frilosité ; **h.** Constipation ; **j.** Prise de poids ; **l.** Hormone T4 diminuée ; **e.** TSH augmentée

**16.** **(I) b.** Durcissement et opacification du cristallin ; **i.** vision trouble
**(II) a.** Augmentation de la pression intraoculaire
**(III) d.** Augmentation de pression intraoculaire, l'humeur aqueuse ne peut plus s'évacuer ; **f.** Douleur ; **g.** Rougeur ; **h.** Céphalées préorbitaires ; **j.** Baisse brutale de la vue ; **k.** Nausées, vomissements ; **l.** Urgence.

**17.** **(I) c.** Atteinte de l'oreille interne ; **d.** La personne entend mais ne comprend pas ; **e.** L'audition de la voix chuchotée et de la voix haute est diminuée
**(II) a.** Atteinte de l'oreille externe ; **b.** Atteinte de l'oreille moyenne ; **f.** L'audition de la voix haute est peu perturbée et celle de la voix chuchotée très diminuée

**18.** **(I) f.** Atteinte de l'utricule ; **g.** Otolithes circulant dans les canaux semi-circulaires ; **h.** Vertige important rotatoire
**(II) a.** Sécrétion importante d'endolymphe ; **b.** Augmentation de pression dans le vestibule et la cochlée ; **c.** Acouphènes : **d.** Nausées, vomissements ; **e.** Perte d'acuité visuelle

UE 4.3 S. Lagadec

# Soins d'urgence

## Objectifs

- Hiérarchiser les urgences.
- Mettre en œuvre des soins d'urgence dans un environnement médicalisé.

# Conseils du formateur



## ① Objectifs de l'UE 4.3 S4

Cette unité d'enseignement « Soins d'urgence » fait suite aux enseignements « Gestes et soins d'urgence » de l'AFGSU. L'UE 4.3 S4 prolonge le processus de raisonnement clinique infirmier dans un contexte de soins d'urgence en s'appuyant sur des capacités d'analyse de la compétence 1 de façon à prioriser les soins en fonction du degré d'urgence évalué.

L'UE 4.3 S4 doit permettre à l'étudiant d'acquérir une posture soignante adaptée à l'urgence en autonomie comme en équipe dans un environnement médicalisé ou tout lieu de soin.

Elle a pour objectifs :

- d'analyser une situation afin de hiérarchiser le niveau d'urgence (vitale ou relative) ;
- d'émettre des hypothèses de problèmes pour les traiter en collaboration ;
- de proposer des actions adaptées en autonomie en équipe pluridisciplinaire ;
- de mettre en œuvre des soins d'urgence dans un environnement médicalisé.

## ② Prérequis

Aucun.

## ③ Mode d'évaluation

L'évaluation repose sur l'analyse d'une situation de soins d'urgence en groupe restreint. La pertinence de l'analyse de la situation, la cohérence des actions entreprises et la conformité aux bonnes pratiques sont attendues.

## ④ Enseignements

Les enseignements sont habituellement menés par les cadres formateurs de l'IFSI, en travaux dirigés et en groupes restreints pour permettre d'identifier et d'analyser en équipe les situations d'urgence emblématiques aux différents âges de la vie.

À cette occasion, les étudiants doivent démontrer des expertises concernant l'identification des éléments de gravité nécessaires à la démarche de hiérarchisation des soins en situation d'urgence. L'évaluation porte autant sur les soins d'urgences infirmiers que sur la posture soignante au sein d'une équipe et de l'ensemble des éléments de communication avec les différents collaborateurs. L'étudiant doit pouvoir argumenter les choix réalisés au regard des compétences et des responsabilités attendues. La stratégie pédagogique insiste sur les questionnements individuels et/ou de groupe à partir des éléments cliniques collectés de façon à faciliter la lecture logique et systématisée de l'approche soignante lors des situations et des prises en charge d'urgence. Cette approche doit permettre de développer chez l'étudiant la curiosité nécessaire à la construction des savoirs dans des contextes variés et d'adapter sa prise en charge en collaboration.

L'apprentissage sera complété par l'étude de cas cliniques en situation simulée dans des contextes variés.

Les cours magistraux ciblent l'apprentissage des prises en charge spécifiques comme :

- les particularités des soins préhospitaliers et les missions du SAMU ;
- les soins aux patients brûlés en fonction de l'âge et des critères de gravité ;
- les stratégies de tri des patients admis en structure d'urgence (SU) par l'infirmière organisatrice de l'accueil (IOA).

La grande polyvalence des soins d'urgence implique la maîtrise de nombreuses techniques de soins parfois transversales à d'autres spécialités.

## 5 Intérêt pour la pratique infirmière

L'UE 4.3 S4 est axée sur les stratégies de prise en soin en urgence des patients critiques. L'enseignement favorise le développement des expertises précises sur des techniques de soin et plus encore sur le raisonnement clinique qui doit permettre aux étudiants d'adopter une posture soignante adaptée à la grande diversité des situations d'urgence rencontrées.

Cette unité d'enseignement met en exergue le jugement clinique de l'infirmier en situation d'urgence afin d'optimiser la prise en charge en équipe des patients critiques.

Le professionnel infirmier mobilise au quotidien la méthodologie du raisonnement clinique partagé. Il s'adapte aux situations se présentant à lui, en mettant en œuvre un questionnement professionnel basé sur l'observation et le recueil de données réalisé auprès du patient, de l'entourage et de ses collègues. Il mobilise l'ensemble des connaissances théoriques, ses capacités relationnelles et son expérience professionnelle pour évaluer le degré d'urgence et agir de façon adaptée en collaboration avec l'équipe de soins.

# L'intubation trachéale



## ① Définition

- Soin technique qui consiste à cathétériser la trachée à l'aide d'une sonde d'intubation introduite par la bouche ou plus rarement par une narine.

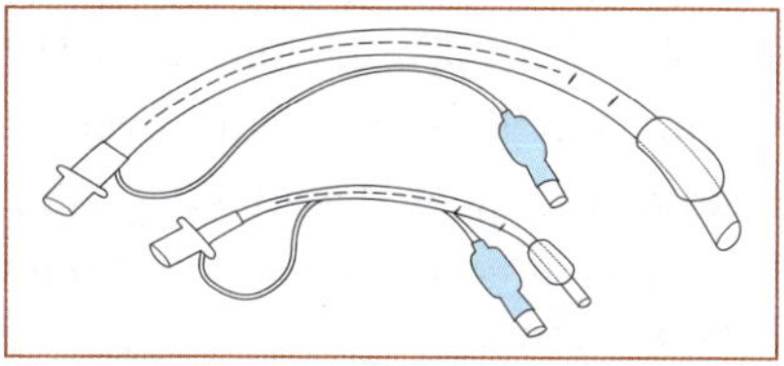

**Figure 1 : Sondes d'intubation trachéale**

- Aux urgences ou en réanimation, l'intubation trachéale s'effectue le plus souvent en situation d'urgence grave et constitue une procédure à haut risque de complications (vomissements, inhalation). Le geste est réalisé **par un médecin formé à la technique** ou **déléguée à un infirmier anesthésiste**.

## ② Indications

L'intubation trachéale doit permettre l'assistance ventilatoire et la protection des voies aériennes :

- **protection des voies aériennes :** une fois la sonde d'intubation positionnée dans la trachée, un ballonnet placé à son extrémité est gonflé de façon à protéger les voies aériennes ;
- **suppléance de la respiration :**
  - ◊ atteinte de la commande neurologique,
  - ◊ traumatisme thoracique ou atteinte diaphragmatique,
  - ◊ paralysie des muscles respiratoires ;
- **anesthésie générale :** dépression respiratoire consécutive à l'administration des anesthésiques et des curares ;
- **détresses respiratoires aiguës :** syndrome de détresse respiratoire aigu, pneumopathie hypoxémiante, etc.

## ③ Matériel

La gestion avancée des voies aériennes impose de rassembler l'ensemble des dispositifs utiles au soin et à la surveillance du patient :

- une source d'oxygène ;
- un dispositif d'aspiration fonctionnel avec sondes d'aspiration bronchique ;
- un ballon autoremplisseur à valve unidirectionnelle (BAVU) ;
- un stéthoscope ;
- un dispositif d'assistance respiratoire par ventilation mécanique de type respirateur prolongé d'un circuit respiratoire et de filtres ;
- les médicaments de l'induction et de l'entretien anesthésique ;
- les dispositifs de protection (gants, lunettes et masque chirurgical) ;
- les dispositifs d'assistance au geste tel qu'une pince de Magill et un mandrin long béquillé de type Eschmann.

**Le plateau d'intubation se compose :**

- de sondes d'intubation de différentes tailles ;
- d'un laryngoscope et de lames de différentes tailles ;
- d'une seringue de 20 mL (pour gonfler le ballonnet de la sonde) et manomètre de pression pour monitorer la pression du ballonnet (20 mmHg ou 27 $cmH_2O$) ;
- de canules de Guedel ;
- d'une pince de Magill ;
- d'un dispositif de fixation.

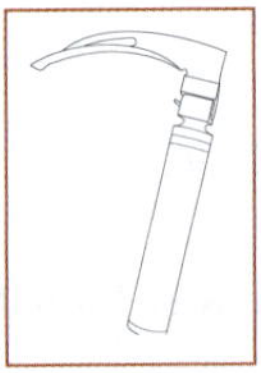



Figure 2 : Laryngoscope

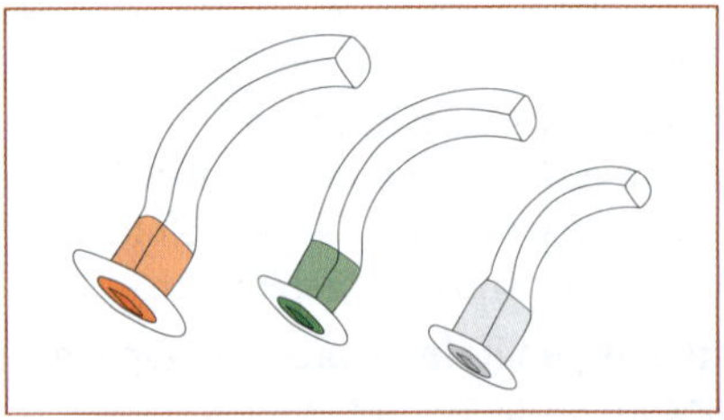

Figure 3 : Canules de Guedel de différentes tailles

# La ventilation



| | |
|---|---|
| **Ventilation spontanée** | En ventilation spontanée, le patient décide de la fréquence respiratoire et des volumes mobilisées. La ventilation spontanée est un mode ventilatoire qui permet une assistance respiratoire entièrement commandée par le patient ce qui implique que ce dernier soit volontaire et parfaitement éveillé. |
| **Ventilation spontanée à pression positive (VS-PEP ou CPAP)** | Association d'une ventilation spontanée et d'une pression expiratoire continue. |
| | Le patient conserve une ventilation spontanée et contrôle donc sa fréquence respiratoire ainsi que les volumes mobilisés (Volume courant (VT)). |
| **Ventilation spontanée avec aide inspiratoire (VS-AI)** | Ventilation spontanée associée à une aide inspiratoire, ou assistance en pression à la ventilation spontanée du patient. Le respirateur délivre un cycle respiratoire avec une aide à l'inspiration lorsqu'il détecte un début d'effort inspiratoire. |
| | La sensibilité du déclenchement repose sur le réglage de *trigger* (gâchette) dont la sensibilité peut être réglée soit en volume ou en pression. |
| **Ventilation assistée contrôlée (VAC)** | Réservée aux patients sédatés, la VAC permet le contrôle par le respirateur de la fréquence respiratoire, le volume courant, la pression de fin d'expiration et la fraction inspirée en $O_2$. |
| | Participation possible du patient si réveil. |
| **Ventilation en pression contrôlée** | Insufflation à fréquence constante, pression préréglée jusqu'à atteindre la pression fixée et maintien de la pression jusqu'à la fin de l'insufflation. |
| | Pas de participation du patient. |

Fiche

# 3 Le dispositif intra-osseux EZ-IO®

## ① Objectifs

### Généralités

La mise en place d'un dispositif intra-osseux est à ce jour un acte médical impliquant une participation infirmière pour la préparation cutanée, la gestion de la ligne de perfusion et la fixation.

L'accès intra-osseux consiste à cathétériser l'espace médullaire d'un os long de façon à permettre l'administration de traitements dans la vascularisation osseuse. L'intra-osseuse est un abord vasculaire d'exception et son ablation doit être envisagée dès la mise en place d'un accès veineux fiable.

### Choix de l'aiguille

Le choix de l'aiguille tient compte de l'âge, de la corpulence et du site de pose. Changer la taille de l'aiguille si le dernier trait noir situé à 5 mm de l'embase n'est plus visible après le franchissement cutané.

### Choix du site d'insertion

Fémur distal, tibia proximal ou distal et tête humérale si âge > 5 ans.

## ② Contre-indications

- Fracture du membre concerné.
- Infection locale.
- Maladie osseuse congénitale.
- Matériel chirurgical en regard du site.
- Pose ou tentative de pose sur le même os dans les 48 dernières heures.

## ③ Déroulement du soin

- Placer l'aiguille sur la partie magnétique du moteur EZ-IO®.
- Tenir le dispositif à la perpendiculaire du site de ponction.
- Franchir le plan cutané jusqu'au contact osseux sans actionner le moteur.
- S'assurer qu'un repère noir de l'aiguille est bien visible.

- Actionner le moteur en continu et cheminer doucement à travers l'os jusqu'à ressentir une baisse soudaine de la résistance. Cette sensation de franchissement de la corticale témoigne du bon positionnement de l'aiguille dans la médullaire osseuse.
- Cesser le perçage et immobiliser l'aiguille à l'aide d'une main puis déconnecter le moteur.
- Dévisser le mandrin et adapter le prolongateur coudé tout en maintenant l'aiguille.
- Réaliser un reflux. L'absence de reflux ne témoigne pas d'un positionnement erratique.
- Réaliser un rinçage vigoureux de 10 à 20 mL de sérum physiologique chez l'adulte ou 5 à 10 mL chez l'enfant de façon à dilater la médullaire osseuse nécessaire à amorcer l'administration intra-osseuse.
- Raccorder la ligne de perfusion. L'administration intra-osseuse impose une pression positive par poche de pression ou pousse seringue électrique.

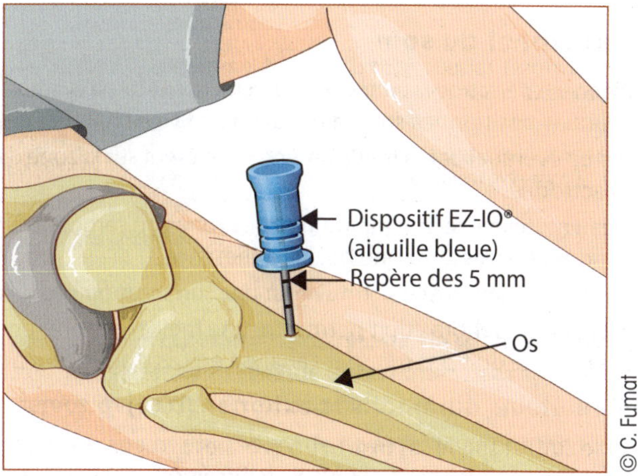


**Figure 4 : Mise en place d'un dispositif intra-osseux**

Fiche 4

# Le choc électrique externe

## ① Objectifs

- Le choc électrique externe (CEE) consiste à délivrer un courant électrique à travers le cœur de façon à permettre aux cellules du muscle cardiaque de retrouver une activité électrique synchrone.
- Le CEE est indiqué dans le traitement de la fibrillation ventriculaire mais aussi dans les tachycardies ventriculaires lorsque celles-ci compromettent dangereusement le débit cardiaque.
- On distingue la cardioversion (qui consiste à rétablir l'activité électrique normale du cœur dans le cadre d'une maladie rythmique) de la défibrillation (qui doit permettre de traiter la fibrillation ventriculaire dans le cadre d'un arrêt cardiaque).

## ② Déroulement du soin

- Positionner les électrodes adhésives légèrement à l'écart d'éventuels dispositifs métalliques positionnés sous la peau (pacemaker, chambre implantable).
- Retirer un éventuel patch médicamenteux présent sur la zone d'application des électrodes.
- Sur peau mouillée, sécher rapidement les zones où seront positionnées les électrodes afin d'assurer une bonne adhérence.
- Déplacer la victime si elle se trouve sur une surface mouillée ou métallique.
- La dépilation du thorax doit permettre une meilleure adhérence des électrodes mais ne doit pas retarder l'analyse en cas d'arrêt cardiaque.

### Défibrillateurs automatisés externes (DAE)

Allumer le DAE et suivre les instructions orales :

- sans cesser le massage, positionner les électrodes adaptées à l'âge de la victime sur la peau nue (voir Figure 5). Chez l'enfant, on utilisera idéalement des électrodes pédiatriques (bien que des électrodes adultes peuvent être utilisées chez les enfants de plus de 8 ans) ;
- à la demande du DAE, cesser le massage et ne plus toucher la victime afin de permettre l'analyse du rythme ;

- si le choc n'est pas recommandé, reprendre immédiatement le massage cardiaque ;

> Un défibrillateur entièrement automatisé (DEA) délivre automatiquement le choc tandis qu'un défibrillateur semi-automatique (DSA) impose d'appuyer sur le bouton « CHOC ».

UE 4.3

- si un choc est recommandé, délivrer le choc puis reprendre immédiatement le massage cardiaque ;
- une nouvelle analyse sera proposée toutes les 2 min.

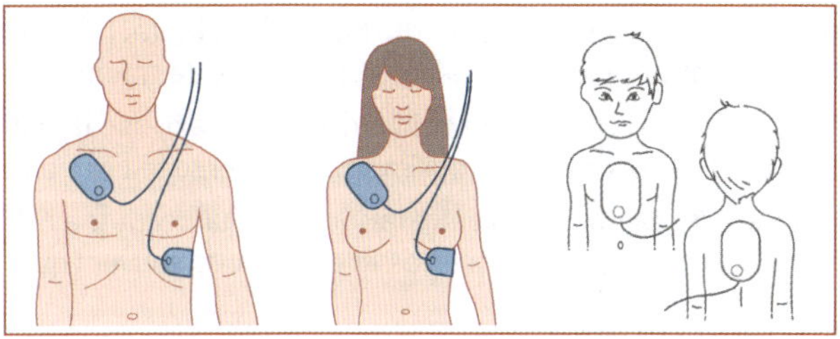

**Figure 5 : Positionnement des électrodes en fonction de l'âge : chez l'adulte à gauche et chez l'enfant à droite**

## Défibrillateurs manuels

- L'utilisation d'un défibrillateur manuel impose la présence d'un médecin formé à l'analyse des troubles du rythme cardiaque. Le massage cardiaque sera alors brièvement interrompu toutes les 2 min de façon à permettre l'analyse électrocardiographique.
- Régler l'énergie souhaitée : de 200 à 360 joules (le plus souvent 200 J) en cas d'arrêt cardiaque de l'adulte ou 4 joules/kg chez l'enfant.

## Cardioversion électrique

- La cardioversion électrique est réalisée chez des patients vivants présentant un trouble du rythme après un échec ou une impossibilité de réaliser une cardioversion médicamenteuse.
- Le soin est réalisé sous anesthésie brève :
  - mettre le patient en position latérale et positionner les électrodes en antéropostérieur ;
  - activer le mode synchrone et sélectionner une énergie de 100 à 300 J ou moins chez l'adulte et 1 J/kg chez l'enfant pour le premier CEE et envisager d'augmenter l'énergie en cas d'échec.

Fiche

# 5 L'aspiration endotrachéale

**Soin infirmier sur rôle propre.**

## ① Définition

- L'aspiration endotrachéale (AET) consiste à drainer les secrétions bronchiques à l'aide d'une sonde d'aspiration introduite dans la trachée à travers une sonde d'intubation endotrachéale ou une canule de trachéotomie.
- L'AET est identifiée comme un soin à risque qui expose le patient à des complications parfois graves ce qui impose d'éviter sa réalisation en routine.
- La fréquence de réalisation doit être raisonnée et un recours à l'AET doit être réalisé aussi peu fréquemment que possible, mais aussi souvent que nécessaire.

## ② Réalisation du soin

- Connecter la sonde d'aspiration au stop vide du système d'aspiration réglé sur une pression d'aspiration comprise entre -70 et -150 mmHg (-9 et 20 kPa).
- Introduire la sonde d'aspiration de façon aseptique jusqu'à l'extrémité de la sonde endotrachéale de façon à éviter les lésions de la muqueuse trachéale.
- Procéder à l'aspiration continue en remontant la sonde d'aspiration et en opérant des mouvements de rotation par quart de tour de façon à drainer les secrétions d'un plan profond vers un plan rapproché.
- La manœuvre d'aspiration ne doit pas excéder 10 secondes pour l'adulte et 5 secondes pour l'enfant.

## ③ Surveillance et évaluation

Les éléments de surveillance de l'aspiration endotrachéale reposent sur l'amélioration des paramètres ventilatoires et la tolérance clinique :

- l'état clinique du patient (cyanose, sueurs, agitation) ;
- les paramètres respiratoires affichés du respirateur et tout particulièrement les pressions d'insufflation ;
- les paramètres vitaux du patient : $SpO_2$, FR, FC, PA ;
- le bon positionnement de la sonde d'intubation ou de la canule de trachéotomie.

# Le sondage gastrique



**Soin infirmier sur prescription médicale.**

## ① Définition

- Le sondage gastrique assure un abord gastrique permettant la vidange du contenu de l'estomac ou l'administration entérale de traitements et/ou de l'alimentation.
- La technique consiste à introduire une sonde, le plus souvent par le nez et de fixer cette dernière à la peau une fois l'extrémité de la sonde positionnée dans l'espace gastrique.
- La voie naso-gastrique est très largement recommandée sauf chez le traumatisé crânio-facial pour lequel le passage par le nez est strictement contre-indiqué.
- Chez l'adulte, la sonde gastrique sera idéalement une sonde de Salem (double courant) d'un calibre de 12 à 16 charrières et radio-opaque.

## ② Mise en place

- La distance entre la bouche, l'oreille et le creux épigastrique est mesurée afin d'estimer la longueur à introduire jusqu'à l'estomac.
- Expliquer le soin au patient afin d'obtenir son consentement et sa participation pour faciliter l'introduction de la sonde.
- Installer le patient en position assise ou demi-assise.
- Lubrifier l'extrémité de la sonde à l'aide d'un gel à base d'eau ou de silicone.
- La tête du patient bien droite, introduire la sonde horizontalement dans la narine en abordant le méat nasal de face.
- Cheminer à travers les fosses nasales jusqu'à franchir la résistance des choanes qui témoigne de l'entrée de la sonde dans le pharynx.
- Demander alors au patient de fléchir la tête sur le cou à 45° et d'enchaîner les manœuvres de déglutition de façon à avaler la sonde sur son trajet descendant.
- Poursuivre la descente jusque dans l'estomac à hauteur du repère déterminé.

- Vérifier le bon positionnement de la sonde gastrique idéalement par contrôle radiologique ou à défaut par l'auscultation épigastrique de borborygmes après l'injection de 50 mL d'air dans la sonde (peu fiable) et l'aspiration test du contenu gastrique.
- Fixer la sonde à l'aide d'un double adhésif positionné sur les ailes du nez ou sur la lèvre supérieur.

## ③ Surveillances

- Fausses routes et détresse respiratoire consécutive.
- Bon positionnement de la sonde au moins une fois par jour et avant chaque utilisation ou lors de certains événements (toux, vomissements, décubitus ventral).
- Obstruction fréquente qui impose de rincer la sonde à chaque utilisation.
- Maintien de la fixation.
- Ulcération de l'aile du nez.
- Prévenir le risque de reflux gastro-œsophagien en favorisant la posture demi-assise.
- Sécheresse des muqueuses.
- Réévaluation quotidienne de la pertinence du maintien de la sonde gastrique.

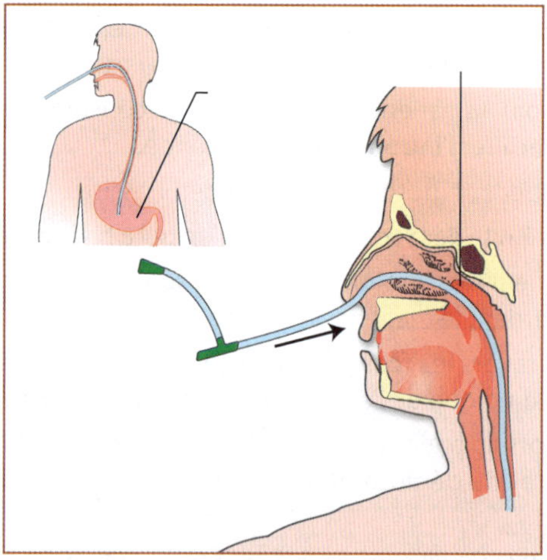


Figure 6 : Sondage naso-gastrique

# L'oxygénothérapie



## ① Objectif

L'oxygénothérapie consiste à administrer de l'oxygène à un patient de façon à répondre au double objectif : « étancher la soif d'air » du patient dyspnéique et corriger une éventuelle hypoxémie.

En l'absence de gazométrie artérielle, la $SpO_2$ doit permettre de guider l'oxygénothérapie. Cette dernière s'administre en titration de façon à obtenir des valeurs de $SpO_2$ cible comprise entre 94 et 98 %. Le caractère particulièrement délétère de l'hypoxie impose de débuter l'oxygénothérapie avec un dispositif permettant l'administration d'un débit d'oxygène important puis de diminuer le débit en fonction des valeurs de $SpO_2$ observées.

Le sujet à risque d'hypercapnie, le plus souvent insuffisant respiratoire chronique, implique une utilisation prudente de l'oxygène avec des valeurs de $SpO_2$ cible de 88 à 92 %.

L'administration d'oxygène impose d'utiliser un dispositif adapté au débit désiré et la fraction inspirée en oxygène ($FiO_2$) associée

| Dispositifs d'oxygénothérapie | |
|---|---|
| **Dispositif** | **Fraction inspirée en oxygène ($FiO_2$)** |
| Lunettes à oxygène | 24 %-50 % |
| Masque à oxygène simple | > 50 % |
| Masque à haute concentration | 60 %-90 % |

## ② Déroulement du soin

- Il convient généralement de respecter la posture du patient, le plus souvent assise.
- L'enfant de moins de 5 ans sera idéalement maintenu en position assise dans les bras d'un parent.
- En présence d'une $SpO_2$ basse, l'oxygénothérapie doit être la plus précoce possible et le débit adapté afin d'obtenir une $SpO_2$ comprise entre 94 % et 98 %.

- Chez le patient connu comme insuffisant respiratoire chronique, l'administration d'oxygène doit demeurer prudente car elle peut aggraver une hypercapnie basale mais ne contre-indique pas de gros débits d'oxygène nécessaires au maintien d'une normoxie.
- Chez un patient cliniquement hypoxémique (cyanose), l'oxygénothérapie initiale implique d'utiliser un masque à haute concentration (MHC) au débit de 15 L/min, dans l'attente d'oxymétrie fiable par $SpO_2$ ou $PaO_2$.
- Pour les patients présentant une lecture fiable de l'oxymétrie, réduire le débit d'oxygène tout en maintenant une plage de saturation cible comprise entre 94 et 98 %.
- La mesure de la $SpO_2$ par oxymètre de pouls peut être imprécise dans certains cas notamment les états de choc ou les hypoxémies sévères. En outre, la précision de la mesure n'est pas fiable en cas d'intoxication au monoxyde de carbone (CO) ou de méthémoglobinémie. En présence d'une anémie sévère, la $SpO_2$ ne témoigne pas de l'éventuelle hypoxie tissulaire car la valeur affichée ne tient pas compte de la quantité totale d'hémoglobine. Les autres limites de la $SpO_2$ sont les anomalies de détection consécutives à un pouls faible (vasoconstriction périphérique, hypothermie, hypotension) ou la présence de vernis à ongle.
- Adapter le débit d'oxygène et au besoin, changer de dispositif d'administration.

**Focus**

**Humidification de l'oxygénothérapie**

L'humidification non chauffée du circuit d'oxygène peut être réalisée à l'aide d'un barboteur. Cependant, l'humidification n'est pas nécessaire pour l'apport d'oxygène de faible débit ni pour l'utilisation à court terme d'oxygène à haut débit. L'oxygène humidifié peut être indiqué chez les patients nécessitant un système d'oxygénation à débit élevé pendant plus de 24 heures ou qui signalent une gêne des voies respiratoires supérieures due à une sécheresse des muqueuses.

# Le prélèvement artériel



## ① Définition

La gazométrie artérielle consiste à évaluer l'hématose et l'équilibre acido-basique au moyen d'un prélèvement de sang artériel ponctionné au niveau de l'artère radiale ou fémorale.

## ② Test d'Allen

- La ponction de l'artère radiale peut être associée à :
  - ◊ un spasme artériel ;
  - ◊ une coagulation intraluminale ;
  - ◊ un hématome ou un saignement de l'artère radial pouvant compromettre la perfusion palmaire.
- Le test d'Allen a pour objectif de vérifier la perméabilité de l'artère ulnaire en cas de complications radiales.
- Le test d'Allen évalue le temps de recoloration digitale secondaire à la compression radiale et ulnaire simultanée puis alternée en relâchant la compression ulnaire :
  - ◊ < 3 s : ponction réalisable ;
  - ◊ entre 3 et 5 s : ponction à discuter avec le médecin ;
  - ◊ > 5 s : pas de ponction.
- Le test d'Allen modifié repose sur l'observation d'une courbe de pléthysmographie ou d'un index de perfusion associé à un oxymètre de pouls positionné sur un doigt. La présence d'une onde de pouls lors de la compression de l'artère radiale préfigure une circulation collatérale palmaire efficiente de l'artère ulnaire (figure 7).

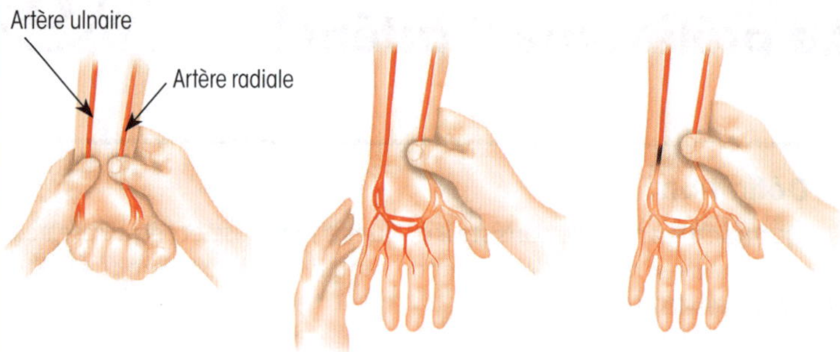


Compression des deux artères : décoloration palmaire.

Relâcher la compression de l'artère ulnaire qui doit permettre une recoloration palmaire.

L'absence ou le retard de recoloration doit évoquer un défaut de perfusion de l'artère radiale et contre-indique la ponction artérielle.



**Figure 7 : Test d'Allen**

## ③ Surveillances

- Point de ponction : hémorragie, hématome.
- Coloration palmaire et digitale, troubles sensitifs.
- Douleur locale.

## ④ Gaz du sang normaux

| | |
|---|---|
| **pH** | 7,38 - 7,42 |
| **$PaO_2$** | > 90 mmHg en fonction de l'âge |
| **$PaCO_2$** | 35 - 45 mmHg |
| **$CO_2$ total** | 20 - 35 mmol/L |
| **Bicarbonates** | 22 à 26 mmol/L |
| **Saturation en $O_2$** | 94 - 100 % |

# Le chariot d'urgence



## ① Définition

- Le chariot d'urgence consiste en une dotation de matériel exclusivement dédiée à la prise en charge des urgences graves.
- La localisation du chariot d'urgence est signalisée, connue de tous et aisément accessible.
- Son contenu est vérifié régulièrement et de façon systématique après chaque utilisation afin de garantir la conformité de la dotation et des traitements ainsi que le bon fonctionnement des dispositifs.
- Le chariot doit comporter une dotation minimale uniformisée, identique d'un service à l'autre, comportant tout le matériel nécessaire à la ventilation, à la mise en place d'un accès vasculaire, à la protection des personnels et au respect des règles d'hygiène.

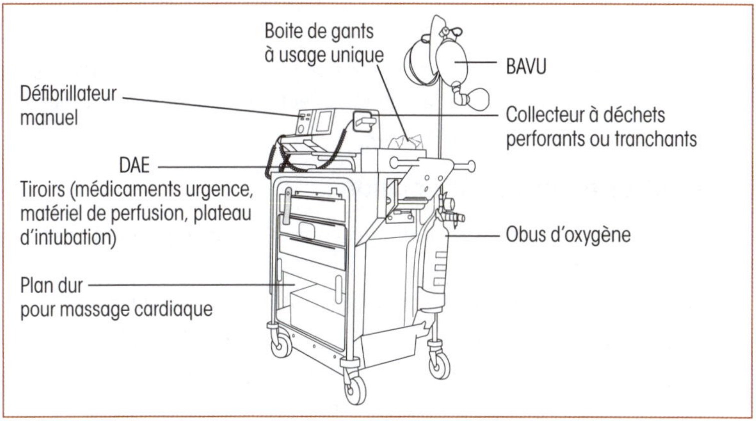


**Figure 8 : Chariot d'urgence**

## ② Recommandations

- L'emplacement du chariot est connu de tous et accessible 24 h/24 et 365 jours/an.

- Son contenu est déterminé en fonction des particularités de la population soignée dans le service où il se trouve. La dotation fait l'objet d'un consensus médical et ne peut être modifiée sans accord.
- Le chariot d'urgence est mobile de façon à être acheminé au plus près des patients graves.

## ③ Contenu du chariot d'urgence

- Médicaments : adrénaline, dérivés nitrés, atropine, amiodarone, furosémide, soluté glucosé à 30 %, benzodiazépine injectable, bêta2-adrénergiques, solutés de perfusion (NaCl 0,9 %, Ringer lactate).
- Obus d'oxygène.
- Défibrillateur automatisé externe (DAE), si possible débrayable en mode manuel.
- Matériel de ventilation : canules de Guédel, BAVU, masques pour aérosol, sondes à oxygène, masques à haute concentration.
- Dispositifs pour accès vasculaire et injections : seringues, jeu d'aiguilles, cathéters courts, perfuseurs, compresses stériles, solution antiseptique, garrot veineux, champs adhésifs transparents, adhésif de fixation, gants non stériles, container à aiguilles, lunettes de protection, solution hydroalcoolique, collecteur à aiguilles.
- Matériel d'aspiration : système d'aspiration portatif, sondes d'aspiration, sondes gastriques, seringue à bec de Guyon, collecteur à urines, raccords biconiques.
- Plan dur pour massage cardiaque.

## ④ L'entretien et la vérification

- Une vérification hebdomadaire est conseillée ainsi qu'après chaque utilisation, avec une check-list.
- La péremption des dispositifs et médicaments doit être régulièrement vérifiée.
- Le chariot d'urgence doit être scellé après chaque utilisation.
- La dotation du chariot d'urgence doit être connu de tous les soignants et l'ensemble de l'équipe doit être invité à participer aux vérifications.

## ⑤ La responsabilité de tous

Le cadre infirmer doit veiller au bon fonctionnement du chariot d'urgence et est garant de la formation continue aux gestes et soins d'urgence du personnel (Décret n° 93-221 du 16/02/93).

# Évaluation de l'état de conscience



## ① Conscience

La conscience est le sens de l'éveil, la connaissance de soi et la perception de l'environnement.

## ② Coma

### Définition

Le coma désigne l'inconscient qui respire et traduit une altération de la conscience définie par l'absence de réponse aux ordres simples. L'abolition de l'état de conscience s'accompagne :

- d'une absence de communication ;
- d'une fermeture des yeux.

### Causes

- Lésions étendues des hémisphères, lésion ou compression du tronc cérébral.
- Causes traumatiques : hématome, destruction cérébrale étendue, etc.
- Causes toxiques : médicaments, alcool, monoxyde de carbone, etc.
- Causes médicales : vasculaires, tumorales, infectieuses, etc.

### Évaluation

- Rechercher une réponse aux ordres simples de type :
  - « ouvrez les yeux » ;
  - « serrez-moi les mains ».
- Mesure de la glycémie capillaire.
- Examen pupillaire à la recherche d'une anomalie.
- Convulsions récentes.
- Contexte traumatique.
- Contexte psychiatrique.
- Exposition à des toxiques.
- Intoxication médicamenteuse accidentelle ou volontaire.

- Le score de Glasgow (CGS) permet d'évaluer l'état de conscience d'un patient à un instant donné et d'en suivre l'évolution dans le temps en côtant dans l'ordre :
  - ◊ l'ouverture des yeux Y ;
  - ◊ la réponse verbale V ;
  - ◊ la réponse motrice M.

| | |
|---|---|
| **Y : ouverture des Yeux** | 4 : spontanée<br>3 : à la demande<br>2 : à la douleur<br>1 : pas d'ouverture des yeux |
| **V : meilleure réponse Verbale** | 5 : discours orienté<br>4 : discours confus<br>3 : mots incohérents<br>2 : sons incompréhensibles<br>1 : aucune réponse verbale |
| **M : meilleure réponse Motrice** | 6 : répond à la demande<br>5 : localise la douleur<br>4 : retrait à la douleur<br>3 : flexion à la douleur<br>2 : extension à la douleur<br>1 : aucune réaction à la douleur |
| L'évaluation permet d'attribuer un score compris entre 3 et 15. Un score faible est associé à une gravité élevée. Une évaluation entre 3 et 7 impose de protéger les voies aériennes par une intubation endotrachéale. | |

## Rôle infirmier

- Mise en PLS et évaluation approfondie de la fonction neurologique.
- Paramètres vitaux, ECG et glycémie.
- Alerter ou faire alerter.
- Surveillance continue de la ventilation.
- Oxygénothérapie si nécessaire.
- Mise en place d'un accès vasculaire.
- Préparer le plateau d'intubation et l'aspiration **(voir fiche 1)**.

# Les médicaments de l'urgence



## ① Médicaments de l'état de choc

### Les cathécholamines

Médicaments injectables aux propriétés vasopressives et/ou cardiotropes indiqués dans le traitement des états de choc :

| Nom commercial/DCI | Indication | Présentation | Mode d'action |
|---|---|---|---|
| **Adrénaline** | • Arrêt cardiaque<br>• Anaphylaxie | • Ampoule de 1 mg/1 mL<br>• Ampoule de 5 mg/5 mL | • Effet chronotrope positif<br>• Effet inotrope positif<br>• Vasoconstricteur<br>• Augmente la PA par augmentation du débit cardiaque |
| **Dobutamine** | Choc cardiogénique | Flacon 250 mg/20 mL | • Effet inotrope positif, améliore la contractilité du muscle cardiaque |
| **Noradrénaline®** | États de choc | Ampoule de 8 mg | Action vasopressive |
| **Isuprel® (Chlorhydrate d'isoprénaline)** | Bradycardie sur trouble de la conduction auriculo-ventriculaire | Ampoule 0,2 mg/1 mL | Chronotrope positif qui permet une élévation de la fréquence cardiaque |

## ② Médicaments de l'urgence cardiaque

### Dérivés nitrés : anti-angoreux

| Nom commercial/ DCI | Indication | Présentation | Mode d'action |
|---|---|---|---|
| **Risordan® (Isosorbide dinitrate)** | Poussée d'insuffisance cardiaque, OAP | Ampoule 10 mg/10 mL | Vasodilatateur coronarien |
| **Spray trinitrine : Natispray®** | Angor | Spray sublingual | Vasodilatateur coronarien |

## Aspirine

| Nom commercial/ DCI | Indication | Présentation | Mode d'action |
|---|---|---|---|
| **Aspégic® (Acétylsalicylate de lysine)** | • Antalgique, antipyrétique et anti-inflammatoire<br>• Antiagrégant plaquettaire | Lyophilisat 500 mg ou 1 g | Influence le processus inflammatoire et l'agrégation plaquettaire |

## Antihypertenseur

| Nom commercial/ DCI | Indication | Présentation | Mode d'action |
|---|---|---|---|
| **Loxen® (nicardipine chlorhydrate)** | Urgence hypertensive | • Ampoule 10 mg/10 mL | Inhibiteur calcique d'action antihypertensive |
| **Eupressyl® (Urapidil)** | Urgence hypertensive | • Ampoule 25 mg/5 mL<br>• Ampoule 50 mg/10 mL | Antihypertenseur vasodilatateur |

## Diurétiques

| Nom commercial/ DCI | Indication | Présentation | Mode d'action |
|---|---|---|---|
| **Lasilix® (Furosémide)** | • OAP<br>• Poussée d'insuffisance cardiaque<br>• Rétention sodée d'origine cardiaque, rénale ou cirrhotique | • Ampoule 20 mg/2 mL<br>• Ampoule 250 mg/25 mL | Diurétique de l'anse de la famille des sulfamides |
| **Burinex® (Bumétanide)** | • OAP<br>• Poussée d'insuffisance cardiaque<br>• Rétention sodée d'origine cardiaque, rénale ou cirrhotique | Ampoule 2 mg/4 mL | Diurétique de l'anse de la famille des sulfamides |

## Antiarythmiques

| Nom commercial/ DCI | Indication | Présentation | Mode d'action |
|---|---|---|---|
| **Cordarone® (Amiodarone)** | Trouble du rythme ventriculaire et supraventriculaire | Ampoule 150 mg/3 mL | Antiarythmique de classe III |
| **Xylocard® (Chlorhydrate de lidocaïne)** | Antiarythmique (FV/TV) | Ampoule 100 mg/5 mL ou flacon de 1 g/20 mL | Antiarythmique par effet stabilisant de membrane |
| **Striadyne® (Triphosadémie disodique)** | Tachycardie supraventriculaire (TSV) | Ampoule 20 mg/2 mL | Antiarythmique qui permet le ralentissement de conduction auriculo-ventriculaire |

## Bêtabloquants

| Nom commercial/ DCI | Indication | Présentation | Mode d'action |
|---|---|---|---|
| **Brévibloc® (Chlorhydrate d'esmolol)** | Poussée hypertensive | Flacon de 100 mg/10 mL, perfusion de 2,5 g/250 mL ou 2 g/100 mL | Bêtabloquant cardiosélectif des récepteurs bêta-adrénergiques |
| **Trandate® (Labétalol)** | • Contrôle tensionnel<br>• Dissection aortique<br>• Pré-éclampsie grave | Ampoule 100 mg/20 mL | • Antagoniste alpha et bêta-adrénergique<br>• Propriétés vasodilatatrices et antihypertensives |

## Sulfate d'atropine

| Nom commercial/ DCI | Indication | Présentation | Mode d'action |
|---|---|---|---|
| **Atropine® (Sulfate d'atropine)** | • Bradycardie sinusale<br>• Intoxication aux organophosphorés | Ampoule 0,25 mg/1 mL, 0,5 mg/1 mL ou 1 mg/1 mL | • Parasympatholytique<br>• Anticholinergique muscarinique avec effet tachycardisant |

### Thrombolytiques

| Nom commercial/ DCI | Indication | Présentation | Mode d'action |
|---|---|---|---|
| **Métalyse®** **(Ténectéplase)** | • IDM<br>• Embolie pulmonaire | Lyophilisat 50 mg (10 000 UI) + Seringue de solvant 10 mL | Destruction du caillot obstruant une artère |

## ③ Médicaments de l'urgence respiratoire

### Bronchodilatateurs

- Action sur les récepteurs bêta-adrénergiques.
- Bronchodilatation par relâchement des muscles lisses bronchiques.

| Nom commercial/ DCI | Indication | Présentation | Mode d'action |
|---|---|---|---|
| **Atrovent®** **(Ipratropium)** | Asthme, BPCO | • Unidose pour inhalation : 0,5 mg/2 mL<br>• Unidose pour inhalation 0,25 mg/2 mL | Anticholinergique : action bronchodilatatrice à utiliser en association avec un bêta-2-mimétique |
| **Bricanyl®** **(Terbutaline)** | Asthme, BPCO | Unidose pour inhalation : 5 mg/2 mL | Bronchodilatation par relâchement des muscles lisses |

### Corticoïdes

| Nom commercial/ DCI | Indication | Présentation | Mode d'action |
|---|---|---|---|
| **Solumedrol®** **(Méthylpredniso-lone)** | Asthme, BPCO, anaphylaxie | Lyophilisat : 20 mg ; 40 mg ou 120 mg plus solvant | Effet anti-inflammatoire puissant et diminution de la réponse immunitaire à forte dose |

## ④ Médicaments de l'urgence neurologique

| Nom commercial/ DCI | Indication | Présentation | Mode d'action |
|---|---|---|---|
| **Rivotril® (Clonazépam)** | Convulsions | Ampoule de 1 mg/2 mL | • Action sédative centrale<br>• Inhibe les convulsions d'origine centrale |
| **Keppra® (Lévétiracétam)** | • Épilepsie<br>• État de mal épileptique (EME) | Flacon ou ampoule : 500 mg/5 mL | Propriétés anticonvulsivantes, sédatives |

## ⑤ Médicaments analgésiques, hypnotiques, anesthésiques et curares

### Analgésiques morphiniques

| Nom commercial/DCI | Indication | Présentation | Mode d'action |
|---|---|---|---|
| **Morphine® (Chlorhydrate de morphine)** | Analgésique opioïde | Ampoule : 0,5 mg/5 mL, 10 mg/1 mL, 50 mg/5 mL, 100 mg/5 mL | • Action analgésique sur le système nerveux central<br>• Propriétés analgésiques dose dépendante |
| **Fentanyl® (Citrate de fentanyl)** | Analgésique central morphinomimétique | Ampoule : 100 µg/2 mL, 500 µg/10 mL | • Propriétés analgésiques et sédatives dose dépendante<br>• Anesthésie profonde à dose élevée |
| **Sufenta® (Citrate de sufentanil)** | Analgésique central morphinomimétique | Ampoule: 10 µg/2 mL, 50 µg/10 mL, 250 µg/5 mL | • Analgésie dose dépendante<br>• Anesthésie analgésique profonde à dose élevée |

## Hypnotiques

| Nom commercial/ DCI | Indication | Présentation | Mode d'action |
|---|---|---|---|
| **Hypnomidate® (Étomidate)** | Hypnotique de brève durée d'action | Ampoule de 20 mg/10 mL | Action hypnotique dose dépendante sans effet analgésique |
| **Midaject® (Midazolam)** | Hypnotique dérivé des benzodiazépines | Ampoule : 5 mg/5 mL, 15 mg/3 mL, 50 mg/10 mL | Propriétés hypnotiques et sédatives |
| **Diprivan® (Propofol)** | Anesthésie | Ampoule de 250 mg/10 mL | Anesthésique générale |

## Curares

| Nom commercial/ DCI | Indication | Présentation | Mode d'action |
|---|---|---|---|
| **Célocurine® (Suxaméthonium)** | Curare dépolarisant d'induction | Ampoule de 100 mg/2 mL | Permet une paralysie musculaire atone indiquée pour faciliter l'intubation endo-trachéale |

# ⑥ Antidotes

| Médicaments | Antidotes |
|---|---|
| **Morphiniques** | Narcan® (chlorhydrate de naloxone) |
| **Benzodiazépines** | Anexate® (Flumazénil) |
| **Héparine** | Protamine® (Sulfate de protamine) |
| **Bêtabloquants** | Isuprel® (Chlorhydrate d'isoprénaline) |

# Analgésie en situation d'urgence



## ① Évaluation de la douleur

- Les outils d'évaluation de la douleur doivent être simples, faciles d'utilisation et uniformisés au sein d'un même établissement afin d'assurer la cohérence de la prise en charge.
- Échelles d'évaluation : auto-évaluation et hétéro-évaluation.

### Échelles d'auto-évaluation

- Le patient évalue lui-même l'intensité douloureuse.
- Habituellement simples d'emploi lorsque le patient est communicant et bien orienté.

| | |
|---|---|
| **Échelle verbale simple (EVS) ou échelle de KEELE** | Échelle simple en 5 points de 0 à 4.<br>0 : pas de douleur<br>1 : faible<br>2 : modérée<br>3 : intense<br>4 : extrêmement intense |
| **Échelle numérique (EN)** | • Échelle simple, sans support et facilement imaginable.<br>• Évaluation de 0 = absence de douleur, à 10 = douleurs maximales. |
| **Échelle visuelle analogique (EVA) (figure 8)** | • La face présentée au patient est celle où il n'y a pas de graduation, allant de « pas de douleur » à « douleur maximale imaginable ». Le patient déplace un curseur pour évaluer sa douleur.<br>• L'autre face, graduée, permet au soignant de quantifier la douleur de 0 (absence de douleur) à 10 ou 100 selon les modèles (douleurs maximales). |

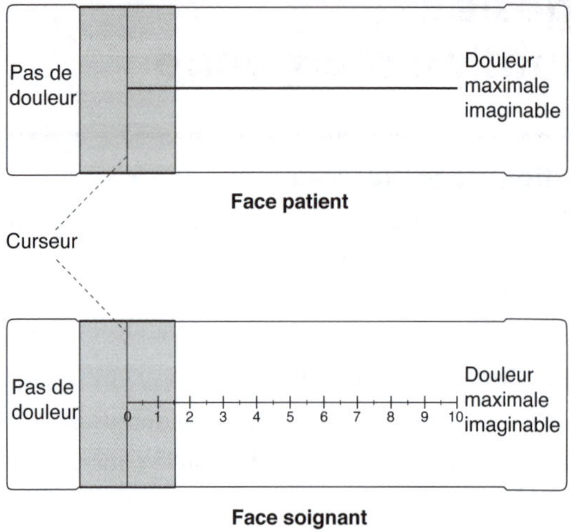


**Figure 8 : Échelle visuelle analogique (EVA)**

### Échelles d'hétéro-évaluation

- La douleur est évaluée par le soignant.
- Évaluation comportementale reposant sur différents critères observables tels que :
  - gémissements ;
  - plaintes ;
  - posture antalgique ;
  - grimaces.

## ② Évaluation de la douleur chez l'enfant

- L'évaluation de la douleur chez l'enfant non communicant se fait à l'aide d'une échelle d'hétéro-évaluation sur des critères comportementaux:
- Il est alors préférable de pratiquer l'hétéro-évaluation en observant :
  - les grimaces du visage (froncements des sourcils, contraction des paupières, accentuation du sillon naso-labial, ouverture des lèvres) ;
  - les pleurs ;
  - le comportement et la posturation (prostration, agitation, etc.).

## ③ Stratégie antalgique en fonction de l'évaluation

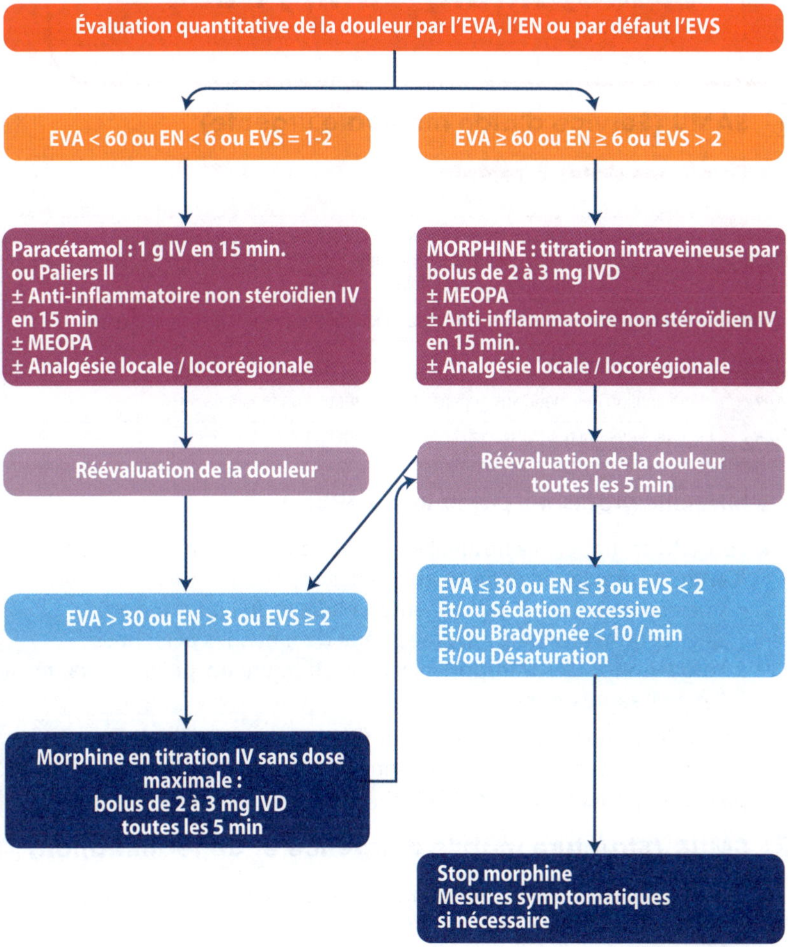

Fiche

# 13 SAMU/SMUR/CUMP/CESU

## ① SAMU (Service d'aide médicale urgente)

### Quelques dates à retenir

| | |
|---|---|
| 1955 | Premières équipes mobiles de réanimation qui ont pour missions principales d'assurer les secours auprès des accidentés de la route et les transferts inter-hospitaliers pour les patients atteints de paralysie respiratoire. |
| 1965 | Création officielle des SMUR (Structure médicale d'urgence et de réanimation). |
| 1968 | Naissance des SAMU. |
| 1974 | Participation des médecins généralistes à la régulation médicale. |
| 1978 | Numéro d'appel unique : le **15**. |

### Missions précisées par la loi de 1986

- Le SAMU est un service hospitalier qui assure par l'intermédiaire du CCRRA (Centre de régulation et de réception des appels) :
  - ◊ une écoute médicale permanente 24 h/24 et 365 jours par an ;
  - ◊ une réponse médicale adaptée à l'état de santé des personnes ;
  - ◊ l'organisation des transports vers une structure hospitalière adaptée à l'état de santé des personnes.
- Le médecin régulateur hospitalier (RH) dispose de plusieurs moyens disponibles pour envoyer en intervention (médecin de garde, ambulances privées, sapeurs-pompiers et SMUR).

## ② SMUR (Structure mobile d'urgence et de réanimation)

- Les SMUR permettent l'intervention d'une équipe médicale auprès des patients en état grave hors de l'hôpital.
- La SMUR assure les transports primaires, du lieu de la prise en charge jusqu'à l'hospitalisation et les transports secondaires qui s'effectuent entre établissements de santé.

## ③ CUMP (Cellule d'urgence médicopsychologique)

- La CUMP a été créée à la suite des attentats du 25 juillet 1995 à la station de RER Saint-Michel à Paris pour assurer la prise en charge des victimes de psychotraumatismes.
- Elle est composée de psychiatres, de psychologues et d'infirmiers volontaires.
- Elle est engagée par le SAMU.
- Elle peut être coordonnée avec certains plans de secours en fonction de la situation.

## ④ CESU (Centre d'enseignement des soins d'urgence)

Le CESU dispense des formations autour des soins d'urgence (urgences pédiatriques, situations sanitaires exceptionnelles, etc.) et notamment l'AFGSU (Attestation de formation aux gestes et soins d'urgence) pour les personnels paramédicaux et médicaux (secteur public ou privé).

# ENTRAÎNEMENT

**1.** **Pourquoi est-il obligatoire d'avoir une source d'aspiration lors d'une intubation ?**

**2.** **À quoi sert le ballonnet de la sonde d'intubation ?**

**3.** **Quelle est la différence entre la ventilation spontanée et la ventilation mécanique ?**

**4.** **De quels paramètres tient compte le choix de la taille d'une aiguille intra-osseuse de type EZ-IO® ?**

**5.** **Quels sont les sites d'insertion d'un dispositif intra-osseux ?**

**6.** **Qu'est-ce qui distingue la défibrillation de la cardioversion ?**

**7.** **Qu'est-ce qu'un DEA et un DSA ?**

**8.** **L'aspiration endo-trachéale dépend t-elle du rôle propre infirmier ?**

**9.** **Citez les indications d'une aspiration endo-trachéale.**

**10.** **Définissez le sondage gastrique.**

**11.** **Citez 2 indications du sondage gastrique.**

**12.** **Citez une complication éventuelle du sondage gastrique.**

**13.** **En dehors de l'insuffisance respiratoire chronique, quels sont les objectifs de $SpO_2$ d'un patient sous oxygénothérapie ?**

**14.** **Quel dispositif d'oxygénothérapie permet d'obtenir une concentration inspirée en oxygène proche de 90 % ?**

**15.** **En l'absence de $SpO_2$, quel dispositif d'oxygénation et quel débit utiliser en première intention chez un patient cyanosé ?**

**16.** **Pourquoi pratique-t-on des gaz du sang ?**

**17.** **Qu'est-ce que le test d'Allen ?**

18. Citez les éventuelles complications du prélèvement artériel.

19. Donnez les résultats normaux d'un gaz du sang.



20. Citez les catécholamines indiquées dans le traitement des états de choc.

21. Citez l'antidote des morphiniques.

22. L'urgence est-elle traitée exclusivement par un médecin ?

23. À quelle fréquence doit-on vérifier le chariot d'urgence ?

24. Citez les recommandations concernant la mise à disposition du chariot d'urgence.

25. Définissez l'AFGSU.

26. Définissez la conscience.

27. Définissez le coma.

28. Qu'est-ce qu'une mydriase bilatérale ?

29. Quels sont les 3 critères d'évaluation de l'échelle de Glasgow ?

30. Comment peut-on évaluer la douleur ?

31. Qu'est-ce que l'EVA ?

32. Citez les antalgiques de palier I.

33. Quelles sont les principales missions d'un SAMU ?

34. Que siginifie SMUR ?

35. Qu'est-ce qu'un transport primaire ?

36. Donnez la définition de la CUMP.

# CORRIGÉ

1. Pour aspirer les éventuelles secrétions buccales et faciliter l'exposition de la laryngoscopie.

2. Le ballonnet une fois gonflé permet de protéger les voies aériennes en isolant les poumons d'éventuelles écoulements trachéale dans les bronches (vomissements, secrétions salivaires)

3. La pression pulmonaire est négative à l'inspiration et positive à l'expiration. En ventilation mécanique, la pression est toujours positive ; la pression moyenne est donc plus importante.

4. Le choix de l'aiguille tient compte de l'âge, de la corpulence et du site de pose.

5. Fémur distal, tibia proximal ou distal et tête humérale si âge > 5 ans.

6. On distingue la cardioversion (qui consiste à rétablir l'activité électrique normal du cœur dans le cadre d'une maladie rythmique) de la défibrillation (qui doit permettre de traiter la fibrillation ventriculaire dans le cadre d'un arrêt cardiaque).

7. Un défibrillateur entièrement automatisé (DEA) délivre automatiquement le choc tandis qu'un défibrillateur semi-automatique (DSA) impose d'appuyer sur un bouton pour délivrer le choc électrique.

8. Oui.

9. 
   - Encombrement bronchique.
   - Patient intubé ventilé (absence de toux).
   - Patient trachéotomisé.

10. Le sondage gastrique consiste en l'introduction d'une sonde par les voies naturelles hautes pour atteindre l'estomac.

11. 
    - Vidange gastrique.
    - Administration de médicaments.
    - Alimentation.
    - Diagnostic d'une hémorragie digestive haute.

12. 
    - Dysphagie.
    - Ulcération de contact sur le trajet de la sonde.
    - Déplacement de la sonde.

**13.** L'oxygénothérapie doit permettre d'obtenir des valeurs de $SpO_2$ cible comprises entre 94 et 98 %.

**14.** Le masque à haute concentration.

**15.** Chez un patient cliniquement hypoxémique (cyanose), l'oxygénothérapie initiale implique d'utiliser un masque à haute concentration (MHC) au débit de 15 L/min, dans l'attente d'oxymétrie fiable par $SpO_2$ ou $PaO_2$.

**16.** On pratique des gaz du sang (prélèvement artériel) afin de pratiquer une analyse des gaz dissous. Les gaz du sang permettent d'apprécier l'hématose et l'équilibre acido-basique.

**17.** Le test d'Allen est pratiqué avant la ponction, il a pour but de vérifier la perméabilité de l'artère ulnaire.

**18.** Les complications éventuelles sont hémorragiques, ischémiques ou nerveuses.

**19.** Les résultats normaux sont :
- pH : 7,38 - 7,42 ;
- $paO_2$ : > 90 mg/mHg ;
- $paCO_2$ : 35 - 45 mg/mHg ;
- $CO_2$ total : 20 - 35 mmol/L ;
- bicarbonates : 22 - 26 mmol/L ;
- saturation en $O_2$ : 94 - 100 %.

**20.** Adrénaline, dobutamine et noradrénaline.

**21.** Narcan® (chlorydrate de nalaxone)

**22.** La prise en charge de l'urgence médicale se fait en équipe pluriprofessionnelle.

**23.** La vérification du chariot d'urgence est réalisée régulièrement et systématique après chaque utilisation.

**24.** Le contenu et l'emplacement du chariot d'urgence est connu de tous. Il est aisément disponible 24 h/24 et 7/7.

**25.** Attestation de Formation aux gestes et soins d'urgence.

# CORRIGÉ

**26.** C'est le sens de l'éveil, la connaissance de soi et la perception de l'environnement. Une réaction aux ordres simples définit l'état de conscient du patient.

**27.** C'est un patient inconscient qui respire.

**28.** La mydriase billatérale décrit la dilatation pupillaire des 2 yeux.

**29.** Y : ouverture des Yeux
V : meilleure réponse Verbale
M : meilleure réponse Motrice

**30.** Il existe 2 catégories d'évaluation :
- les échelles d'auto-évaluation, évaluation de la douleur par le patient ;
- les échelles d'hététo-évaluation, la douleur est évaluée par une tierce personne.

**31.** Échelle visuelle analogique.

**32.** Palier I : paracétamol ou AINS.

**33.**
- L'écoute médicale permanente 24 h/24, 365 jours par an.
- Garantir la réponse la mieux adaptée à ces appels.
- Une réponse médicale adaptée à l'état de santé des personnes.
- L'organisation des transports vers un centre hospitalier.
- L'admission du patient dans une structure de soin adaptée à son état de santé.

**34.** Service Mobile d'Urgence et de Réanimation.

**35.** C'est un transport du lieu de l'intervention jusqu'à une structure d'hospitalisation.

**36.** C'est la cellule d'urgence médico-psychologique.

UE 4.4 S. Rubéo-Lisa

# Thérapeutiques et contribution au diagnostic médical

## Objectifs

- Réaliser des actions à visée diagnostique et thérapeutiques conformes aux bonnes pratiques.
- Intégrer les règles de surveillance et de suivi de ces activités thérapeutiques et diagnostiques dans le respect des protocoles.
- Développer des habiletés gestuelles et comportementales en relation avec les contextes, les situations et les activités.

# Conseils du formateur



## ① Objectifs

L'UE 4.4 du semestre 4 est centrée sur l'apprentissage de la pose d'une transfusion sanguine, contribuant ainsi à l'acquisition des habiletés techniques.

L'acte transfusionnel ne se limite pas à la simple pose, il repose également sur l'intégration de nombreux savoirs, savoir-faire et savoir-être pour réaliser cet acte en toute sécurité.

Cet enseignement va permettre aux étudiants en soins infirmiers de réaliser les actes professionnels reconnus dans la législation en respectant les règles de bonne pratique.

L'ensemble des enseignements de l'UE 4.4 S4 seront bien sûr également à réaliser et à valider lors des stages cliniques.

La compétence 4 : « *Mettre en œuvre des actions à visées diagnostique et thérapeutique* » sera ainsi validée.

## ② Pré-requis

- UE 2.1 S2 : Biologie fondamentale.
- UE 2.10 S1 : Infectiologie, hygiène.
- UE 2.11 S1 : Pharmacologie et thérapeutiques.
- UE 4.4 S2 : Thérapeutiques et contribution au diagnostic médical.

## ③ Mode d'évaluation

Elle consiste en **la pose d'une transfusion sanguine en situation simulée**.

Chaque IFSI construit sa propre grille d'évaluation. Cependant, l'ensemble des critères suivants sera pris en compte :

- habilité, dextérité ;
- respect de l'hygiène, de l'asepsie, de l'ergonomie ;
- cohérence de l'organisation ;
- raisonnement et justesse dans la mise en œuvre ;
- connaissances théoriques en lien avec les actions.

## ④ Enseignements

La transfusion repose sur 3 étapes, la réception, la concordance et la compatibilité, que les professionnels doivent suivre de façon chronologique et méthodique.

Ces 3 étapes feront l'objet d'enseignements pratiques et théoriques :

- la réception des produits sanguins labiles qui repose sur les vérifications des prescriptions médicales, des bordereaux de délivrance et de l'identité du patient/receveur, indispensables pour la sécurité du patient ;
- le contrôle ultime prétransfusionnel avec le contrôle de concordance et de compatibilité ;
- la surveillance per- et post-transfusionnelle ainsi que la traçabilité dès la transfusion, point final de l'acte transfusionnel.

## ⑤ Intérêt dans la pratique infirmière

L'enseignement est construit autour de travaux pratiques et de cours magistraux afin d'aider l'ESI dans la mobilisation de ses connaissances et lui permettre de renforcer ses capacités d'analyse et de compréhension pour réaliser l'acte transfusionnel en toute sécurité pour le patient.

Du contrôle de la prescription des produits sanguins labiles aux analyses d'immuno-hématologie jusqu'à l'administration des PSL au receveur et à son suivi, l'IDE est au centre de l'acte transfusionnel et garant de la sécurité du processus.

L'IDE doit être en mesure de réaliser un ensemble d'étapes afin d'éviter les risques en lien avec la transfusion.

Il est donc important de pouvoir réaliser cet acte transfusionnel lors des stages cliniques.

Cet apprentissage fait également écho aux vigilances dans les soins et notamment :

- l'identitovigilance (ensemble des mesures mises en œuvre pour fiabiliser l'identité du patient afin de sécuriser sa prise en charge) ;
- l'hémovigilance (ensemble des procédures de surveillance, d'évaluation et de prévention des incidents et effets indésirables survenant chez les donneurs et receveurs de produits sanguins labiles (PSL)).

Cette vigilance porte sur l'ensemble de la chaine transfusionnelle.

# Transfusion sanguine : généralités



## ① Définition

- La transfusion sanguine est l'administration par voie intraveineuse de produits d'origine humaine à un patient appelé « receveur », issus de dons de sang de bénévoles appelés « donneurs ».
- Cette thérapeutique n'est pas sans danger notamment au regard des risques infectieux et immuno-hématologiques et demande une attention particulière, des connaissances spécifiques et de la rigueur dans la mise en œuvre.
- La transfusion repose sur 3 étapes que sont la réception, la concordance et la compatibilité, que les professionnels doivent suivre de façon chronologique et méthodique.

## ② Cadre législatif

- **Article R.4311-9 du décret 2004-802 du 29/07/04 du code de la santé publique** : « L'infirmier ou l'infirmière est habilité à accomplir sur prescription médicale écrite, qualitative et quantitative, datée et signée, les actes et soins suivants, à condition qu'un médecin puisse intervenir à tout moment :
  - ◊ injection et perfusion de produits d'origine humaine nécessitant préalablement à leur réalisation, lorsque le produit l'exige ;
  - ◊ un contrôle d'identité et de compatibilité obligatoire effectué par l'infirmier… ».
- **Arrêté du 15 mai 2018,** fixant les conditions de réalisation des examens de biologie médicale d'immuno-hématologie érythrocytaire.

Fiche 2

# Produits sanguins labiles

## ① Les produits sanguins labiles

- Collectés, préparés et distribués par l'Établissement Français du Sang (EFS).
- Durée de vie limitée.
- Respect des règles de compatibilité.

| | Concentrés de globules rouges (CGR) | Concentrés plaquettaires (CP) d'aphérèse (CPA) ou en mélange de concentrés plaquettaires (MCP) | Plasmas frais congelés (PFC) sécurisés par quarantaine (PFC-Se) ou inactivés par amotosalen (PFC-IA) |
|---|---|---|---|
| **Type de produit** | | • MCP : plusieurs CP issus de dons de sang de plusieurs donneurs de même groupe sanguin ABO<br>• CPA : obtenu à partir d'un seul donneur prélevé sur un séparateur de cellules | • PFC - Se : PFC sécurisé par quarantaine<br>• PFC – IA : PFC viro-atténué par amotosalen |
| **Indications** | Traitement des anémies médicales, chirurgicales, obstétricales.<br>Seuils transfusionnels définis par les recommandations HAS 2014 (7 g/dL) | • Prévention et traitement des hémorragies chez patients thrombopéniques<br>• Seuils transfusionnels définis par les recommandations HAS 2015<br>• La dose de plaquettes à transfuser est adaptée en fonction du poids et du taux de plaquettes du patient | Correction des déficits en facteurs de coagulation liés aux hémorragies, à un excès de consommation, à un déficit héréditaire (recommandations HAS 2012) |

| | Concentrés de globules rouges (CGR) | Concentrés plaquettaires (CP) d'aphérèse (CPA) ou en mélange de concentrés plaquettaires (MCP) | Plasmas frais congelés (PFC) sécurisés par quarantaine (PFC-Se) ou inactivés par amotosalen (PFC-IA) |
|---|---|---|---|
| **Préparation** | • À partir d'un don de sang total<br>• À partir d'un don en aphérèse[1] | • À partir d'un don de sang total<br>• À partir d'un don en aphérèse[1] | |
| **Conservation à l'EFS ou dans un dépôt** | Entre 2 °C et 6 °C, durée max. : 42 j | 5 jours entre 20-24 °C en agitation lente permanente | Congelé à ≤ -25 °C pendant 1 an (décongelé avant délivrance) |
| **Qualification et transformation** | • Phénotypé *(résultat du phénotype RH KEL1 du CGR est toujours inscrit sur l'étiquette)*<br>• Comptabilisé<br>• Déplasmatisé<br>• Irradié<br>• Cryoconservé<br>• Préparation pédiatrique | • Phénotypé (Ag plaquettaires)<br>• Irradié<br>• Réduction de volume<br>• Déplasmatisé<br>• Préparation pédiatrique<br>• Cryoconservé | |

## ② Les médicaments dérivés du sang

- Préparés par l'industrie pharmaceutique à partir de plasma humain et dispensés par la pharmacie.
- Stabilité longue.
- Différents types : albumine ; fibrinogène ; facteurs de la coagulation (F VIII, F IX, etc.) ; immunoglobulines et plasma SD (depuis 2015).

**1.** Procédé permettant de prélever uniquement les GR et de restituer au donneur les autres éléments du sang dans une même procédure.

Fiche

# 3 Groupes sanguins et phénotypes

## ① Définitions immunologiques

### Anticorps et antigènes

| | |
|---|---|
| **Antigène (Ag)** | Substance à la surface des cellules (globules rouges GR) capable de provoquer une réponse immunitaire (induire la synthèse d'anticorps) quand elle est introduite dans un organisme qui ne la possède pas, puis de réagir spécifiquement avec cet anticorps en vue de son élimination<br>Notre système immunitaire est capable de différencier les Ag « du soi » (Ag présents dans notre organisme) et du « non soi » = tolérance immunitaire<br>Un antigène est défini par son pouvoir immunogène (= immunogénicité) et sa spécificité |
| **Anticorps (Ac)** | Immunoglobuline plasmatique produite en réponse à l'introduction d'un Ag inconnu dans l'organisme et qui a la propriété de réagir spécifiquement à cet Ag |
| **Fixation des Ac sur les Ag** | Rencontre d'un Ag avec son Ac correspondant forme un complexe Ag-Ac :<br>• *in vivo* : responsable de conflits (accident de transfusion, incompatibilité fœto-maternelle) – hémolyse<br>• *in vitro* : à la base de tout examen immuno-hématologique (identification d'un Ag ou d'un Ac) - agglutination |

### Immunisation

| | |
|---|---|
| **Allo-immunisation** | Formation par un individu d'un Ac dirigé contre un Ag d'un autre individu d'une même espèce → allo-anticorps<br>*Exemple : transfusion* |
| **Hétéro-immunisation** | Formation d'un Ac par un individu d'une espèce donnée contre un Ag d'un individu d'une autre espèce → hétéroanticorps<br>*Exemple : Ac anti-insuline* |
| **Auto-immunisation** | Formation par un individu d'un Ac dirigé contre un Ag que l'individu possède, antigène du soi (dérèglement immunitaire) → auto-anticorps |

## ② Groupes sanguins

### Définition

- Un groupe sanguin est ensemble d'Ag présents à la surface des cellules du sang, génétiquement induits et indépendants les uns des autres.
- Il existe de multiples Ag regroupés en 36 familles appelées systèmes de groupe sanguin : système ABO, système RH, système KEL, système Duffy, etc.
- Au total, il y a 346 Ag érythrocytaires chez l'homme.



### Système ABO

- Système découvert en 1901 par Landsteiner.
- 4 groupes (A, B, O, AB) définis par la présence ou l'absence des Ag A et B à la surface des GR : les Ag A et B sont produits par 2 enzymes et le groupe O résulte de l'absence d'activité enzymatique (absence d'Ag).
- **Le système ABO est le premier à prendre en compte lors de transfusions** :
  - ◊ patient de groupe 0 : donneur universel de CGR dans le système ABO ;
  - ◊ patient de groupe AB : donneur universel de plasma dans le système ABO.

| **Groupes sanguins** | **A** | **B** | **AB** *(receveur universel)* | **O** *(donneur universel)* |
|---|---|---|---|---|
| **Antigènes sur la membrane des globules rouges** | 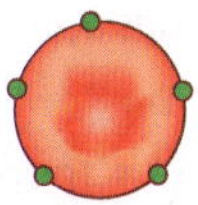 Antigène A | 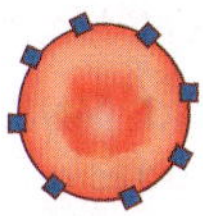 Antigène B | 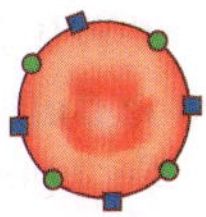 Antigène A et Antigène B | 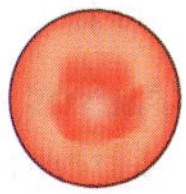 Aucuns antigène |
| **Anticorps plasmatiques** | 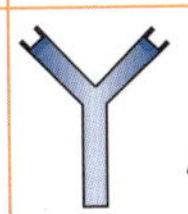 Anticorps anti-B | 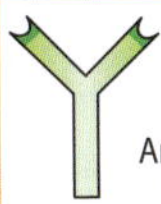 Anticorps anti-A | Pas d'anticorps | 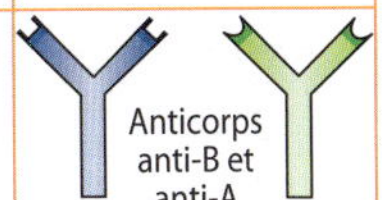 Anticorps anti-B et anti-A |



**✔ Important**

Règle : un individu ne peut pas avoir un anticorps naturel et régulier dans son plasma dirigé contre son antigène correspondant présent à la surface de ses hématies.

## ③ Phénotypes

### Le système Rhésus (Rh)

Il contient environ 50 antigènes mais seuls 5 d'entre eux sont recherchés car très immunogènes en situation de transfusion.

| | |
|---|---|
| **Ag RH1** | • Un sujet porteur de l'Ag RH1 (D+) est dit Rh positif (85 % des sujets)<br>• Un sujet ne possédant pas l'Ag RH1 (D-) est dit Rh négatif (15 % de la population)<br>• La détermination de l'Ag RH1 est indissociable du groupage ABO « groupe ABO RH1 »<br>• Considéré comme le plus immunogène des Ag de groupes autres que ABO (60 % des sujets exposés s'immunisent) |
| **Ag RH2,3,4,5** | Ils sont appariés deux à deux. On possède toujours sur ses GR au moins un des Ag de chaque paire :<br>• Ag RH2 (C) et/ou Ag RH4 (c)<br>• Ag RH3 (E) et/ou Ag RH5 (e) |

### Système KEL (Kell)

- Principal Ag : KEL1.
- Présent chez 9 % de la population caucasienne Ag très immunogène (D > **K** > E > c > e > C).
- Toujours déterminé en même temps que le phénotype RH « phénotype RH-EL1 ». Les Ac immuns peuvent donner lieu à des accidents hémolytiques.

### Autres systèmes Duffy, Kidd, MNS, etc.

La détermination d'antigènes autres que RH KEL1 s'appelle « le phénotype étendu ».

Ils sont recherchés dans certains cas particuliers (informations de l'EFS par exemple).

# Règles de compatibilité

**Important**

Le contrôle de compatibilité est obligatoire pour toute transfusion de PSL.
Il est de la responsabilité de l'IDE de connaître les règles de compatibilité (compatibilité entre le groupe et le phénotype du PSL et ceux du patient).



## ① Au niveau du culot globulaire (CGR)

- Dans le CGR, il n'y a que des Ag (pas d'Ac). Lors de la transfusion, nous apportons donc les Ag présents à la surface des hématies du CGR.
- En cas d'incompatibilité, les Ac présents dans la circulation du receveur vont se fixer sur les Ag inconnus apportés par le CGR → hémolyse.
- Ne pas apporter l' (les) antigène(s) que le receveur n'a pas.

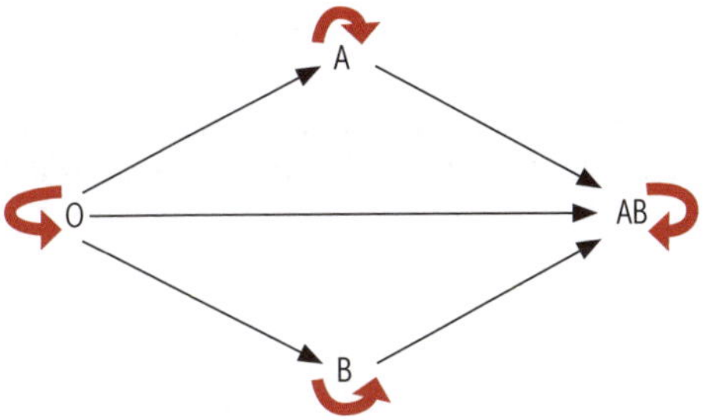


## ② Au niveau du plasma

- C'est l'inverse des CGR car les AC se trouve dans le plasma.
- Les Ac anti-A et/ou des Ac Anti-B présents dans le plasma vont se fixer sur les Ag du receveur et détruire les CGR → hémolyse
- Ne pas apporter l' (les) anticorps dirigé(s) contre l' (les) antigène(s) du receveur.

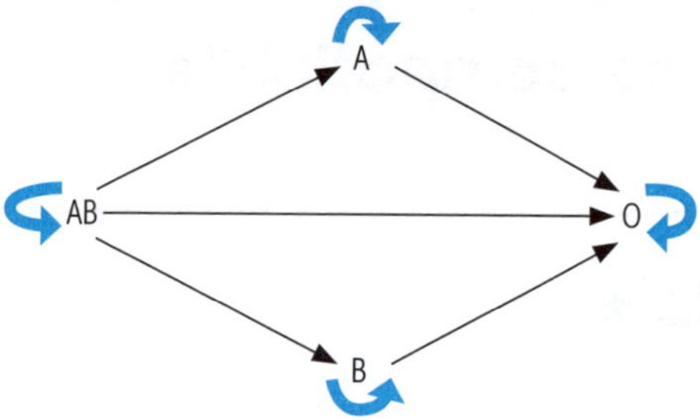


## ③ Au niveau du concentré plaquettaire

Il est recommandé de transfuser des concentrés plaquettaires ABO compatibles et RH 1 isogroupe.

## ④ Principes en transfusion

- **Éviter le confit immunologique Ag-Ac.**
- **La sécurité transfusionnelle repose sur deux règles :**

1) ne pas apporter par les hématies transfusées un Ag correspondant à un Ac présent dans le sérum du receveur (pour éviter une réaction transfusionnelle liée à un conflit Ag-Ac) → prévenir le conflit immunologique chez un sujet déjà immunisé ;

2) ne pas apporter par les hématies transfusées un Ag absent chez le receveur (pour éviter l'allo-immunisation et l'hémolyse) → prévenir l'allo-immunisation érythrocytaire.

# Examens nécessaires pour la transfusion



**Important**

Ces examens immuno-hématologiques sont obligatoires et sont des préalables à l'acte transfusionnel.

## ① Le prélèvement en général

- **Vérifier l'identité** du patient par une **question ouverte** en demandant au patient de décliner son identité complète : nom de naissance, nom usuel, prénom et date de naissance ? En cas d'impossibilité pour le patient de décliner son identité, la vérification est faite par le professionnel à la lecture du bracelet.
- **Identifier immédiatement le prélèvement et la feuille de demande d'examen(s) à l'aide des étiquettes patient** (à réaliser par la personne qui a prélevé, immédiatement après le prélèvement, au chevet du patient).
- **Vérifier la concordance complète de l'identité** :

Étiquette « Tube » → Patient → Étiquette « Demande d'examen »

- La feuille de demande d'examens doit comporter :
  - l'identité du patient ;
  - l'identité du service et du prescripteur ;
  - l'identité du préleveur ;
  - la date et l'heure de prélèvement ;
  - l' (les) examen(s) souhaité(s)
  - une (des) autre(s) information(s) si utile(s) (urgence, antécédents de transfusion ; etc.).

## ② Détermination du phénotypage érythrocytaire (système ABO-Rhésus-Kell)

- C'est une exigence réglementaire.
- Un groupe sanguin n'est définitif et valide **qu'après 2 déterminations** effectuées sur 2 prélèvements distincts et si possible par deux personnes différentes en raison du risque d'erreur d'identification.

- À chacune des deux déterminations :
  - ◊ unité de temps, de lieu et d'action ;
  - ◊ édition d'une carte de groupe comportant les coordonnées du laboratoire, le nom et la signature du biologiste ;
  - ◊ identité complète du patient ;
  - ◊ date de réalisation de l'examen ;
  - ◊ résultat de la détermination de groupage ABO RH KEL1.

## ③ Détermination de la recherche d'anticorps anti-érythrocytaires (RAI) sur PM

### Pourquoi une RAI ?

- Elle permet de mettre en évidence la présence d'Ac anti-érythrocytaire(s) acquis* chez un malade afin d'éviter un accident hémolytique transfusionnel (*transfusion, grossesse, transplantation).
- Elle est obligatoire avant toute transfusion de CGR.

### Durée de validité de la RAI

- Il faut tenir compte des antécédents d'allo-immunisation du patient (transfusion, grossesse, transplantation).
- **Délai maximal de validité des RAI = 72 h**. En l'absence d'antécédent de transfusion, de grossesse ou de transplantation dans les 6 mois précédents, ce délai peut être prolongé de 21 jours (attestation médicale).
- Une RAI doit être prescrite en suivi post-transfusionnel pour déceler l'apparition d'un Ac suite à la transfusion (⚠ Ac susceptible de devenir indétectable mais toujours dangereux du fait d'une réactivation possible).

## ④ Ordonnance de PSL

- Elle doit être remplie par un médecin et doit comprendre :
  - ◊ l'identité du patient (étiquette) ;
  - ◊ l'identité du médecin prescripteur ;
  - ◊ l'indication de la prescription ;
  - ◊ le degré d'urgence ;
  - ◊ la typologie du PSL et son nombre.
- Il est nécessaire de vérifier que le médecin a bien informé le patient de la prescription de transfusion de PSL.

Fiche 6

# Étapes de la transfusion



- L'IDE doit être en mesure de réaliser un ensemble d'étapes afin d'éviter les risques lors de la transfusion.
- Chaque étape constitue un verrou de sécurité (= hémovigilance), qu'il est indispensable de réaliser.

## ① Réception dans le poste de soin

L'étape de réception d'un produit sanguin labile (PSL) doit être effectuée dans les règles de sécurité et de conformité indispensables en vue d'une transfusion.

- Invariants de la réception d'un PSL que sont :

**1) BON patient :** orthographe du nom, nom de naissance et prénom, date de naissance. À vérifier entre :

- ◊ la PM de PSL,
- ◊ la fiche de transport et de réception,
- ◊ la fiche de délivrance,
- ◊ la carte de groupe (phénotypage érythrocytaire),
- ◊ les RAI ;

**2) BON service.** Vérifier :

- ◊ que la boîte isotherme est marquée au nom du service demandeur du PSL,
- ◊ la concordance du service avec la PM,
- ◊ que la fiche de délivrance et la fiche de transport et de réception sont identiques ;

**3) BON produit :**

- ◊ concordance entre la PM, la fiche de délivrance et le produit reçu avec vérification de la conformité des produits livrés : type (CGR, CPA, PFC, etc.), quantité, nature (spécificité du produit [exemples : irradié, phénotypé, déleucocyté, etc.]),
- ◊ vérifier le PSL (notamment l'aspect, la température, l'intégrité, la date de péremption).

**L'IDE s'assure de la concordance entre les différents éléments** :

- **système ABO :** concordance entre la PM, la carte de groupe du patient, la fiche de délivrance et le CGR ;
- **système RH Kell** : concordance entre la PM, la carte de groupe du patient, la fiche de délivrance et le CGR ;
- concordance entre le numéro du CGR figurant sur la fiche de délivrance et l'étiquette sur le CGR doivent être identiques.

- **Conformité de la réception** : durée du transport < 30 min. Noter la date et l'heure de réception, le nom/qualité de la personne qui réceptionne sur la fiche de transport et de réception et valider le champ de conformité ou de non-conformité du colis.
- **Présence du dispositif de contrôle de compatibilité ABO test** fourni par l'EFS.
- **Documents nécessaires pour constituer le dossier transfusionnel** :
  - ◊ prescription médicale des PSL ;
  - ◊ carte de groupe ;
  - ◊ RAI < 72 h ;
  - ◊ fiche de délivrance ;
  - ◊ fiche de transport et de réception des PSL ;
  - ◊ lettre d'information du patient faite par le médecin avant la transfusion signée par le médecin.

## ② Contrôle ultime de la concordance au lit du patient

Il doit être réalisé pour tous les PSL et consiste à rechercher une discordance en matière d'identité civile et immuno-hématologique entre **le patient**, **les différents documents et le PSL.**

- Vérifier la présence de la prescription médicale, du document de phénotypage érythrocytaire, du résultat de la RAI, de la fiche de délivrance et du produit commandé.
- S'assurer qu'un médecin est joignable à tout moment (à l'oral).
- Vérifier les constantes du patient (PA, FR, FC, T°).
- Vérifier l'identité du receveur et la comparer avec un des documents puis vérifier la concordance avec les autres documents.
- S'assurer de la concordance **des données immuno-hématologiques mentionnées du receveur**.

## ③ Contrôle ultime de compatibilité ABO au lit du patient

- Le contrôle de compatibilité vise à **prévenir la survenue d'un accident transfusionnel hémolytique par incompatibilité entre le donneur et le receveur**.
- Il est obligatoire pour toutes les transfusions de CGR et doit être réalisé pour chaque poche de CGR, quel que soit le degré d'urgence.
- Ce contrôle sert à identifier la présence ou l'absence d'antigènes dans les sangs testés.
- **Sur la carte de contrôle pré-transfusionnel, les anticorps sont connus et les antigènes sont recherchés pour déterminer la compatibilité entre le sang du receveur et le culot**.
- **Pour cela, on réalise un ABTest Card** qui est une méthode d'immunofixation des antigènes à l'aide d'anticorps anti-A et d'anticorps anti-B, permettant de déterminer la compatibilité entre le sang du receveur et le sang du culot du système ABO. Il permet donc d'associer : anticorps connus et antigènes à identifier présents à la surface des hématies.
- Par exemple : à chaque fois que l'anticorps est en contact avec l'antigène qui lui correspond (exemple : Ac anti-a et Ag A), il y a une réaction positive qui correspond à une immunofixation.

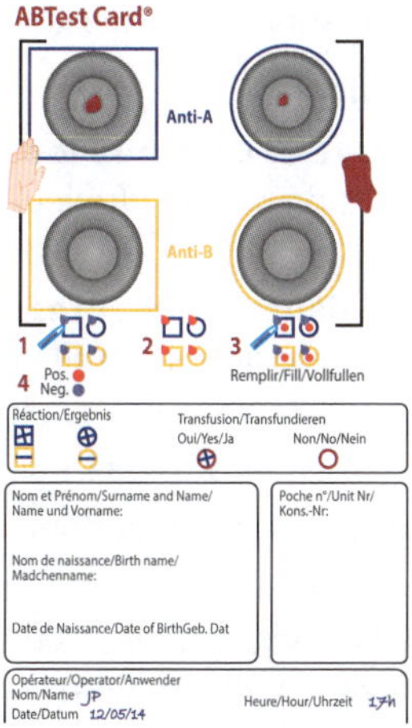


Figure : Carte pré-transfusionnelle de type ABTest Card

Fiche

# 7 Surveillances et traçabilité de la transfusion

## ① Administration

- Administrer lentement les premiers mL (1 à 2 mL/min) et atteindre le **débit prescrit** dans les 15 min (une vigilance toute particulière doit être portée dans le cadre des transfusions des patients âgées, fragiles, etc.).
- Utiliser une tubulure spécifique comprenant un filtre qui permet de retenir les microagrégats, les amas de fibrine et les micro-caillots (1 mL = 15 gouttes).
- **Ne pas dépasser 3 heures** de durée de transfusion.
- 1 CGR en 60 à 90 min (hors sujet âgé/débit plus lent, contre-indication) pour 250 mL.
- Utiliser une **voie périphérique réservée** pour éviter les interactions médicamenteuses.

## ② Surveillance

### Avant la transfusion

Il est indispensable de relever les paramètres cliniques de référence (PA, pouls, température, $SaO_2$, surveillance des urines [couleur, diurèse ou non]).

### Pendant la transfusion

- **Surveillance attentive et continue les 15 premières minutes** puis adaptée à l'état clinique du patient ultérieurement, y compris après l'arrêt de la transfusion.
- **Paramètres de surveillance (pouls, pression artérielle, température)** notés en regard du numéro de PSL, **feuille de surveillance spécifique.**
- Toute modification clinique même mineure (Evènement Indésirable Receveur = EIR) entraîne l'arrêt de la transfusion ET une déclaration à l'EFS.
- Autres symptômes d'alertes : frissons, douleurs lombaires, dyspnée, etc.
- **Signes d'intolérance :** frissons, hyperthermie, prurit, modification de la pression artérielle et du pouls, dyspnée, troubles de la conscience, diarrhées et douleurs abdominales, douleurs lombaires, hématuries.

## ③ Conduite à tenir devant un effet indésirable receveur (EIR)

### En cas d'apparition de ces signes ou toute modification clinique

- Arrêter immédiatement la transfusion.
- Garder une voie d'abord (sérum physiologique).
- Avertir le médecin prescripteur.
- Signaler l'évènement rapidement à l'EFS : tout EIR doit être signalé par l'IDE ou le médecin sans délai à l'EFS (< 8 h) → conseils et examens complémentaires à visée diagnostique.
- Vérifier le(s) contrôle(s) ultime(s) (ABTestCard).
- Garder les poches, les tubulures et l'ABTest Card (les poches de PSL de l'épisode transfusionnel [vides, en cours de transfusion, non transfusées] seront à envoyer à l'EFS).
- Renseigner l'incident sur la partie inférieure de la fiche de délivrance et sur le support de surveillance.



### Cadre législatif

**Décret n° 2014-1042 du 12 septembre 2014 :** « *Tout professionnel de santé qui constate ou a connaissance d'un effet indésirable survenu chez un receveur de produits sanguins labiles le signale sans délai au correspondant d'hémovigilance et de sécurité transfusionnelle de l'établissement de santé dans lequel a été administré le produit.* À défaut de pouvoir l'identifier, il le signale à tout correspondant d'hémovigilance et de sécurité transfusionnelle d'un établissement de transfusion sanguine, qui transmet cette information au correspondant d'hémovigilance et de sécurité transfusionnelle compétent ».

## ④ Traçabilité de l'acte

- **La (les) poche(s) vide(s)** avec la **tubulure** obturée par un bouchon stérile et le(s) dispositif(s) de contrôle ultime ABO **sont conservés au minimum 2 h** (idéalement 6 h) puis éliminés dans les DASRI en absence d'EIR.
- Un exemplaire du bordereau **de délivrance dûment complété est transmis à l'EFS**, et un autre est conservé dans le dossier transfusionnel du patient.
- Les données cliniques sont tracées dans le dossier patient (transmissions).

## ⑤ Suivi post-transfusionnel

Le suivi post transfusionnel est assuré par la **remise au patient à sa sortie :**

- d'un **document d'information post-transfusionnel récapitulatif du nombre et du type de produit(s) sanguin(s) transfusé(s) ;**
- d'une **ordonnance pour recherche d'anticorps irréguliers** (RAI) à réaliser entre 3 semaines et 3 mois après la transfusion.

L'infirmier doit être très vigilant lors d'une transfusion. Il doit **bien connaitre** et **comprendre les réactions antigène et anticorps** afin de **s'assurer une sécurité** pour le **patient** et **lui-même**.

# ENTRAÎNEMENT



**1. Parmi les éléments suivants, quels sont ceux permettant de valider la conformité du transport du PSL ?**

- **a.** Durée du transport de moins de 30 min ○
- **b.** Transport dans une pochette isotherme fermée ○
- **c.** Transport obligatoirement réalisé par un aide-soignant ○
- **d.** Durée du transport de moins de 45 min ○

**2. Quels sont les éléments de concordance à vérifier lors de la réception d'un CGR ?**

- **a.** Bon patient ○
- **b.** Bon service ○
- **c.** Bon produit ○
- **d.** Bon débit ○

**3. Afin de s'assurer que le CGR correspond au BON patient, avec quels documents doit-on comparer l'identité du patient ?**

- **a.** La prescription médicale du CGR ○
- **b.** La fiche de délivrance ○
- **c.** La carte de groupe ○
- **d.** Les RAI ○
- **e.** Le culot globulaire ○

**4. Quels documents doit-on comparer afin de s'assurer du respect du système ABO RH-Kell ?**

- **a.** La carte de groupe sanguin du patient ○
- **b.** Le test de contrôle ultime ○
- **c.** La fiche de délivrance ○
- **d.** Le culot globulaire ○

**5. Une fois le contrôle de réception terminé, quels sont les éléments de traçabilité obligatoires à noter ?**

- **a.** La date et l'heure de réception sur la fiche de délivrance ○
- **b.** Le nom et la qualité de la personne qui a réalisé la transfusion sur la fiche de délivrance ○
- **c.** Le nom et la qualité de la personne qui réceptionne sur la prescription médicale ○

d. Le nom et la qualité de la personne qui réceptionne sur la fiche de délivrance ○

**6. En cas de non-conformité du PSL, quelle est la démarche à tenir ?**

a. Appeler le laboratoire qui a réalisé la carte de groupe ○
b. Appeler l'EFS afin de les prévenir de la non-conformité ○
c. Retourner le PSL à l'EFS ○
d. Cocher le champ de non-conformité du bordereau de délivrance ○

**7. Concernant la concordance de l'identité, où doit-on rechercher le nom du patient ?**

a. Sur le bracelet d'identification ○
b. Sur la prescription ○
c. Sur la fiche de délivrance ○
d. Sur la carte de groupe du patient ○
e. Sur le culot globulaire ○
f. Sur la fiche de transport ○

**8. Une personne du groupe AB présente à la surface de ses hématies :**

a. L'antigène A ○
b. L'antigène B ○
c. L'anticorps Anti A ○
d. L'anticorps Anti B ○

**9. Une personne du groupe O présente dans son plasma :**

a. L'antigène A ○
b. L'antigène B ○
c. L'anticorps Anti-A ○
d. L'anticorps Anti-B ○

# CORRIGÉ

**1. a.** Durée de transport de moins de 30 min

**b.** Transport dans une pochette isotherme fermée

**2. a.** Bon patient

**b.** Bon service

**c.** Bon produit

**3. a.** La prescription médicale du CGR

**b.** La fiche de délivrance

**c.** La carte de groupe

**d.** Les RAI

**4. a.** La carte de groupe sanguin du patient

**c.** La fiche de délivrance

**d.** Le culot globulaire

**5. a.** La date et l'heure de réception sur la fiche de délivrance

**b.** Le nom et la qualité de la personne qui a réalisé la transfusion sur la fiche de délivrance

**d.** Le nom et la qualité de la personne qui réceptionne sur la fiche de délivrance

**6. b.** Appeler l'EFS afin de les prévenir de la non-conformité

**c.** Retourner le PSL à l'EFS

**d.** Cocher le champ de non-conformité du bordereau de délivrance

**7. a.** Sur le bracelet d'identification

**b.** Sur la prescription

**c.** Sur la fiche de délivrance

**d.** Sur la carte de groupe du patient

**f.** Sur la fiche de transport

**8. a.** L'antigène A

**b.** L'antigène B

**9. c.** L'anticorps Anti-A

**d.** L'anticorps Anti-B

UE 4.5 A. Barrau

# Soins infirmiers et gestion des risques

## Objectif

**Acquérir une méthode d'analyse des risques liés aux pratiques professionnelles.**

# Conseils du formateur

## ① Objectifs

Cette unité d'enseignement est une unité transversale sur les 3 années de formation. Débutée au semestre 2, elle se poursuit au semestre 4 avec comme objectif principal : acquérir une méthode d'analyse des risques liés aux pratiques professionnelles.

## ② Prérequis

UE 4.5 S2, Soins infirmiers et gestion des risques.

## ③ Mode d'évaluation

Cette UE est évaluée par une analyse d'un incident critique à partir d'une fiche d'incident.

## ④ Enseignement

Les enseignements sont organisés en IFSI sous forme de cours magistraux et de travaux dirigés. Les situations à analyser pourront être issues de la pratique de l'étudiant.

## ⑤ Intérêt pour la pratique infirmière

La maîtrise des connaissances, leur mobilisation dans les situations cliniques seront particulièrement utiles lors des stages. Les étudiants pourront analyser les situations, apprendre des « erreurs » en utilisant une approche multifactorielle pour promouvoir la dimension non culpabilisante de la gestion des risques et ainsi améliorer la sécurité des patients.

Fiche

# 1 La gestion des risques : une démarche institutionnelle

## ① Définition

- La gestion des risques a pour but d'assurer la sécurité du patient et des soins qui sont délivrés et en particulier de diminuer le risque de survenue d'événements indésirables pour le patient et la gravité de leurs conséquences[1]. Autrement dit, la gestion des risques vise à réduire les risques d'événements indésirables à un niveau acceptable.
- Ensemble de concepts, de démarches et d'outils destinés à identifier et à contrôler les risques afin de les réduire et de rechercher la meilleure couverture possible.
- La démarche de gestion des risques vise donc à concilier la prise de risque avec la maîtrise des dangers qui l'accompagnent. Elle repose sur la connaissance des risques, l'élimination de certains risques, la prévention et la protection vis-à-vis des risques.

## ② Contexte réglementaire

- Loi du 4 mars 2002 relative aux droits des malades et à la qualité du système de santé.
- Décret du 12 novembre 2010 relatif à la lutte contre les évènements indésirables associés aux soins dans les établissements de santé.
- Loi Hôpital Patients Santé Territoires de juillet 2009 (titre 2 : amélioration de l'accès à des soins de qualité).
- Manuel de certification HAS V2014 (partie 3 : management de la qualité et de la sécurité des soins).
- Loi de modernisation de janvier 2016 (axe 3 : innover pour renforcer les droits et la sécurité des patients).

## ③ Deux approches

- La **démarche de gestion des risques *a posteriori*** : c'est une démarche corrective axée sur l'identification de l'évènement indésirable, l'analyse des causes et la mise en œuvre de mesures permettant d'éviter qu'il ne se

1. HAS.

reproduise. Cette approche vise également à atténuer ou supprimer les effets dommageables pour le patient.

- La **démarche de gestion des risques *a priori*** : c'est une démarche préventive axée sur l'analyse et la mise en œuvre de mesures visant à empêcher ou limiter la survenue des évènements indésirables.
- **Exemples d'outils de prévention** : check-list, mémo, règle des 5B dans l'administration des thérapeutiques, double vérification des calculs de doses, audit.

## ④ Événement indésirable (se reporter à la fiche 1 de l'UE 4.5 S2)



### Pyramide des risques ou pyramide de Bird

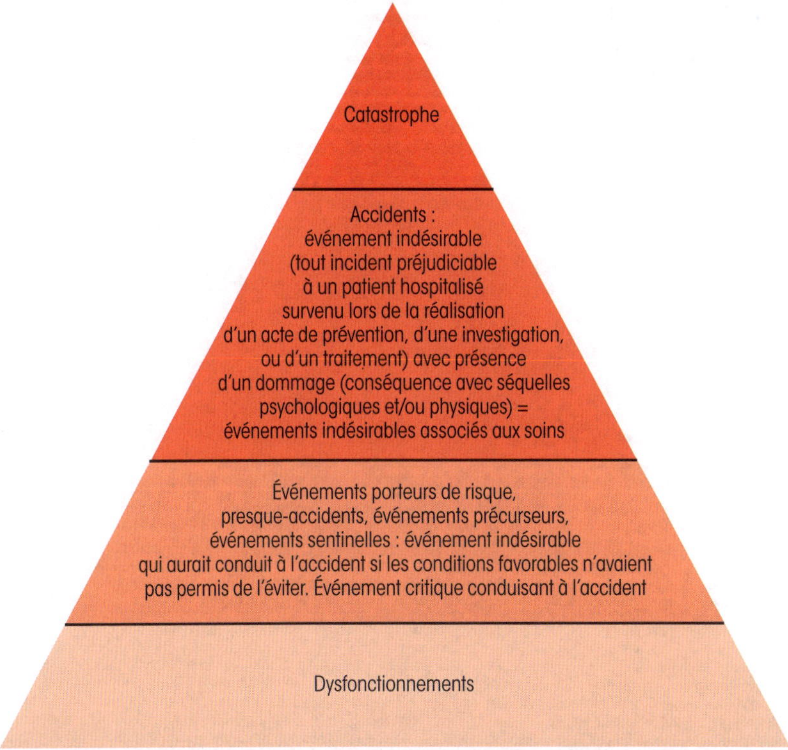

### Barrières de gestion des événements indésirables

On en dénombre trois :

- les barrières de prévention qui empêchent la survenue de l'erreur/accident ;
- les barrières de récupération qui permettent de récupérer l'erreur avant qu'elle n'ait de conséquence ;
- les barrières d'atténuation qui permettent de limiter les conséquences des accidents.

### Quatre phases

- Identification des risques.
- Analyse et hiérarchisation du risque.
- Traitement du problème.
- Suivi des actions.

Fiche 2

# La gestion des risques : outils et méthodes

UE 4.5

L'analyse d'un événement indésirable consiste à rechercher les causes profondes, les racines des événements indésirables avec pour objectif de définir des actions d'amélioration plus efficientes.

## ① Causes profondes (racines)

- Au vu de la complexité des soins et du nombre de professionnels qui interviennent, **il n'existe pas qu'une seule cause** quand un événement indésirable se produit.
- Reason[2] distingue 2 grands types de causes :
  - les **défaillances actives** : elles correspondent aux gestes immédiats posés par les individus et ont l'impact le plus direct sur la santé des patients (un oubli ou une distraction, une erreur de calcul de dosage de médicament, par exemple) ;
  - les **causes profondes/latentes** qui produisent les défaillances actives : ce sont les caractéristiques organisationnelles qui rendent l'environnement de travail propice aux erreurs.

## ② Analyse des événements indésirables

Cette analyse se compose de 4 étapes :

- le recueil chronologique des faits ;
- l'analyse ;
- l'identification des actions d'amélioration à mettre en place ;
- la création d'une fiche de retour d'expérience anonymisée.

**2.** James Reason, né en 1938, a été professeur de psychologie de l'université de Manchester jusqu'en 2001. Il s'est rendu célèbre à partir de 1990 pour son modèle étiologique de l'erreur humaine, appelé aussi le « modèle du fromage suisse », mettant en exergue une nouvelle approche de la gestion de la sécurité se focalisant sur les facteurs de l'organisation mis en jeu dans les accidents.

## ③ Différentes méthodes

### La méthode ALARM (*Association of litigation and risk management*)

- La grille ALARM permet d'analyser l'événement indésirable sous **7 domaines** de facteurs contributifs :

| |
|---|
| Le patient |
| Les tâches à effectuer |
| Le soignant |
| L'équipe |
| L'environnement de travail |
| L'organisation et le management |
| Le contexte institutionnel |

- Elle comprend :
  - ◊ la reconstitution des faits ;
  - ◊ l'identification des défauts de soins ;
  - ◊ l'analyse des erreurs systémiques de chaque défaut de soins ;
  - ◊ l'élaboration de recommandations.

### D'autres méthodes

- Méthode ACR (Analyse des causes racines).
- REMED (Revue des erreurs liées aux médicaments et dispositifs associés).
- Méthode des 5 M (Matière - Milieu - Méthodes - Matériels - Main d'œuvre).

# La gestion des événements indésirables



## ① Principes

- La gestion des événements indésirables permet de recueillir et d'analyser des informations concernant un événement indésirable qu'il ait ou non causé un dommage au patient.
- Un système de gestion des événements indésirables est un élément essentiel permettant à une organisation d'apprendre de ses erreurs et de mener une démarche d'amélioration de la sécurité des soins.

## ② Signalement des événements indésirables

- Le signalement concerne des domaines de vigilances réglementaires ou non encore réglementées. Il est réalisé par tout professionnel ou établissement de santé ayant constaté ou suspecté la survenue d'un accident médical, d'une affection iatrogène, d'une infection nosocomiale ou d'un évènement indésirable associé à un produit de santé et doit en faire la déclaration à l'autorité administrative compétente (article L. 1413-14 du code de santé publique).
- Cet enregistrement s'effectue à l'aide d'une fiche d'événement indésirable ou d'un logiciel. Les événements indésirables graves sont à déclarer auprès de l'Agence régionale de santé (ARS).

## ③ Freins au signalement

- La méconnaissance du système de signalement de l'établissement.
- La non-perception de l'intérêt de signaler.
- La culture de la culpabilisation et la peur de la sanction.

## ④ Information du patient

L'information du patient est obligatoire lors de la survenue d'un événement indésirable associée aux soins (loi du 4 mars 2002).

## ⑤ Annonce d'un dommage associé aux soins

La HAS a publié un guide qui rappelle trois temps essentiels à l'annonce : la préparation, la réalisation et les suites de l'annonce.

Fiche

# 4 Les vigilances sanitaires

## ① Définition

- Dispositifs visant le repérage systématique et l'enregistrement des événements indésirables, depuis les dysfonctionnements, les événements sentinelles, en passant par les incidents et jusqu'aux accidents plus ou moins graves. **Signaler un événement lié aux vigilances est obligatoire.**
- Les vigilances sanitaires ont été instituées par la loi n° 98-535 du 1er juillet 1998 relative au renforcement de la veille sanitaire et du contrôle de la sécurité sanitaire des produits destinés à l'homme, révisée par l'ordonnance n°2010-18 du 7 janvier 2010.
- Certaines vigilances sont réglementaires, le plus souvent par un décret, tandis que d'autres ne le sont pas.
- Chaque vigilance est organisée selon un circuit précis, avec un signalant, un correspondant et une instance locale, en articulation avec les instances régionales et nationales. L'instance locale est appelée commission ou comité.

## ② Différentes vigilances sanitaires

| | |
|---|---|
| **Huit vigilances relèvent de l'ANSM (Agence nationale de sécurité du médicament et des produits de santé)** | • La plus ancienne est l'hémovigilance (Décret n° 94-68 du 24/01/94).<br>• La pharmacovigilance (Décret n° 95-278 du 13/03/95).<br>• La matériovigilance (Décret n° 96-32 du 15/01/96).<br>• La pharmacodépendance ou addictodépendance (Décret n° 99-249 du 31/03/99).<br>• La réactovigilance (Décret n° 2004-108 du 04/02/04).<br>• La biovigilance (Décret n° 2003-1206 du 12/12/03).<br>• La tatouage-vigilance (Décret n° 2008-210 du 03/03/08).<br>• La cosmétovigilance (Décret n° 2015-1417 du 04/11/2015). |
| **Une vigilance relève du CCLIN (Centre de coordination des comités de lutte contre les infections nosocomiales)** | L'infectiovigilance (Décret n°2001-671 du 26/07/01). |
| **Une vigilance relève de l'Agence de biomédecine** | L'AMPvigilance (Décret n°2008-588 du 19/06/08). |

| | |
|---|---|
| **Deux vigilances relèvent de l'ANSES (Agence nationale de sécurité sanitaire de l'alimentation, de l'environnement et du travail)** | • La toxicovigilance (Décret n° 99-841 du 28/09/99).<br>• La nutritovigilance (Décret n° 2010-688 du 23/06/10). |
| **Une vigilance non réglementée** | L'identitovigilance. |

UE 4.5

### Analyse de situation (situation travaillée à partir d'une publication de la HAS)

Chronologie des faits :

Deux enfants sont admis dans l'unité de chirurgie ambulatoire pédiatrique d'un hôpital pour des interventions d'ORL et d'urologie.

À leur entrée dans l'unité, et conformément à la procédure d'identitovigilance établie dans l'établissement, un bracelet d'identification leur est posé au poignet indiquant leurs nom, prénoms et date de naissance ainsi que le nom du chirurgien référent. Cette mesure de sécurité s'est généralisée depuis quelques années dans tout l'établissement de santé.

Le chirurgien urologue et le chirurgien ORL travaillent en même temps dans le bloc opératoire pédiatrique, dans des salles contiguës.

Sur le programme opératoire sont inscrits, l'enfant Dulac Pierre, âgé de 2 ans, pour une chirurgie ORL et l'enfant, Gouvier Pierre, âgé de 3 ans, pour une chirurgie urologique.

Ces deux interventions sont prévues au même horaire dans leur salle respective.

Les brancardiers de l'unité, sans croiser l'infirmière, viennent chercher les deux enfants pour les emmener jusqu'au bloc opératoire. L'habitude des soignants, afin d'humaniser leur rapport avec les enfants et réduire l'impact traumatique de l'intervention, est de les appeler par leur prénom. Suite à un arrêt-maladie, le brancardier de radiologie vient renforcer l'équipe au bloc opératoire. Il accueille le premier enfant, Gouvier Pierre, sur transmission orale d'un des brancardiers de l'unité. En appelant seulement l'enfant par son prénom, il l'emmène dans la salle de préanesthésie d'ORL. Le deuxième enfant est mis en attente dans le sas du bloc opératoire.

En déroulant la *check-list* sécurité du patient au bloc opératoire, l'anesthésiste s'aperçoit, à la lecture des informations du dossier et du bracelet d'identification, que l'enfant qu'il s'apprête à anesthésier pour une chirurgie ORL doit bénéficier d'un acte de chirurgie urologique. L'anesthésiste comprend alors l'inversion entre les deux enfants. Ces derniers sont immédiatement redirigés dans les bonnes salles du bloc opératoire.

# ENTRAÎNEMENT

**Questions :**

**1. Au regard de la situation, identifiez l'événement survenu ainsi que la vigilance correspondante.**

**2. Identifiez le niveau de hiérarchisation de cet événement indésirable en s'inspirant de la pyramide des risques.**

**3. À l'aide de la grille ALARM, classez les facteurs favorisants à la survenue de l'événement indésirable.**

**4. Citez des propositions d'actions susceptibles d'améliorer la prise en charge des patients au bloc opératoire et d'éviter ce type d'événement indésirable.**

# CORRIGÉ

**1.** Il s'agit d'une erreur d'identité entre deux patients due à la diminution de la vigilance sur les contrôles d'identité lors du brancardage. C'est un cas d'identitovigilance.

**2.** C'est un événement porteur de risque. L'erreur est corrigée par l'anesthésiste qui s'en aperçoit par l'intermédiaire de la *check-list* sécurité du patient au bloc.

**3.** Analyse de la situation avec la grille ALARM :

| Type de facteurs | Facteurs favorisants |
|---|---|
| **Patients** | • Un 1er enfant Dulac Pierre âgé de 2 ans vient pour une chirurgie ORL.<br>• Un 2e enfant Gouvier Pierre âgé de 3 ans vient pour une chirurgie urologique.<br>• Les 2 enfants ont le même prénom et 1 an d'écart. |
| **Contexte individuel (professionnel)** | • Concernant les brancardiers de l'unité (défaut de compétence) :<br>· ils emmènent les 2 enfants au bloc sans voir l'infirmière ;<br>· ils appellent les enfants par leur prénom sans vérifier leur identité avec le bracelet d'identification et le dossier de chaque enfant.<br>• Concernant le brancardier du bloc (habituellement en radiologie, défaut de compétence) : absence de contrôle de l'identité complète de l'enfant avec la programmation en salle de bloc. |
| **Equipe** | • Affectation d'un brancardier non expérimenté au bloc opératoire.<br>• Défaut de communication orale entre les brancardiers de l'unité et l'infirmière.<br>• Défaut de communication entre les brancardiers de l'unité.<br>• Défaut de communication entre les brancardiers de l'unité et le brancardier du bloc.<br>• Volonté d'humaniser : la communication avec les enfants se fait au détriment du protocole d'identitovigilance (habitude d'identifier ou d'appeler les enfants uniquement par leur prénom). |
| **Tâches à effectuer** | • Non-respect de la procédure de brancardage d'enfants au bloc opératoire : identitovigilance.<br>• Collisions d'actes : deux enfants de la même unité brancardés dans le même temps au bloc. |
| **Environnement et conditions de travail** | Risque de confusion lié à la proximité de plusieurs types de chirurgie pédiatrique. |
| **Organisation** | • Personnel du brancardier du bloc non dédié (remplacement).<br>• Absence de procédure de brancardage du parcours d'unité vers le bloc.<br>• Absence de traçabilité : fiche de liaison unité/bloc. |

| Type de facteurs | Facteurs favorisants |
|---|---|
| **Contexte institutionnel** | Absence de culture de qualité et sécurité des soins en associant les parents lors des vérifications de l'identité de l'enfant, de l'intervention et du site opératoire. |

**4.** Propositions d'actions susceptibles d'améliorer la prise en charge des patients au bloc opératoire :

- des formations et/ou une sensibilisation du personnel aux procédures de vérification de l'identité ;
- une sensibilisation des professionnels aux risques particuliers engendrés par la prise en charge d'enfants en âge préverbal ;
- un renforcement de la place des représentants légaux de l'enfant et des accompagnants lors des vérifications ;
- des formations et/ou une sensibilisation du personnel à la communication aux étapes-clés de la prise en charge ;
- la création d'une fiche de liaison service/bloc (mise en place d'un groupe de travail avec des professionnels des services et du bloc) ;
- un retour d'expérience avec une reprise de l'événement indésirable avec le responsable de la gestion des risques.

UE 6.2 A.-L. Kieffer et A. Pinchaud

# Anglais

**Objectif**

**Étudier et utiliser des articles professionnels en anglais.**

# Conseils du formateur

La traduction est un exercice qui requiert une bonne compréhension de l'anglais (vocabulaire, syntaxe), mais aussi une maîtrise correcte du français. On vous demande en effet de retranscrire le plus fidèlement possible le contenu informatif d'un texte dans un français clair et compréhensif.

## ① Préparer l'évaluation

Le meilleur moyen de se préparer est de s'entraîner au maximum.

- Révisez votre vocabulaire médical. Même si l'épreuve du semestre 3 est passée, il vous sera utile pour comprendre le texte que vous aurez à traduire. Vous retomberez forcément sur des mots que vous avez appris.
- Retravaillez les textes traduits en classe et comparez avec la traduction proposée par votre enseignant.
- Trouvez d'autres articles et entraînez-vous. Choisissez de préférence des sujets qui vous intéressent plus particulièrement, et faites corriger vos traductions par votre enseignant. Vous pouvez aussi travailler seul(e) avec des articles issus de sites qui possèdent une version anglaise et française. Vous pourrez ainsi vérifier votre traduction en changeant la langue du site.

## ② Pendant l'évaluation

- Prenez le temps de découvrir le texte et de le lire dans sa globalité avant de commencer à traduire.
- N'hésitez pas à vous détacher du texte. Si vous avez compris le sens, reformulez avec vos propres mots. La traduction mot à mot, bien que rassurante, est rarement la plus satisfaisante.
- Ne laissez jamais de blanc dans votre traduction. Cela sera lourdement pénalisé et attirera l'attention du correcteur sur vos lacunes.
- Si certains passages du texte original sont flous, faites confiance à votre expérience et à votre connaissance du milieu médical pour déduire certaines choses. Faites preuve de logique.
- Relisez votre traduction pour voir si elle est claire et compréhensible.

Fiche

# 1 L'épreuve : traduction d'un texte professionnel

## ① Objectif

L'épreuve a pour objectif d'évaluer votre aptitude à restituer le sens d'un article professionnel en français.

## ② Déroulement de l'épreuve

- L'épreuve consiste en la traduction d'un article professionnel.
- La durée de l'épreuve peut varier selon les choix d'évaluation de votre IFSI :
  - ◊ si elle se déroule à l'écrit, elle se déroulera en une heure, voire deux ;
  - ◊ si elle se déroule à l'oral, vous ne rendrez pas de travail écrit, il vous faudra énoncer votre traduction. Votre temps de préparation sera alors réduit car il ne comportera pas la mise au propre de votre traduction.

## ③ Types de texte

- Un article médical extrait d'une revue professionnelle.
- Un article sur l'actualité sanitaire et sociale.
- Un texte officiel publié par le ministère de la santé d'un pays anglo-saxon.

## ④ Critères d'évaluation

- Compréhension du texte.
- Aptitude à le traduire dans un français clair et compréhensible.
- Justesse du vocabulaire professionnel.

## ⑤ Préparation à l'épreuve

- Deux étapes :
  - ◊ la lecture préalable de l'article et sa compréhension globale ;
  - ◊ la qualité de la mise en français.
- Le meilleur entraînement est la lecture régulière d'articles professionnels.

# Bien lire et comprendre l'article

## ① Analyse du titre

- Le titre annonce le contenu : c'est un condensé de l'article.
- Il s'agit souvent d'une phrase tronquée ne contenant que les mots-clés.
- Les verbes sont en général conjugués au présent simple ou sous forme de participe passé.

### Repérer les mots-clés du titre

- Repérer les mots-clés vous permettra d'anticiper le contenu et d'avoir déjà quelques éléments de compréhension.
- Les mots-clés seront toujours des noms, des verbes, voire des adjectifs.



*Exemples*

**1.** ***Percent*** *of* ***deaths Worldwide*** *Due to* ***Secondhand smoke***

Les mots-clés en gras permettent de déduire que cet article traite du tabagisme passif (*secondhand smoke*), qui apparaît comme responsable d'1 % des décès dans le monde entier (*worldwide*).

**2.** ***Program*** *May* ***Cut Down*** *on* ***Patient Falls*** *in* ***Hospitals***

Les mots-clés en gras permettent de déduire que l'article évoque cette fois-ci un programme qui devrait permettre de diminuer (*cut down*) le nombre de chutes (*patient falls*) dans les hôpitaux.

### Rétablir les éléments manquants du titre

Ce travail consiste en la reconstruction du titre en une phrase correctement construite (sujet + verbe + complément) qui sera ainsi plus facile à comprendre.

*Exemples*

**1.** *Study Questions Milk drinking, Renal Cell Carcinoma Link*

***A*** *study questions the link* ***between*** *milk drinking* ***and*** *renal cell carcinoma.*

Une étude met en cause le lien entre la consommation de lait et le carcinome cellulaire rénal.

**2.** *Lactose-Intolerant can Tolerate Cup of Milk Daily*

***People who are*** *intolerant to lactose can tolerate* ***a*** *cup of milk daily.*

Les gens qui ont une intolérance au lactose peuvent tolérer une tasse de lait par jour.

- Attention aux liens de cause à effet (due to : dû à ; linked to/tied to : lié à).
- L'auxiliaire *may* indique la présomption. En français, on le traduit par un conditionnel.
- Si le sens du titre demeure obscur, transformez-le en une phrase correctement construite (sujet + verbe + complément), il sera plus facile à comprendre.

## ② Lecture du texte

### La première lecture : saisir le sens général du texte

- Bien lire le texte une première fois sans s'arrêter et en étant très concentré.
- L'objectif est d'en saisir le sens général.

### La deuxième lecture : la méthode des 5 « W »

- Cette méthode consiste à vous poser 5 questions essentielles :

| | |
|---|---|
| **What?** | De quoi parle-t-on ? |
| **Who?** | De qui parle le texte ? |
| **Where?** | Parle-t-on d'un pays en particulier ? |
| **When?** | L'article parle-t-il d'un problème récent, d'un événement daté ? |
| **Why?** | Quelles sont les causes du problème évoqué ? |

- Vous pouvez également ajouter « How ? » : quelle solution est apportée ?
- Ces questions vous permettront de dégager les idées principales de l'article.
- Attention : ces 5 éléments ne sont pas applicables à tous les articles. Il ne faut pas « à tout prix » vouloir utiliser les 5 W.

Fiche 3

# Résoudre les difficultés

## ① Identifier la structure des phrases

Face à une phrase complexe, vous devez essayer de la décortiquer pour faire apparaître le sens plus clairement :

- en identifiant la proposition principale et la subordonnée : la proposition principale est composée d'**un sujet**, d'**un verbe et** d'**un complément** et peut être comprise indépendamment de la subordonnée (= **phrase simple**). La proposition subordonnée, quant à elle, ne peut pas être comprise sans la proposition principale ;
- en identifiant le type de subordonnée :
  - ◊ **subordonnée relative** introduite par *which*, *that*, *who*, *whose*, etc. ;
  - ◊ **subordonnée conjonctive** introduite par diverses conjonctions de subordination.

UE 6.2

| Le but | La cause | Le temps | La condition | La concession |
|---|---|---|---|---|
| • *So that* : pour que<br>• *To, in order to, so as to* : pour, afin de | • *Because* : parce que<br>• *As/since* : puisque | • *When* : quand<br>• *Before* : avant que<br>• *After* : après que<br>• *As soon as* : dès que<br>• *As long as* : tant que | • *If* : si<br>• *Provided* : pourvu que<br>• *Unless* : à moins que | • *Although* : bien que<br>• *Even if/even though* : même si |

## ② Deviner le sens des mots inconnus

- Déterminer la nature du mot : nom, adjectif qualificatif, adverbe, verbe conjugué, verbe à l'infinitif, etc.
- Observer le mot et tout ce qui l'entoure.

## Observer la morphologie du mot

### *Préfixes*

| Préfixes | Sens | Exemples |
|---|---|---|
| ***ab-/ de- / dis- / il-/ im-/ in-/ ir-/ non-/ un-*** | Sens contraire | Ex. : *abnormal, dehydrate, disapprove, illogical, immature, insane* (≠ *sane* : sain d'esprit), *irresponsible, non-smoker, unconscious* |
| ***mal-/ mis-*** | Sens péjoratif | Ex. : *malnutrition, mistreatment* (mauvais traitement) |
| ***re-*** | Répétition | Ex : *reanimate* |
| ***out-*** | En dehors, dépassement | Ex. : *outpatient* (personne venant consulter à l'hôpital, *outpatients/ outpatients' department* : consultations externes)<br>Ex. : *outnumber* (être plus nombreux que, l'emporter en nombre sur) |
| ***over-*** | Au-dessus, excès | Ex. : *overreact* (réagir de façon excessive), have an *overactive thyroid* (souffrir d'hyper-thyroïdie) |
| ***under-*** | En-dessous, infériorité, insuffisance | Ex. : *underwear* (sous-vêtements), *undernourished* (sous-alimenté) |

### *Suffixes*

| Suffixes | Signification du suffixe | Nature du mot | Exemple |
|---|---|---|---|
| ***-ing*** | -ant | Adjectif (formé à partir d'un participe présent) | *tiring* (fatigant > *to tire* : fatiguer) |
| ***-ed* ou terminaison irrégulière de participe passé** | -é | Adjectif (formé à partir d'un participe passé) | *disabled* (handicapé) |
| ***-ful*** | Plein de/avec | Adjectif | *painful* (douloureux > *pain* : douleur) |
| ***-less*** | Sans | | *painless* (indolore) |
| ***-able/-ible*** | Susceptible d'être | | *breakable* (fragile) |
| ***-al/-ish/-y*** | Comme, relatif à.<br>Le suffixe *-ish* apporte souvent une tonalité péjorative. | | *surgical* (chirurgical) |

| Suffixes | Signification du suffixe | Nature du mot | Exemple |
|---|---|---|---|
| ***-er /-or/ -eer/ -ist/ -ess*** | Désigne une personne (*-ess* est à employer uniquement pour une femme) | Nom | *general practioner* (un généraliste) |
| ***-hood/-th/ -ship/-dom/ -ness*** | Indique un état, une condition, une caractéristique | Nom | *childhood* (enfance) |
| ***-ing*** | Désigne une activité | | *nursing* (le métier d'infirmière, les soins infirmiers) L'expression « soins de nursing » en français a un sens plus restreint Elle désigne l'hygiène, la surveillance et l'observation, la prévention et le suivi relationnel du patient |
| ***-en*** | Évoque une transformation | Verbe | *strengthen* (renforcer) |
| ***-ly*** | Peut être ajouté à de nombreux adjectifs pour en faire des adverbes | Adverbe | *slowly* (lentement) |

### *Noms composés*

L'anglais utilise la juxtaposition pour former de nouveaux mots. Afin de bien traduire, vous devez retenir que c'est toujours le **dernier mot qui prime au niveau du sens**.

## S'aider du contexte

- Un mot inconnu peut prendre tout son sens si on l'appréhende par rapport à son contexte : ce qui a été dit précédemment et ce qui suit. *Exemple* : *Shackles* et *shackled*.
- Ce sont deux termes de la même famille. Le premier est un nom et le second un verbe au participe passé. Si le mot est associé à *prisoner*, ou *wrist* et *ankle*, on devine que *shackles* désigne ce qu'un prisonnier porte aux poignets et aux chevilles, donc des chaînes. Le verbe *shackle* a donc le sens d'enchaîner ou d'attacher.

Fiche

# 4 Traduire en respectant le sens du texte

## ① User de la traduction littérale avec prudence

- Dans la plupart des cas la traduction littérale aboutit à une langue peu naturelle, voire incorrecte. Il est donc souvent préférable d'utiliser une autre méthode que la traduction « mot à mot » pour que le texte traduit le soit dans un français naturel.
- Plusieurs méthodes :
  - ◊ utiliser des mots d'une autre catégorie grammaticale : il s'agit de traduire un mot par un mot français appartenant à une autre catégorie grammaticale (méthode de « **transposition** »).
    *Exemple* : *She had* ***a blood transfusion***.
    Traduction littérale : Elle a une transfusion de sang.
    Traduction correcte en français : Elle a été **transfusée** ;
  - ◊ traduire un mot anglais par plusieurs mots en français : il s'agit de rendre la phrase plus explicite en ajoutant des mots (méthode de « **l'étoffement** ») ;
  - ◊ traduire plusieurs mots anglais par un seul mot en français : cela permet de traduire de nombreux verbes anglais à particules.
    *Exemple* : *Now she can* ***move about*** *without her walking frame.*
    Elle arrive à **se déplacer** sans son déambulateur ;
  - ◊ adopter un point de vue différent, en respectant le sens de la phrase (méthode de « **modulation** »).
    *Exemple* : *It's* ***not unusual*** *to have hearing problems with age.*
    Il est **fréquent** d'avoir des problèmes d'audition avec l'âge.

## ② Faire attention aux difficultés de traduction liées aux particularités de l'anglais

### Le passif

- La forme passive est beaucoup plus fréquente en anglais. Il faudra en tenir compte dans votre traduction.
- Maintenir le passif : on peut conserver le passif en français uniquement si la phrase obtenue est recevable et usité en français. *Exemple* : *He will be operated on next Tuesday.* Il sera opéré mardi prochain.

- Proscrire le passif dans les cas suivants :
  - ◊ quand la formulation passive est trop maladroite ;
  - ◊ quand l'emploi du passif est tout simplement impossible.
- Traduire le passif autrement :
  - ◊ traduire par un verbe à l'actif et remettre le complément d'agent en position sujet ;
    *Exemple* : *He will be examined* ***by the doctor*** *shortly.* Le médecin va bientôt l'examiner ;
  - ◊ remplacer le complément d'agent qui n'est pas mentionné par « on » ;
    *Exemple* : *Don't worry !He will be taken care of.* Ne vous inquiétez pas ! **On** va s'occuper de lui ;
  - ◊ traduire par un verbe pronominal ;
    *Exemple* : *He has a scar on his forehead but thanks to his hair, it can't* ***be seen****.* Il a une cicatrice au front, mais grâce à ses cheveux, elle ne **se voit** pas ;
  - ◊ traduire par « faire + verbe » (si la forme passive est précédée de *have*).
    *Exemple* : *If you suffer from hypertension,* ***have*** *your blood pressure* ***checked*** *regularly.* Si vous êtes sujet à l'hypertension, faites vérifier votre pression artérielle régulièrement.

UE 6.2

## Les modaux

Ils permettent de se prononcer sur le degré de probabilité d'une action (certitude, probabilité moyenne ou faible) ainsi que sur l'aptitude du sujet à réaliser une action (capacité, obligation, interdiction, permission…). Les équivalents français varient selon les cas.

| Can/can't (could/couldn't au passé) | Must/mustn't | May |
|---|---|---|
| • Capacité<br>• Aptitude<br>• Permission<br>• Interdiction<br>• Éventualité<br>• Impossibilité | • Obligation<br>• Interdiction<br>• Quasi-certitude | • Permission<br>• Probabilité |

| Might/could | Will | Would | Should/shouldn't |
|---|---|---|---|
| Probabilité faible | • Visée vers l'avenir<br>• Volonté, refus<br>• Caractéristique propre à une personne | • Situation hypothétique<br>• Habitude passée | Conseil/reproche<br>Probabilité |

## Les expressions toutes faites à connaître

Attention à ne pas traduire les expressions mot à mot car le sens risque de s'en trouver modifié. Les plus courantes sont donc à connaître.

| Expressions avec *be* | Traduction |
|---|---|
| **Be +… (years old/years of age)** | Avoir … ans, être âgé de … ans |
| **Be afraid/frightened/scared** | Avoir peur |
| **Be better** | Aller mieux |
| **Be born** | Naître |
| **Be careful** | Faire attention |
| **Be cold/hot** | Avoir froid/chaud |
| **Be hungry/thirsty** | Avoir faim/soif |
| **Be in pain** | Avoir mal/souffrir |
| **Be to + verbe non conjugué** | Cette expression évoque un projet, une action déjà prévue. On la traduira souvent par devoir ou prévoir.<br>Ex. : *The operation is to take place on Friday.*<br>L'intervention doit avoir lieu vendredi/est prévue pour vendredi. |
| **There is + singulier/are + pluriel** | Il y a |

| Expressions avec *have* | Traduction |
|---|---|
| **Have an abortion** | Avorter, se faire avorter |
| **Have a blood test** | Faire une prise de sang (point de vue du patient). À ne pas confondre avec *do a blood test* : faire une prise de sang (point de vue de l'infirmier) |
| **Have breakfast/lunch/dinner** | Prendre le petit déjeuner/déjeuner/dîner |
| **Have a check-up** | Faire un bilan de santé (point de vue du patient) |
| **Have a cough** | Tousser |
| **Have a dream** | Faire un rêve |
| **Have a nervous breakdown** | Faire une dépression |
| **Have nightmares** | Faire des cauchemars |
| **Have a nosebleed** | Saigner du nez |
| **Have a rest** | Se reposer |
| **Have a screening test** | Faire (subir) un dépistage |
| **Have a shower** | Prendre une douche |
| **Have a sleepless night** | Passer une nuit blanche |
| **Have a wash** | Se laver, faire sa toilette |
| **Have an x-ray** | Passer une radio |

### La traduction du présent simple et du *present perfect*

- Le présent simple se traduit en général par un présent en français. Cependant dans les subordonnées de temps commençant par *when*, *as soon as* (dès que), *as long as* (tant que), etc., on le traduit par un futur.
  *Exemple* : *When you* ***go*** *back home, a district nurse will visit you twice a day.* Quand vous **rentrerez** chez vous, une infirmière vous rendra visite deux fois par jour.
- Le *present perfect* se traduit par un passé composé (Exemple : *He has never had an operation before.* Il n'a jamais été opéré auparavant) sauf dans certains cas, où il sera traduit par un présent : avec *since* ou *for* (depuis) ; avec la forme en –ing ; avec « It's the first time » ; avec *just* (venir de).

## ③ Relire et finaliser

Lors de cette dernière étape, vous devez vous détacher du texte anglais pour vous concentrer sur **votre traduction**.

**1**. Vérifiez que la traduction est écrite dans un français correct et rédigée avec du vocabulaire professionnel.

**2**. Vérifiez que vous êtes resté fidèle au texte de départ (sens, style, niveau de langue…).

**3**. Vérifiez que la traduction ne contient aucun contresens.

**4.** Supprimez les dernières maladresses et lourdeurs dans le texte.

**5.** Soignez la présentation de votre traduction et surtout faites bien attention :

- à l'orthographe ;
- à la conjugaison et aux accords ;
- aux erreurs d'inattention ;
- aux majuscules ;
- et à la ponctuation.

**Une copie propre et bien écrite valorise votre travail.**

## Exercices

**1. Observez les titres suivants, tous issus d'articles sur le diabète, et soulignez les mots-clés.**

1. Newer Diabetes Drugs May Confer Substantial Costs
2. Heart Screening of Diabetics May not Improve Outcomes
3. Diabetes Linked to Death After a Heart Attack
4. Lifestyle Changes Can Reduce Incidence of Diabetes (Allnurses.com)

**2. Reliez alors chaque titre à sa traduction.**

a. Newer Diabetes Drugs May Confer Substantial Costs
b. Heart Screening of Diabetics May not Improve Outcomes
c. Diabetes Linked to Death After a Heart Attack
d. Lifestyle Changes Can Reduce Incidence of Diabetes

A. Risque accru de mortalité chez les patients diabétiques suite à une crise cardiaque.
B. Dépistage des risques cardio-vasculaires chez les diabétiques qui s'avérerait peu efficace.
C. Influence bénéfique que peut avoir un changement de mode de vie sur le diabète.
D. Prix prohibitif d'un nouveau médicament contre le diabète.

**3. Lisez l'article suivant et appliquez la règle des 5 « W ». Vous relèverez ensuite les idées essentielles de l'article.**

**Seminar Addresses State of Childhood Obesity**

Although the rapid increase in childhood obesity prevalence in developed countries may be stabilizing, rates have risen substantially since the 1970s, and efforts to prevent obesity should continue at all levels, though bariatric surgery should be used only as a last-resort treatment in extreme cases, according to a seminar published online May 6 in The Lancet. Childhood obesity, which can adversely affect almost every organ system, increased two-fold or three-fold between the early 1970s and late 1990s in countries around the world, the authors write. They add that, by 2010, more than 40 percent of children in the North American World Health Organization region are predicted to be overweight or obese, as are 38 percent in Europe and 27 percent in the western Pacific. The authors estimate an excess of calories, too little exercise, or a combination of both is responsible for about 90 percent of the cases of childhood obesity, with certain health conditions and the use of appetite-affecting drugs responsible for the other 10 percent. They suggest that, given the sedentary lifestyles of children today, caloric intake and activity recommendations at a population level may need reassessment. They add that lifestyle interventions – such as those involving diet and exercise – should be first-line therapy, drug treatment should be used rarely, and bariatric surgery should be considered only as a last resort in the most severe cases of obesity.

The Lancet.com

## Textes à traduire

### 4. Traduisez l'extrait ci-dessous.

**Family history**

People who are worried about bowel cancer in their families will have access to a range of services which use computerised algorithms to assess level of current and future risk. These services could be provided online, by telephone, in GP surgeries or polyclinics, DGHs* or at screening centres (serving populations of 500,000). There will be better assessment and recording of FH in patients with bowel cancer, so that they can inform other family members of level of risk. Surveillance of high risk will be managed through the NHS Bowel Cancer Screening Programme.

*District general hospital

Extraits de Cancer 2012 Visions, Annexe A (Bowel cancer vision 2012), publication du Department of Health, Décembre 2007. 

**5. Traduisez l'article ci-dessous.**

**Get better without using antibiotics [...]**

How should I treat my cold?

The best way to treat most colds, coughs or sore throats is to drink plenty of fluids and to rest. Colds can last about two weeks and may end with a cough and bringing up phlegm. There are many over the counter remedies to ease the symptoms – paracetamol, for example. Ask your pharmacist for advice. If the cold lasts more than three weeks, or you become breathless or have chest pains, or already have a chest complaint, see your doctor.

What about my children, they're always getting coughs and colds?

It's very common for children to get coughs and colds, especially when they go to school and mix with other children. Ask your pharmacist for advice. If the symptoms persist and you are concerned, see your doctor but you shouldn't expect to be prescribed antibiotics.

Why should antibiotics not be used to treat coughs and colds?

All colds and most coughs and sore throats are caused by viruses. Antibiotics do not work against infections, such as colds, caused by viruses. Viral infections are much more common than bacterial infections.

## Exercices

**1.**

**a.** Newer Diabetes Drugs May Confer Substantial Costs

**b.** Heart Screening of Diabetics May not Improve Outcomes

**c.** Diabetes Linked to Death After a Heart Attack

**d.** Lifestyle Changes Can Reduce Incidence of Diabetes

**2.**

**a.** Newer Diabetes Drugs May Confer Substantial Costs
**D.** Prix prohibitif d'un nouveau médicament contre le diabète

**b.** Heart Screening of Diabetics May not Improve Outcomes
**B.** Dépistage des risques cardio-vasculaires chez les diabétiques qui s'avérerait peu efficace

**c.** Diabetes Linked to Death After a Heart Attack
**A.** Risque accru de mortalité chez ls patients diabétiques suite à une crise cardiaque

**d.** Lifestyle Changes Can Reduce Incidence of Diabetes
**C.** Influence bénéfiques que peut avoir un changement de mode de vie sur le diabète



**3.**

La règle des 5 « W » :

| | |
|---|---|
| What? (de quoi parle l'article ?) | childhood obesity (l.1). |
| Who? (de qui parle le texte ?) | obese children (l.1). |
| Where? (parle t-on d'un pays en particulier ?) | developed countries (l.1) : North American World Health Organization region (l. 9) (Canada, Cuba, États-Unis), the western Pacific (l. 11) (Australie, Brunei, Nouvelle-Zélande, Singapour). |
| Why? (quelles sont les causes du problème ?) | an excess of calories, too little exercise, or a combination of both (l.12), certain health conditions (pathologies) and the use of appetite-affecting drugs (l.14). |
| How? (quelles solutions y apporter ?) | diet and exercise (l.17), drug treatment (l.18), bariatric surgery (l.18). |

Les idées essentielles de l'article : Il s'agit ici d'un article sur l'obésité chez les enfants dans les pays développés, sur ses causes et surtout sur ses solutions/traitements, plus ou moins radicales/radicaux.

# CORRIGÉ

## Textes à traduire

**4.**

### Antécédents familiaux

Les personnes qui s'inquiètent des cas de cancers des intestins dans leur famille auront accès à une gamme de services utilisant des algorithmes informatiques pour mesurer le niveau de risque présent et futur. Ces services pourraient être accessibles sur internet, par téléphone, dans les cabinets médicaux ou les polycliniques, les hôpitaux du district ou dans les centres de dépistage (un centre pour 500 000 habitants). Chez les patients atteints d'un cancer des intestins, les antécédents seront mieux étudiés et mieux pris en compte, afin de pouvoir informer la famille du niveau de risque. Un suivi des populations à risque sera mis en place grâce au plan de dépistage du cancer des intestins du NHS (système de santé britannique).

**5.**

### Se sentir mieux sans antibiotiques

Comment soigner mon rhume ?

La meilleure façon de soigner la plupart des rhumes, toux et maux de gorge est de boire beaucoup et de se reposer. Un rhume peut durer environ deux semaines et se transformer en toux provoquant des mucosites. Il y a de nombreux médicaments sans ordonnance pour soulager les symptômes – le paracétamol par exemple. Demandez conseil à votre pharmacien. Si le rhume dure plus de trois semaines, ou si vous devenez essoufflé, ou avez des douleurs dans la poitrine, ou si vous avez déjà eu des problèmes respiratoires, consultez votre médecin.

Et mes enfants, ils sont toujours enrhumés avec de la toux ?

Il est très fréquent de voir les enfants attraper un rhume et tousser, surtout lorsqu'ils vont à l'école et sont en contact avec d'autres enfants. Demandez conseil à votre pharmacien. Si les symptômes persistent et vous inquiètent, consultez votre médecin, mais ne vous attendez pas à ce qu'il vous prescrive des antibiotiques.

Pourquoi est-il préférable de ne pas soigner les rhumes et la toux avec des antibiotiques?

Tous les rhumes et la plupart des toux et des maux de gorge sont causés par des virus. Les antibiotiques ne sont pas efficaces contre des infections comme des rhumes causés par des virus. Les infections virales sont bien plus courantes que les infections bactériennes.

# Semestre 5

# Semestre 5

UE 2.6 M. Mazoyer

# Processus psychopathologiques

## Objectifs

- Intégrer les connaissances nécessaires à la construction d'une relation thérapeutique et aux soins à donner aux personnes atteintes de problèmes de santé mentale ou de pathologies psychiatriques.
- Développer un questionnement personnel sur les compétences et attitudes relatives à l'exercice professionnel en psychiatrie et santé mentale.

# Conseils du formateur

## ① Intérêts de l'UE 2.6 dans l'apprentissage

### Une connaissance des troubles psychiques de l'enfant, de l'adolescent et de l'adulte

Cette UE vous permet de connaître les principaux symptômes des différents diagnostics psychiatriques de l'enfant, de l'adolescent et de l'adulte. Mieux vous les connaitrez, et mieux vous pourrez les repérer chez les patients.

### Participation à la prise en charge de personnes souffrant de troubles psychiques

Cette UE est en lien avec la compétence 4 « Mettre en œuvre des actions à visée diagnostique et thérapeutique ». Elle est essentielle dans la prise en charge infirmière de patients en psychiatrie ou en pédopsychiatrie. En effet, les connaissances que vous acquerrez sur les principaux traitements, sur les risques et l'évolution de certains troubles psychiques vous permettront d'accompagner chaque patient dans son parcours de soins. Et ceci d'autant plus que vous aurez amorcé une réflexion sur le soin infirmier en psychiatrie.
Enfin cette UE vous permettra de comprendre que la prise en charge des personnes souffrant de troubles psychiques ne se résume pas à des hospitalisations en psychiatrie et à une prise de traitements pharmaceutiques.



## ② Prérequis

Vous ne pouvez aborder cette UE que si vous maîtrisez la sémiologie psychiatrique (UE 2.6 S2) et les psychotropes (UE 2.11 S3). Des connaissances abordées dans d'autres UE vous permettront de mettre en place des projets de soins :

- l'UE 4.4 S4 (les activités socio-thérapeutiques, les actes à visée psychothérapeutique, la médiation thérapeutique, les moyens d'isolement et de contention, le cadre thérapeutique) ;
- l'UE 4.2 S3 (les entretiens infirmiers) ;
- l'UE 4.6 S3 et S4 (soins éducatifs et éducation thérapeutique).

## ③ Enseignement

Cette UE complète l'enseignement de l'UE 2.6 S2. L'enseignement s'appuie sur des exemples et des situations concrètes et les étudiants sont incités à faire des recherches sur les sujets évoqués.
La liste des pathologies obligatoirement étudiées vaut pour la totalité de la formation, certaines pathologies pouvant être abordées dans le cadre d'autres UE.

## ④ Validation

La validation de cette UE consiste en une évaluation écrite des connaissances.

## ⑤ Lien avec les stages

Une connaissance approfondie des troubles psychiques est essentielle en psychiatrie mais elle ne suffit pas. Cette UE va vous permettre de comprendre que la prise en charge d'un patient en psychiatrie passe avant tout par la parole : celle du patient et la vôtre !
Vous pourrez aussi comprendre comment les lieux de soins en psychiatrie sont des lieux où les patients viennent déposer leur souffrance psychique que l'infirmier(ère) se doit d'accueillir.

Fiche 1

# Névroses et psychoses : généralités

Ce sont les deux grandes catégories de troubles psychiques.

## ① Principales caractéristiques

| | Névrose | Psychose |
|---|---|---|
| **Caractères** | Pas de perte de contact avec la réalité ; conscience de ses troubles ; pas d'altération massive du sentiment de l'identité ; pas d'altération du fonctionnement cognitif ; adaptation sociale souvent conservée. | Perte de contact avec la réalité souvent présente ; déni des troubles ; altération souvent massive de la personnalité ; altération du fonctionnement cognitif ; adaptation sociale souvent perturbée. |
| **Symptomatologie** | Difficultés relationnelles ; survenue brutale de moments d'angoisse ; sentiment de mal-être ; expression d'une plainte ; troubles de la sexualité ; troubles du sommeil ; asthénie plus ou moins importante. | Troubles du comportement ; idées délirantes ; hallucinations ; troubles du langage ; troubles du jugement et du raisonnement ; troubles de la pensée ; troubles de l'humeur et de l'affectivité ; troubles du sommeil ; troubles des conduites sociales. |

UE 2.6

## ② Trouble psychotique aigu et transitoire (anciennement « trouble psychotique bref » dans le DSM-IV1[1])

- **Définition :** trouble qui se caractérise par un début aigu, chez un adulte souvent jeune, en moins de deux semaines.
- **Symptomatologie psychotique :** idées délirantes et hallucinations de plusieurs types ; discours désorganisé ; comportement désorganisé ou catatonique ; retour complet au fonctionnement antérieur rapide (moins de trois mois).

---

**1.** Le DSM (*Diagnostic and Statistical Manual of Mental Disorders*) est le manuel de référence pour la description et la classification des troubles mentaux. Il est publié par l'American Psychiatric Association (APA) et sa dernière édition est le DSM-V (5e édition) parue en 2015. Il existe également la CIM (Classification internationale des maladies) qui est une classification publiée par l'OMS. Cette classification n'est pas seulement médicale car elle aborde aussi bien les maladies, signes et symptômes que les circonstances sociales et causes externe des maladies et blessures. Sa dernière édition (10e édition) est parue en 2018.

- **Traitement :**
  - ◊ l'hospitalisation est parfois nécessaire mais un traitement en ambulatoire pour réduire l'intensité et la durée de l'épisode psychotique est souvent à privilégier ;
  - ◊ traitement par neuroleptiques polyvalents, antidélirants et antihallucinatoires.

## ③ Trouble psychotique de courte durée avec début lors du post-partum (DSM-V)

- **Définition :** survenue brutale entre le 5e et le 30e jour suivant l'accouchement d'un tableau clinique de troubles psychotiques aigus et transitoires.
- **Symptomatologie :** état confusionnel avec des éléments stuporeux, fausses reconnaissances, désorientation temporospatiale ; fluctuation thymique ; idées délirantes avec présence d'hallucinations dont la thématique est essentiellement centrée sur l'enfant.
- **Traitement :** urgence psychiatrique (risques suicidaires ou d'infanticide) ; instaurer à l'hôpital un traitement neuroleptique, de psychothérapie et travail sur la relation mère-enfant.

Fiche 2

# Troubles de la personnalité (chez l'adulte)

Le DSM-V définit dix troubles spécifiques de la personnalité. Ces troubles, ainsi que leurs critères diagnostiques sont demeurés inchangés par rapport au DSM-IV.

## ① Personnalité *borderline* ou états-limites

### Tableau clinique

- Personnalité *borderline* : perturbations au niveau des affects ; de l'identité ; des relations avec les autres ; du contrôle des impulsions.
- État-limite : trouble situé entre la névrose et la psychose.

### Traitement

- Traitement psychothérapique, de soutien, psychanalytique, cognitivo-comportemental.
- Traitement médicamenteux pour atténuer les épisodes d'état dépressif (antidépresseurs, inhibiteurs de la recapture de la sérotonine) et l'impulsivité et certains états transitoires de dépersonnalisation ou d'idées persécutrices (antipsychotiques, thymorégulateurs).

UE 2.6

**Rôle infirmier**

- L'accueil :
  - ◊ instaurer dès l'accueil un cadre thérapeutique contenant ;
  - ◊ préciser au patient les règles de vie commune dans la structure de soins (règlement intérieur) ;
  - ◊ effectuer un inventaire très strict des effets personnels (recherche de produits illicites notamment).
- Être attentif aux risques de :
  - ◊ clivage de l'équipe : privilégier les transferts collectifs plutôt que les transferts individuels ;
  - ◊ désigner plusieurs infirmiers référents : faire respecter le règlement intérieur sans y déroger ;
  - ◊ comportements régressifs : éviter d'établir une relation maternante qui amènerait le patient à régresser dans une position infantile ;
  - ◊ non-respect des règles de vie institutionnelle.

- Proposer des entretiens infirmiers formels à deux soignants pour aider le patient à verbaliser son angoisse, à réfléchir à ce qui a conduit à son hospitalisation, à apprendre à contrôler ses émotions, ses désirs, ses pulsions (auto et hétéro-agressives).
- Proposer des activités en groupe dans un cadre ferme (horaires, durée de l'activité, etc.).

## ② Autres troubles de la personnalité

| | |
|---|---|
| **Personnalité paranoïaque** | Caractérisée par une méfiance soupçonneuse envers les autres dont les intentions sont interprétées comme malveillantes. |
| **Personnalité schizoïde** | Caractérisée par un détachement des relations sociales et une restriction de la variété des expressions émotionnelles. |
| **Personnalité schizotypique** | Caractérisée par une gêne aiguë dans les relations proches, par des distorsions cognitives et perceptuelles et des conduites excentriques. |
| **Personnalité antisociale** | Caractérisée par un mépris et une transgression des droits d'autrui. |
| **Personnalité histrionique** | Caractérisée par des réponses émotionnelles excessives et une quête d'attention. |
| **Personnalité narcissique** | Caractérisée par des fantaisies ou des comportements grandioses, un besoin d'être admiré et un manque d'empathie. |
| **Personnalité évitante** | Caractérisée par une inhibition sociale, par des sentiments de ne pas être à la hauteur et une hypersensibilité au jugement négatif d'autrui. |
| **Personnalité dépendante** | Caractérisée par un comportement soumis et « collant » lié à un besoin excessif d'être pris en charge. |
| **Personnalité obsessionnelle-compulsive** | Caractérisée par une préoccupation de l'ordre, la perfection et le contrôle. |

# Troubles anxieux

## ① Trouble panique

- **Définition** : répétition d'attaques de panique et cela en l'espace de quatre semaines.
- **Traitement** : psychothérapie ; traitement pharmaceutique possible (anxiolytiques, antidépresseurs).

## ② Trouble anxieux généralisé

- **Définition** : présence d'une anxiété généralisée associée à des soucis excessifs, des symptômes spécifiques et une souffrance et/ou une altération du fonctionnement social, professionnel.
- **Tableau clinique** : anxiété permanente, durable et incontrôlable (elle envahit l'esprit du patient qui ne peut se raisonner et se chasser de l'esprit les ruminations anxieuses).
- **Traitement** : psychothérapie, traitement pharmaceutique possible (anxiolytiques, antidépresseurs).



## ③ Phobies spécifiques

- **Définition** : peur injustifiée d'un objet ou d'une situation qui est ressenti comme dangereux.
- **Tableau clinique** : mise en présence avec l'objet ou la situation ou la seule pensée de celle-ci qui déclenche une angoisse incontrôlable (type animal, type environnement naturel, type sang, injection, accident, type situationnel).
- **Traitement** : psychothérapies, traitement médicamenteux très réduit).

## ④ Agoraphobie

- **Définition** : peur d'avoir une attaque de panique dans des endroits où il serait impossible de s'échapper et/ou d'être secouru et/ou de se réfugier rapidement en lieu « sûr ».
- **Traitement :** psychothérapies, traitement médicamenteux très réduit.

## ⑤ Troubles obsessionnels compulsifs (TOC)

- **Définition** : troubles psychiques essentiellement caractérisés par les obsessions (ou pensées obsédantes) et/ou les compulsions (ou comportements compulsifs).
- **Tableau clinique** : deux symptômes majeurs, les obsessions et les compulsions, qui sont à l'origine de souffrance et d'une perte de temps considérable, et qui entraînent une altération du fonctionnement professionnel et social.
- **Traitement** : psychothérapie et traitement pharmaceutique (antidépresseurs).

## ⑥ Troubles somatoformes

Ils regroupent tout un ensemble de symptômes physiques associés à des demandes incessantes et persistantes d'investigations médicales de la part du sujet.

### Somatisation

- **Définition :** présence de symptômes ou de plaintes somatiques qui sont multiples et pour lesquels aucune anomalie organique identifiable n'a été retrouvée (et cela en dépit des nombreuses investigations médicales demandées par le sujet).
- **Symptomatologie :** nombreux antécédents de plaintes somatiques multiples et variables, pendant une période de plusieurs années, qui ne peuvent être expliqués par un trouble somatique identifiable.
- **Traitement :** difficile car les sujets souffrant de somatisation n'acceptent pas que leurs symptômes soient d'ordre psychologique ; traitements médicamenteux réservés aux troubles psychiques associés.

### Troubles hypocondriaques

- **Définition :** troubles qui se caractérisent essentiellement par une préoccupation persistante du sujet centrée soit sur la crainte ou l'idée d'une malade grave, soit sur son apparence physique.
- **Symptomatologie :** soit une conviction fondée sur la présence d'un ou plusieurs symptômes persistants (sans cause organique), d'être atteint d'une ou plusieurs maladies somatiques ; soit une préoccupation persistante concernant un défaut ou une disgrâce physique (ce que l'on nomme dysmorphophobie).
- **Traitement :** idem somatisation.

# Troubles associés au stress et aux traumatismes



## ① Réaction aiguë à un facteur de stress (CIM-10) ou état de stress aigu (DSM-V)

- **Définition** : trouble sévère et transitoire qui survient chez un sujet après un événement de stress physique ou psychique exceptionnel. Ce trouble disparaît spontanément en quelques heures ou en quelques jours.
- **Symptomatologie** :
  - ◊ très fluctuante d'un sujet à un autre : torpeur, détachement ou disparition de la réactivité émotionnelle, réduction de la conscience de son environnement, impression de déréalisation, de dépersonnalisation ; amnésie dissociative, reviviscence de l'événement traumatique, conduites d'évitement vis-à-vis de tout ce qui pourrait rappeler l'événement traumatique ; anxiété persistante ;
  - ◊ symptômes associés à une souffrance exprimée par le sujet ou par une altération du fonctionnement social, professionnel, etc. Ils durent au minimum deux jours, au maximum quatre semaines, et surviennent dans les quatre semaines suivant l'événement traumatique.
- **Traitement** : prise en charge de ce trouble dès la survenue de l'événement traumatique par des équipes spécialisées ; traitement médicamenteux possible : anxiolytique ; psychothérapie.

## ② État de stress post-traumatique (CIM-10 et DSM-V)

- **Définition** : réponse différée ou prolongée à une situation ou à un événement traumatique (ou stressant) qui est exceptionnellement menaçant ou catastrophique : guerre, mort violente en présence du sujet, viol, tortures, etc.
- **Symptomatologie :**
  - ◊ premier temps : sans symptômes frappants excepté parfois un léger retrait dépressif, un léger repli sur soi ou au contraire une euphorie inhabituelle ;
  - ◊ temps second : syndrome de répétition de la scène traumatique ; ruminations mentales et visions de la scène traumatique, etc.
  - ◊ symptômes associés à une souffrance exprimée par le sujet ou une altération du fonctionnement social, professionnel.
- **Traitement** : psychothérapie et parfois médicaments (anxiolytiques).

Fiche

# 5 Troubles de l'humeur (chez l'adulte)

## ① Trouble dépressif

### Définition et symptomatologie

- Il est l'opposé de l'épisode maniaque et se caractérise par un abaissement de l'humeur ; une diminution de l'intérêt et du plaisir pour des activités habituellement agréables ; une fatigabilité importante ; une réduction de l'activité physique et psychique en quantité et en rapidité, c'est-à-dire un ralentissement psychomoteur.
- Autres symptômes : diminution de la concentration et de l'attention ; diminution de l'estime de soi et de la confiance en soi ; idées de culpabilité ou de dévalorisation, etc.

### Formes cliniques

On distingue trois degrés de l'épisode dépressif (CIM-10) : dépressif léger ; dépressif moyen ; dépressif sévère sans symptômes psychotiques ; dépressif sévère avec symptômes psychotiques légers.

### Traitement

- Urgence psychiatrique par le risque du passage à l'acte suicidaire important qu'il comporte. L'hospitalisation se fait souvent à la demande d'un tiers ou sur décision d'un représentant de l'État.
- Traitement médicamenteux (antidépresseurs) suivi d'une psychothérapie.
- Sismothérapie (ou électro-convulso-thérapie) souvent indiquée dans les cas d'épisode dépressif sévère récalcitrant à la chimiothérapie.
- Antidépresseurs prescrits suivant la sévérité de l'état dépressif.

## ② Trouble dépressif persistant

### Définition et symptomatologie

- C'est un trouble dépressif chronique (au moins deux ans) qui débute habituellement chez l'adulte jeune, et est entrecoupé de périodes où le sujet se sent mieux.

- Symptômes essentiels : humeur dépressive présente pratiquement toute l'année, avec asthénie chronique, sentiment de perte d'espoir et de confiance en soi, difficultés de concentration ou difficultés à prendre des décisions, manque d'intérêt pour les choses habituellement agréables, troubles du sommeil, troubles de l'appétit, ruminations, plaintes excessives, absence d'altération du fonctionnement social et professionnel.

### Traitement

Psychothérapie avec parfois nécessité d'un traitement médicamenteux (antidépresseurs). Une hygiène de vie avec une alimentation équilibrée et des activités physiques permettrait également une atténuation, voire une rémission, des symptômes.

## ③ Risque suicidaire (chez l'adulte)

### Définitions

| | |
|---|---|
| **Suicide** | Acte de se donner la mort |
| **Tentative de suicide** | Acte par lequel un sujet a tenté de mettre fin à ses jours sans se donner la mort |
| **Idées de suicide** | Élaboration mentale d'un désir de mort, qu'il soit agi (passage à l'acte suicidaire) ou passif (se laisser mourir) |
| **Crise suicidaire** | Moment de crise psychique dans la vie d'un sujet où le recours au suicide semble être le seul moyen pour échapper à la souffrance présente |

### Passage à l'acte suicidaire

- Facteurs de risque :
  - ◊ troubles psychiatriques (surtout les états dépressifs sévères, les schizophrénies, les personnalités états-limites) ;
  - ◊ antécédents personnels de tentatives de suicide ;
  - ◊ antécédents familiaux de suicide et de tentative de suicide ;
  - ◊ verbalisation d'idées suicidaires à autrui ;
  - ◊ isolement socioprofessionnel : séparation, divorce, chômage, etc. ;
  - ◊ présence d'événements de vie douloureux : pertes précoces des parents, maltraitance, carences affectives, deuils récents, licenciement ;
  - ◊ âge : l'adolescence ou la vieillesse.
- Facteurs précipitants : des événements récents dans la vie du sujet vont précipiter le passage à l'acte suicidaire (deuil, séparation, échecs, etc.).

### Symptomatologie

- Présence d'idées suicidaires de plus en plus obsédantes, associées ou non à un projet suicidaire.
- Repli sur soi avec un désinvestissement progressif des centres d'intérêt habituels et une restriction des affects.
- Agressivité dirigée sur soi (autoagressivité) accompagnée d'une image négative de soi, d'un sentiment d'impuissance à faire face aux difficultés de la vie.

### Évaluation d'un risque suicidaire

- Facteurs de risque.
- Urgence de la menace.
- Dangerosité du projet suicidaire.

### Traitement

- En fonction de l'évaluation du risque suicidaire.
- Hospitalisation si :
  - ◊ troubles psychiques avérés ;
  - ◊ personnes âgées isolées ;
  - ◊ isolement affectif ;
  - ◊ refus de toute prise en charge en ambulatoire ;
  - ◊ difficultés sociales ou événements de vie douloureux récents ;
  - ◊ mauvaise observance médicamenteuse.
- Traitement médicamenteux possible (antidépresseurs) mais psychothérapie privilégiée.

## ④ Épisode maniaque

### Définition et symptomatologie

Il se caractérise par une élévation de l'humeur (humeur expansive), une augmentation de l'activité physique et psychique (quantité et rapidité) qui se traduit souvent par une tachyphémie (accélération du débit verbal), une tachypsychie (accélération du rythme au cours de la pensée), une logorrhée (flux de parole incessant), une fuite des idées et bien sûr une agitation psychomotrice.

### Différents degrés

- Hypomanie.
- Manie sans symptômes psychotiques.
- Manie avec symptômes psychotiques.

### Traitement

- Urgence psychiatrique qui nécessite une hospitalisation dans un service de psychiatrie (fréquemment en soins à la demande d'un tiers ou SDT).
- Corriger les troubles comportementaux (traitement sédatif *per os* ou par injection intramusculaire et/ou neuroleptiques), réhydrater le patient, mettre en place une mesure de protection des biens.
- Traitement médicamenteux adapté en fonction de la présence ou non de symptômes psychotiques, et associés à une psychothérapie.

## ⑤ Troubles bipolaires (et apparentés)

### Définition et symptomatologie

C'est un trouble chronique de l'humeur qui se caractérise par la survenue chez un même sujet de plusieurs épisodes tantôt dans le sens d'hypomanie ou de manie (épisode maniaque), tantôt dans le sens d'état dépressif avec une guérison complète entre les épisodes.



### Traitement

- Traitement au long cours, après traitement de l'épisode maniaque ou dépressif, consistant en un traitement thymorégulateur.
- Mesure de protection des biens à mettre en place devant des achats pathologiques.
- Suivi psychiatrique et psychothérapeutique important pour éviter les rechutes.

Fiche

# 6 Troubles du spectre de la schizophrénie et autres troubles psychotiques

## ① Schizophrénie

- **Définition :** pathologie psychiatrique qui se caractérise par une symptomatologie plus ou moins spécifique et qui évolue généralement vers une désorganisation profonde de la personnalité.
- **Trois troubles :**
  - ◊ **syndrome dissociatif :** scission qui s'opère dans la conscience et la personnalité du sujet et qui se réalise aux niveaux cognitif, affectif et du comportement ;
  - ◊ **syndrome délirant paranoïde non systématisé :** fréquent mais toujours manifeste ; délire mal organisé, flou, à mécanismes multiples (hallucinatoire, interprétatif, intuitif, imaginatif) et aux thèmes imprécis et également multiples ;
  - ◊ **repli sur soi.**
- **Début de la maladie :** brutal par la survenue d'un épisode délirant aigu et transitoire ou plus progressif avec la présence de symptômes moins bruyants (fléchissement scolaire, conduites addictives, déréalisation, etc.).
- **Formes cliniques :** paranoïde, hébéphrénique (schizophrénie de type désorganisée dans le DSM-IV), catatonique, résiduelle, simple (n'existe pas dans le DSM-IV), indifférenciée.
- **Traitement :** médicamenteux (neuroleptiques), associé à un traitement psychologique (psychothérapie) et à une réhabilitation psychosociale.

## ② Trouble délirant persistant

- **Définition :** trouble caractérisé par la présence d'une seule idée délirante ou d'un ensemble d'idées délirantes (apparentées), et qui est persistant (il peut durer parfois toute une vie).
- **Types :** érotomaniaque, mégalomaniaque, de jalousie, somatique.
- **Traitement :**
  - ◊ hospitalisation si le sujet présente des troubles du comportement à type d'agressivité sous un mode généralement sous contrainte ;
  - ◊ traitement médicamenteux (antipsychotiques) et suivi psychiatrique en ambulatoire.

Fiche

# 7 Troubles du comportement alimentaire (chez l'adulte)

## ① Anorexie mentale

### Définition

Conduite active de restriction alimentaire en raison de la recherche acharnée de la minceur et de la peur de grossir.

### Tableau clinique

- 3 A : anorexie, amaigrissement, aménorrhée.
- Autres symptômes somatiques : altération des phanères, constipation, hypotension artérielle, bradycardie, hypoglycémie, hypoproteinémie, hyperkaliémie liée à l'abus de laxatifs et vomissements, œdèmes.
- Attitudes psychologiques typiques : méconnaissance de la maigreur et/ou du risque vital ; hantise (quasi phobique) de prendre du poids et un désir éperdu de toujours vouloir maigrir un peu plus ; hyperactivité intellectuelle et physique avec un surinvestissement de la motricité ; déni de l'attachement et de la dépendance aux proches qui contraste avec un fonctionnement familial en vase clos et empreint de tensions, etc.



### Formes cliniques

- Anorexie de type restrictif pur.
- Anorexie-boulimie.

### Traitement

- Éliminer un autre trouble psychique et une pathologie somatique.
- Traitement en ambulatoire sauf quand le poids est descendu au-dessous d'une limite physiologique (IMC ≤ à 14) ou quand sont présentes des complications somatiques (hositalisation avec « contrat de poids »).
- Activités sociothérapeutiques et psychothérapie.

## ② Boulimie

### Définition

Trouble du comportement alimentaire dans lequel des épisodes d'ingestion impulsive de quantité importante de nourriture hypercalorique, généralement accompagnés de culpabilité, sont suivis de vomissements provoqués et/ou de prises de médicaments amaigrissants (laxatifs, diurétiques).

### Tableau clinique

- Accès boulimique.
- Troubles du comportement.
- Complications somatiques.
- Troubles psychiques associés : kleptomanie, conduites addictives, troubles de l'humeur, de la personnalité.

### Traitement

Traitement ambulatoire avec proposition de psychothérapie. Le traitement médicamenteux peut consister en la prescription d'antidépresseurs.

# Troubles d'utilisation de substances

## ① Alcoolisme

### Définition

Selon Pierre Fouquet, « est alcoolique tout homme ou femme qui, en fait, a perdu la liberté de s'abstenir de boire de l'alcool ».

### Intoxication alcoolique aiguë (ivresse) (> 1 à 2 g/L)

- Ivresse simple.
- Ivresse pathologique.
- Coma alcoolique (ou coma éthylique) (> 3 g/L).
- *Binge-drinking*.

### Alcoolisme chronique

- **Définition :** consommation excessive et prolongée d'alcool accompagnée de répercussions physiques et psychiques (et souvent sociales, familiales, professionnelles).
- **Symptomatologie :** visage congestionné et couperosé avec les conjonctives injectées et un enduit blanchâtre sur la langue ; tremblements ; anorexie ; troubles neurologiques, psychiques ; bilan sanguin perturbé.
- **Complications :** somatiques (hypoglycémie, pathologies hépatodigestives), neurologiques, tumorales, du sevrage alcoolique (predelirium et *delirium tremens*, crises convulsives) et psychiatriques (démences alcooliques, etc.).

### Traitement de fond

Cure de désintoxication, cure proprement dite, maintien de l'abstinence.

## ② Toxicomanies

### Définition

Consommation de drogues entraînant une dépendance physique et/ou psychique.

### Typologie des substances et effets

- Substances sédatives (psycholeptiques) : opiacés, benzodiazépines, cannabis. La prise de ces substances entraîne un ralentissement du fonctionnement du système nerveux central, d'où un risque de dépression respiratoire, d'accident aigu mortel (l'overdose).

- Substances stimulantes (psychoanaleptiques) : cocaïne, crack, amphétamines, ecstasy. Ces substances augmentent l'activité du fonctionnement du système nerveux.
- Substances qui perturbent l'activité mentale (psychodysleptiques) : hallucinogènes, solvants. Ces substances provoquent des phénomènes qui n'existent pas à l'état naturel comme les hallucinations.

### Toxicomanie aux opiacés

- Intoxication aiguë :
  - ◊ sensation de plaisir intense, d'une euphorie avec facilitation intellectuelle, puis, au bout de trois à six heures, descente avec stupeur associée à une angoisse ;
  - ◊ hypotension, bradycardie, hypothermie, bradypnée, myosis, érythème conjonctival, prurit ;
  - ◊ risque d'overdose : **urgence vitale**.
- Intoxication chronique :
  - ◊ dépendance physique et psychique rapide et intense ;
  - ◊ syndrome de sevrage ou état de manque ;
  - ◊ traitement : cure de sevrage de cinq à dix jours prenant en charge la dépendance physique et psychique ; traitement médicamenteux (antalgiques, neuroleptiques sédatifs, hypnotiques), associé à une renutrition et une réhydratation) ; postcure ; traitement au long cours en ambulatoire (psychothérapies, thérapies de substitution), etc.

### Toxicomanie aux produits stimulants

- Dépendance psychique beaucoup plus importante que physique (pas de syndrome de sevrage).
- Symptômes cliniques : relativement les mêmes pour le crack et la cocaïne.
- Compliquation possible avec anxiété importante, agitation psychomotrice, voire agressivité.
- Symptômes somatiques : mydriase, hypertension, tachycardie, troubles du rythme cardiaque avec parfois de la fièvre, des convulsions.
- Consommation aiguë peut être un risque vital.

# Troubles du développement (chez l'enfant)

## ① Troubles cognitifs

- Définition du « retard mental » : arrêt du développement mental ou un développement mental incomplet qui se caractérise essentiellement par une insuffisance des facultés cognitives, du langage, de la motricité et des performances sociales.
- Sévérité en fonction du quotient intellectuel (QI), calculé à partir de tests d'intelligence standardisés (*Wechsler Preschool and Primary Scale of Intelligence* [WPPSI], *Wechsler Intelligence Scale for Children Revised* [WISCC-R], *Wechsler Adult Intelligence Scale Revised* [WAIS-R]).
- Quatre niveaux de retard mental :

| | |
|---|---|
| **Léger (50 < QI < 69)** | Retard scolaire de deux à quatre ans, insertion professionnelle correcte. |
| **Moyen (35 < QI < 49)** | Apprentissage de la lecture, de l'écriture et du calcul mais difficulté d'autonomie dans la vie adulte. |
| **Grave (20 < QI < 34)** | Pas d'accès au langage, déficit moteur souvent important. |
| **Profond (QI < 20)** | Déficit moteur très important, incapacité à communiquer, grande dépendance. |

- Troubles associés au retard mental : association possible à des symptômes autistiques, une hyperactivité, des stéréotypies, des automutilations, des aberrations du comportement alimentaires (pica).

## ② Troubles de l'alimentation

### Anorexie du nourrisson

- Âge : entre 6 et 9 mois.
- Apparition progressive ou brutale, avec souvent l'existence d'un facteur déclenchant (sevrage, naissance d'un autre enfant, etc.).
- Anomalie de la relation mère-enfant fréquente.
- Symptômes : attitude d'opposition active au moment des repas ou opposition passive.

- Deux formes :
  - ◊ simple avec disparition des troubles au bout de quelques jours après une réassurance familiale et un changement des comportements secondaires souvent inadaptés de la mère ;
  - ◊ complexe avec opposition massive, vomissements, pâleur de l'enfant, retentissement somatique (hospitalisation nécessaire).

### Vomissements « psychogènes »

- Vomissements non liés à une pathologie somatique apparaissant surtout au cours du second trimestre.
- Peuvent être en lien avec un bouleversement de vie ou une anorexie du nourrisson.

### Mérycisme

- Trouble rare, débutant entre 3 et 12 mois.
- Régurgitation répétée de nourriture associée à une perte de poids ou une absence de gain pondéral, après une période de fonctionnement normal.
- Lié surtout à la qualité des relations mère-enfant.

### Pica

- Rare, observé chez un enfant âgé de 1 ou 2 ans : absorption de substances non alimentaires (savon, terre, craie, etc.).
- Signe de carences affectives graves, de troubles autistiques, de psychose ou de retard mental.

Fiche 10

# Autisme et troubles envahissants du développement

## ① Définition

Ensemble très hétérogène de troubles psychiques présents dès l'âge de 5 ans :
- altération de la qualité des interactions sociales ;
- altération de la communication ;
- comportements, intérêts et activités au caractère restreint, stéréotypé et répétitif.

## ② Autisme infantile

### Définition

L'autisme infantile débute avant l'âge de 3 ans et se caractérise par un développement anormal ou déficitaire associé à trois symptômes principaux :
- altération des interactions sociales ;
- altération de la communication ;
- activités et intérêts au caractère restreint et répétitif.

UE 2.6

### Symptomatologie

#### *Altération des interactions sociales (retrait autistique)*

- Absence de réaction aux émotions d'autrui.
- Comportement non adapté au contexte social.
- Faible utilisation des messages sociaux.
- Manque de réciprocité sociale et émotionnelle.

#### *Altération de la communication*

- Faible utilisation, voire absence de communication non verbale (montrer du doigt, exprimer des émotions par le corps, des gestes, etc.).
- Absence de jeux de « faire semblant ».
- Absence d'imitation des mimiques, des gestes d'autrui.
- Particularités de la tonalité, du débit de la voix.
- Troubles du langage.

- Écholalie (répétition systématique mais involontaire de la dernière syllabe ou des derniers mots entendus), non utilisation du « je », difficulté d'accès au « oui », néolangage inaccessible, etc.

*Comportement : activités et intérêts au caractère restreint et répétitif*

- Rigidité voire ritualisation des activités de la vie quotidienne (lavage des mains, repas, chemin pour aller à l'école, etc.).
- Stéréotypies (par exemple des battements ou torsions des mains ou des doigts).
- Intérêt excessif pour certaines qualités (odeur, surface, texture, vibrations) d'un objet (par exemple faire tourner sans cesse les roues d'une voiture miniature à son oreille sans la poser au sol).
- Intérêt excessif, unique, ritualisé, sans raison apparente, pour des objets (par exemple un enfant qui ne fait qu'écouter la météo à la télévision, à la radio, etc.).
- Difficulté à vivre toute modification dans les activités de la vie quotidienne et dans l'environnement personnel (par exemple changer le lit de place).
- Autres symptômes : phobies inhabituelles, troubles du sommeil ou de l'alimentation, crise d'anxiété massive avec une hétéroagressivité ou des automutilations.

### Autisme atypique

Il se manifeste après l'âge de 3 ans : les trois caractéristiques du diagnostic ne sont pas toutes présentes (altération des interactions, altération de la communication, comportements restreints, stéréotypés et répétitifs). Un retard mental est souvent associé.

## ③ Troubles envahissants du développement (TED)

### Syndrome de Rett

- Manifestation uniquement chez les filles entre 7 et 24 mois après un développement initial normal.
- Origine : elle serait génétique (mutation sur le chromosome X).
- Symptômes : perte partielle ou complète du langage, de l'usage des mains associée à des mouvements stéréotypés de torsion des mains, hyperventilation, retard mental.
- Évolution vers des troubles de la marche (apraxie), puis vers une invalidité motrice à l'adolescence ou à l'âge adulte.

## Syndrome d'Asperger

- Ce TED se distingue de l'autisme essentiellement par l'absence de retard mental, d'altération du langage et du développement cognitif.
- L'intelligence de ces enfants est souvent normale avec quelques difficultés motrices (maladresse).
- On retrouve souvent chez ces sujets un intérêt démesuré pour un domaine bien précis (les chiffres par exemple), ce qui en fait pour certains auteurs des autistes de « haut niveau ».

## Traitement

- Prise en charge pluridisciplinaire : éducative, pédagogique et psychothérapeutique (structures scolaires, d'enseignement et de soins spécialisées).
- Méthodes éducatives spécifiques à domicile impliquant parent et enfant ou en institutions (méthodes TEACCH, ABA ou *Applied Behavior Analysis* / analyse appliquée du comportement).

Fiche

# 11 Troubles du comportement de l'enfant et de l'adolescent

## ① Hyperactivité

### Définition et symptomatologie

- **Définition :** trouble qui se caractérise par une instabilité motrice, intellectuelle, affective, persistant chez un enfant de plus de 3-4 ans.
- **Tableau clinique :** hyperactivité se traduisant par une agitation désordonnée et permanente ; inattention associée à une distractibilité ; manque de persévérance dans les tâches à accomplir. Parfois impulsivité, irritabilité, etc., retard dans le développement de la motricité et du langage, grande labilité émotionnelle avec quête affective marquée, énurésie, etc.

### Traitement

- Prise en charge psychologique (psychothérapie individuelle, familiale, psychomotricité) et pédagogique (soutien scolaire).
- Nécessité parfois d'un traitement par psychostimulant.

## ② Trouble oppositionnel avec provocation

### Définition et symptomatologie

- **Définition :** ensemble de comportements hostiles et négatifs : l'enfant est provocateur, désobéissant, colérique et peu coopérant.
- **Symptômes :** susceptibilité, agressivité, irritabilité, faible tolérance aux frustrations. Isolement de l'enfant et renforcement des conduites d'opposition aboutissant à des difficultés d'adaptation sociale et scolaire.

### Traitement

Guidance parentale associée à une psychothérapie individuelle.

## ③ Trouble des conduites

### Définition et symptomatologie

- **Définition :** ensemble de conduites dyssociales, agressives, provocatrices, graves, répétitives et persistantes.

- **Symptômes :** manifestations excessives de bagarres et de tyrannie, cruauté envers des personnes ou animaux, destruction des biens d'autrui, conduites incendiaires, vols, mensonges, fugues, absentéisme scolaire, crises excessives de colère, désobéissance anormalement fréquente et grave.

### Traitement

- Instauration de psychothérapies individuelle et familiale.
- Traitement médicamenteux parfois nécessaire en cas de phases d'agressivité importantes : neuroleptiques.

## ④ Adolescence et passages à l'acte

### Définition et mode

- Angoisse liée aux remaniements de l'adolescence (transformation du corps, émergence de la sexualité, assises narcissiques bousculées, etc.) débordant et se manifestant par une action violente et imprévue, sous la forme d'une agression contre soi-même (suicide) ou à l'encontre d'autrui (agression, vol, délit, etc.).
- Le passage à l'acte ne fait pas à lui seul une pathologie psychiatrique mais peut s'insérer dans un tableau clinique d'un trouble des conduites, d'un trouble de la personnalité.
- Mode : le Moi décharge massivement dans un acte imprévu et irréfléchi toute l'agressivité (ou l'angoisse) qui le submerge (court-circuit de la pensée et donc de la verbalisation).



### Passages à l'acte à l'adolescence

- **Fugue :** départ impulsif, brutal, le plus souvent solitaire, généralement sans but précis. La fugue s'inscrit régulièrement dans un contexte de conflit avec le lieu de vie habituel de l'adolescent (famille ou institution).
- **Vols :** conduite dyssociale la plus fréquente à l'adolescence (vols de véhicules, dans les grandes surfaces commerciales).
- **Passage à l'acte et hétéroagressivité :** violence contre les biens ou contre les personnes.
- **Passage à l'acte et autoagressivité :** automutilations, tentatives de suicide, équivalents suicidaires (conduites en état d'ivresse, prise de drogues, rapports sexuels non protégés, etc.).

Fiche

# 12 Troubles dépressifs du nourrisson, de l'enfant et de l'adolescent

## ① Dépression du nourrisson

- **Définition :** réponse émotionnelle du nourrisson face à un vécu de manque ou de perte d'un lien affectif privilégié, c'est-à-dire face à un vécu de carence affective (absence de mère ou séparation d'avec la mère) ou une insuffisance de maternage par la mère (par exemple une mère en souffrance psychique qui ne peut « investir » son enfant).
- **Symptômes :**
  - ◊ somatiques : anorexie, mérycisme (régurgitation volontaire d'aliments suivie de leur mâchonnement), arrêt de croissance, insomnie ;
  - ◊ comportementaux : inertie motrice, repli avec pauvreté interactive, atonie thymique.
- **Traitement :** prise en charge psychothérapeutique de la relation mère-enfant.

## ② Troubles dépressifs chez l'enfant

- **Définition :** troubles dépressifs qui suivent la classification des états dépressifs chez l'adulte.
- **Symptômes de l'état dépressif sévère :**
  - ◊ soit rupture, souvent brutale, avec le fonctionnement antérieur de l'enfant (chute des résultats scolaires, difficultés relationnelles avec l'entourage, etc.) ; tristesse peu verbalisée qui se manifeste par des pleurs fréquents sans cause apparente, une perte d'entrain, une mimique figée, un sentiment d'ennui, de lassitude ;
  - ◊ soit perte du contrôle des émotions avec irritabilité non habituelle, repli sur soi avec une diminution ou une perte d'intérêt pour des activités habituellement investies (jeux, sorties, etc.), troubles du comportement alimentaire, du sommeil, ralentissement psychomoteur ou au contraire une agitation psychomotrice, plaintes somatiques fréquentes et variables (maux de ventre, vomissements), hallucinations le plus souvent auditives (sentiment de culpabilité, de dévalorisation, de désespoir de l'enfant).
- **Traitement :** évaluation de la dynamique familiale et mise en place d'une aide psychologique, voire sociale, de l'entourage de l'enfant.

## ③ Troubles dépressifs chez les adolescents

- **Définition :** proche de celle des états dépressifs de l'adulte.
- **Symptômes :**
  - ◊ changement dans le comportement, dans l'humeur, dans les résultats scolaires ;
  - ◊ tristesse, irritabilité ;
  - ◊ diminution de l'intérêt et du plaisir pour des activités habituellement investies ;
  - ◊ expression d'un sentiment d'ennui, de dégoût ;
  - ◊ isolement familial, social, avec perte ou diminution de l'élan vital ;
  - ◊ ralentissement psychomoteur ou agitation psychomotrice inadaptée et improductive ;
  - ◊ troubles du sommeil, fatigue dès le réveil, sans possibilité de récupération ;
  - ◊ difficultés de concentration, de mémorisation ;
  - ◊ sentiment de dévalorisation, de dépréciation de soi et des autres, avec des idées de culpabilité ou de honte ;
  - ◊ idées suicidaires ou idées de mort possibles dans les états dépressifs sévères, avec hallucinations et/ou idées délirantes, etc.
- **Traitement :**
  - ◊ traitement médicamenteux pour les états dépressifs sévères (antidépresseurs) ;
  - ◊ instauration d'une psychothérapie individuelle et/ou familiale.

Fiche

# 13 Troubles anxieux de l'enfant et de l'adolescent

## ① Définition et symptomatologie

- **Angoisse :** composante normale du développement de l'enfant (angoisse de séparation entre 6 et 8 mois, angoisse de castration vers 3 ans), ayant une valeur adaptive certaine.
- **Angoisse pathologique :** angoisse excessive et persistante, entraînant des répercussions sur la vie familiale, sociale, de l'enfant ou de l'adolescent.
- **Symptômes :**
  - ◊ plaintes touchant au corps à la localisation fluctuante ;
  - ◊ craintes sur la santé, la mort, celle de l'enfant ou de membres de l'entourage ;
  - ◊ troubles du coucher et du sommeil ;
  - ◊ troubles du comportement.

## ② Angoisse de séparation de l'enfance (CIM-10) ou trouble d'angoisse de séparation (DSM-V)

- **Définition :** anxiété excessive due à une angoisse de séparation d'avec les personnes auxquelles est attaché l'enfant (la mère généralement).
- **Symptômes :** craintes irraisonnées de séparation entre l'enfant et la personne privilégiée, etc.

## ③ Trouble anxieux phobique

- Les phobies font partie du développement normal de l'enfant (phobies du noir vers 2 ans, des gros animaux vers 3 ou 4 ans, etc.).
- La **phobie scolaire** est la phobie pathologique la plus fréquente.

## ④ Trouble obsessionnel compulsif

- Les comportements ritualisés d'allure obsessionnelle sont normaux au cours du développement (objets jetés à terre, rituels d'endormissement, etc.).
- Ils deviennent inquiétants s'ils s'accompagnent de perturbations de la vie quotidienne, d'angoisse en l'absence de respect du rituel, etc.

## ⑤ Traitement des troubles anxieux chez l'enfant et l'adolescent

- Évaluation de la dynamique des interactions qui s'exercent entre les symptômes, la personnalité de l'enfant (ou de l'adolescent) et son environnement.
- Soutien psychothérapique afin d'aider à dénouer une situation critique, de permettre une reprise de la construction de la personnalité (thérapie cognitivo-comportementale, familiale).
- Actions socio-éducatives.
- Traitement médicamenteux parfois nécessaire : antidépresseurs.

# ENTRAÎNEMENT

## QCM

**1. Toutes les affirmations concernant les troubles de la personnalité sont vraies sauf deux. Lesquelles ?**

a. Les troubles de la personnalité regroupent ce que, historiquement, on nommait personnalité pathologique ○
b. On parle indifféremment de personnalité obsessionnelle-compulsive et de trouble obsessionnel-compulsif ○
c. Les troubles de la personnalité se caractérisent par une altération profonde de la personnalité ○
d. Les états limites sont des troubles de la personnalité qui selon Jean Bergeret se situent entre la névrose et la psychose ○

**2. Par quoi se caractérise la personnalité paranoïaque ?**

a. La présence de doutes injustifiés concernant la loyauté ou la fidélité de ses amis ou associés ○
b. Une utilisation de son aspect physique pour attirer l'attention sur soi ○
c. L'impossibilité de pardonner à autrui des paroles jugées insultantes ou blessantes ○
d. Un perfectionnisme rendant difficile l'achèvement des tâches à effectuer ○

**3. Qu'appelle-t-on troubles névrotiques ?**

a. Des troubles psychiques dont les déterminants sont essentiellement psychologiques ○
b. Des troubles psychiques avec une altération profonde de la personnalité ○
c. Des troubles psychiques se traduisant par une altération importante du fonctionnement cognitif ○
d. Des troubles psychiques sans gravité ○

**4. Qu'est-ce qui caractérise les troubles anxieux phobiques ?**

a. Une anxiété anticipatoire associée à une anxiété généralisée ○
b. Une étiologie essentiellement psychologique ○
c. Une anxiété déclenchée exclusivement par des objets ou situations bien précis associée à des conduites d'évitement ○

**d.** Une anxiété permanente et durable associée à des obsessions ○
**e.** Aucune des réponses ○

**5. Par quoi est caractérisée l'agoraphobie ?**

**a.** La peur des espaces clos ○
**b.** La peur de parler en public ○
**c.** La peur d'effectuer des actes absurdes ○
**d.** La peur des hauteurs ○
**e.** Aucune des réponses ○

**6. Le trouble obsessionnel compulsif se caractérise essentiellement par :**

**a.** Des obsessions ○
**b.** Une anxiété anticipatoire ○
**c.** Des compulsions ○
**d.** Des idées fixes ○

**7. Quels sont, parmi les symptômes suivants, ceux que l'on peut retrouver lors d'un épisode dépressif ?**

**a.** Une diminution de la concentration, de l'attention, de l'estime de soi et de la confiance en soi ○
**b.** Des idées de culpabilité ou de dévalorisation associées à des actes hétéroagressifs ○
**c.** Un discours morose et pessimiste face à l'avenir ○
**d.** Un négativisme ○
**e.** Des troubles du sommeil de type réveils matinaux précoces ○
**f.** Une hyperphagie accompagnée d'une prise de poids ○

**8. Concernant la psychose, toutes les affirmations qui la caractérisent sont vraies sauf une. Laquelle ?**

**a.** Pas de lésions organiques avérées ○
**b.** Perte de contact avec la réalité ○
**c.** Pas de conscience de ses troubles ○
**d.** L'angoisse est une angoisse de castration ○

# ENTRAÎNEMENT

**9. Parmi les troubles du langage suivants, quels sont ceux qui caractérisent la schizophrénie ?**

- **a.** La logorrhée ○
- **b.** Le fading mental ○
- **c.** Le barrage ○
- **d.** Les néologismes ○

**10. Un trouble délirant persistant de type jalousie ou de type érotomaniaque se caractérise essentiellement par :**

- **a.** Un délire dont la construction est logique et cohérente ○
- **b.** Une adhésion peu marquée du sujet à son délire ○
- **c.** Un risque accru de dangerosité pour autrui ○
- **d.** Un délire dont le mécanisme prépondérant est un mécanisme interprétatif ○

**11. Parmi les symptômes somatiques suivants, quels sont ceux qui caractérisent l'anorexie mentale ?**

- **a.** Altération des phanères (ongles cassants) et constipation ○
- **b.** Hypotension, hypoglycémie, hypoproteinémie, hypokaliémie ○
- **c.** Hypotension, hypoglycémie, hypoproteinémie, hyperkaliémie ○
- **d.** Œdèmes et bradycardie ○

**12. À propos de l'écholalie, quelles sont les propositions vraies ?**

- **a.** L'écholalie est un mode d'expression banal et transitoire de l'enfant de 2 ans ○
- **b.** L'écholalie est un des symptômes de la pathologie du langage de l'enfant psychotique ○
- **c.** Écholalie et bégaiement sont toujours associés ○
- **d.** L'écholalie désigne le fait d'avoir peur de rougir ○

**Encore plus d'entraînement**

www.lienmini.fr/s5ifsi01

### Cas clinique

M. G., 22 ans, est hospitalisé ce jour dans un service de psychiatrie après un passage aux urgences psychiatriques. À la suite d'une violente dispute avec son amie, il s'est alcoolisé et a ensuite pris tout le traitement que venait de lui prescrire son médecin généraliste (des antidépresseurs et des somnifères). S'agissant de sa troisième tentative de suicide en un an, une hospitalisation dans un service de psychiatrie lui a été proposée.

M. G. est un homme de grande taille, mince et vêtu comme un jeune lycéen. Lors de l'entretien avec le psychiatre du service, il évoquera avec lenteur et d'un ton triste et monocorde ses difficultés actuelles.
Ses parents ont divorcé lorsqu'il avait trois ans. Il a vécu avec sa mère qu'il décrit comme « autoritaire sans aucun gestes tendres… plus préoccupée par son travail que par lui ». Son père, chez qui il passe quelques week-ends et une partie de ses vacances, est un homme qui voyage souvent pour son travail et le laisse souvent seul avec sa belle-mère.
Devant ses difficultés scolaires en mathématiques, sa mère décide de faire appel à un de ses amis, professeur dans un collège, pour lui donner des cours particuliers. M. G. va subir de 11 ans à 13 ans des attouchements sexuels de la part de ce professeur sans rien n'en dire à personne.



Après avoir obtenu son baccalauréat, M. G. décide de poursuivre des études de cinéma. Il quitte alors la province pour venir à Paris. Il vit quelques temps en colocation avec un étudiant : « c'était très bien au début le bonheur j'ai cru découvrir avec lui ma vraie sexualité. Mais ce n'était pas ça… Je crois que j'aime les femmes ». Il décide d'aller vivre avec une jeune fille qu'il vient de rencontrer : « au début, c'était merveilleux, c'était vraiment la femme de mes rêves... Puis on a commencé à se disputer. Elle m'empêchait de vivre ce que j'avais à vivre c'est là qu'elle a révélé son vrai caractère... Pour elle, je n'étais qu'un jouet entre ses mains j'ai compris que dès qu'elle trouverait un autre homme elle me quitterait… j'ai pété les plombs ». Il a 20 ans et c'est sa première hospitalisation en psychiatrie. Il rapporte de cette époque un sentiment de n'être plus lui-même, d'être soumis à des regards malveillants du personnel soignant (une infirmière notamment). Il entreprend alors une psychothérapie qu'il abandonnera assez vite car dit-il « je n'avais rien à dire ». Depuis M. G. vit de « petits boulots, par-ci, par-là ». Il retourne périodiquement vivre chez sa mère, quand ses histoires d'amour tournent court.

Actuellement, il dit se sentir « vide, sans envie, sans projet ». Il se scarifie de nouveau au ventre et aux jambes, comme il y a deux ans : « quand je saigne, j'ai enfin l'impression d'être là, vivant ».
Son amie actuelle décrit des épisodes d'alcoolisation massive à la suite de contrariétés minimes dans leur couple.

M. G. accepte de rester hospitalisé, tout en précisant que « cela ne servira à rien, de toute façon, ma vie est foutue ».
Le diagnostic évoqué est celui d'épisode dépressif sur une personnalité borderline.

**1. Parmi les éléments suivants, lesquels sont en faveur d'un épisode dépressif ?**

- **a.** Une attitude morose et pessimiste face à l'avenir associée à une logorrhée ○
- **b.** Des actes suicidaires associés à des néologismes ○
- **c.** Une humeur dépressive associée à un syndrome dissociatif ○
- **d.** Une humeur dépressive associée à une bradyphémie (lenteur du débit verbal) ○

**2. Quels sont les éléments sémiologiques que l'on peut retrouver dans ce cas clinique lors de cet entretien ? Argumentez votre réponse avec des éléments du texte.**

..........

..........

..........

**3. Quel est le risque majeur encouru par M. G. lors de son accueil dans le service ?**

- **a.** Risque d'hétéroagressivité ○
- **b.** Risque suicidaire ○
- **c.** Risque de *delirium tremens* ○
- **d.** Risque de syndrome délirant ○

## QCM

**1. b.** On parle indifféremment de personnalité obsessionnelles-compulsive et de trouble obsessionnel-compulsif
*Le trouble obsessionnel-compulsif n'est pas un trouble de la personnalité mais un trouble classé dans les troubles névrotiques (CIM-10), ou dans les trubles anxieux (DSM-V).*
**c.** Les troubles de la personnalité se caractérisent par une altération profonde de la personnalité
*L'altération profonde de la personnalité s'observe essentiellement dans les troubles psychotiques*

**2. a.** La présence de doutes injustifiés concernant la loyauté ou la fidélité de ses amis ou associés
**c.** L'impossibilité de pardonner à autrui des paroles jugées insultantes ou blessantes
**b.** *Concerne la personnalité histrionique*
**d.** *Concerne la personnalité obsessionnelle-compulsive*

**3. a.** Des troubles psychiques dont les déterminants sont essentiellement psychologiques
**b.** *et* **c.** *concernent les troubles psychotiques.*
**d.** *Non, même si souvent les troubles névrotiques ne nécessitent pas d'hospitalisation et m'entraînent pas une altération du fonctionnement social et professionnel.*

**4. b.** Une étiologie essentiellement psychologique
**c.** Une anxiété déclenchée exclusivement par des objets ou situations bien précis associée à des conduites d'évitement
**a.** *Non car pas d'anxiété généralisée qui est un autre trouble psychique*
**d.** *Non car pas d'anxiété permanente et durable (symptôme de l'anxiété généralisée) et pas d'obsessions (symptôme de trouble obsessionnel-compulsif).*

**5. e.** Aucune des réponses

**6. a.** Des obsessions
**c.** Des compulsions
**b.** *L'anxiété anticipatoire concerne essentiellement les troubles anxieux phobiques et le trouble panique.*

**d.** *À la différence de l'obsession, l'idée fixe est une idée qui s'impose au patient et qui est acceptée par le patient comme en lien étroit avec sa pensée et sa personnalité : elle n'est donc pas reconnue par le patient comme pathologique.*

**7. a.** Une diminution de la concentration, de l'attention, de l'estime de soi et de la confiance en soi

**c.** Un discours morose et pessimiste face à l'avenir

**e.** Des troubles du sommeil de type réveils matinaux précoces

**f.** Une hyperphagie accompagnée d'une prise de poids

**a, c, e, f.** *On peut aussi observer l'inverse, c'est-à-dire une diminution de l'appétit avec perte de poids.*

**b.** *Des idées de culpabilité ou de dévalorisation sont présentes mais associées à des actes autoagressifs (suicidaires).*

**d.** *Concerne la schizophrénie.*

**8. d.** L'angoisse est une angoisse de castration

*Elle est caractéristique des troubles névrotiques. Dans la psychose, l'angoisse est une angoisse de morcellement.*

**9. b.** Le fading mental

**c.** Le barrage

**d.** Les néologismes

**a.** *La logorrhée concerne la manie.*

**10. a.** Un délire dont la construction est logique et cohérente

**c.** Un risque accru de dangerosité pour autrui

**d.** Un délire dont le mécanisme prépondérant est un mécanisme interprétatif

**b.** *Au contraire, forte adhésion du sujet à son délire.*

**11. a.** Altération des phanères (ongles cassants) et constipation

**b.** Hypotension, hypoglycémie, hypoprotéinémie, hypokaliémie

**c.** *Hyperkaliémie liée à l'abus de laxatifs et de vomissements.*

**12. b.** L'écholalie est un des symptômes de la pathologie du langage de l'enfant psychotique

**d.** *C'est l'érythrophobie.*

## Cas clinique

**1.** d. Une humeur dépressive associée à une bradyphémie (lenteur du débit verbal)
**d.** *Bradyphémie (lenteur du débit verbal). Ici : « il évoquera avec lenteur ».*
**a.** *Non car pas de logorrhée qui est un flux de paroles rapides, incontrôlables, logique ou non logique caractéristique de l'épisode maniaque.*
**b.** *Non car pas de néologisme qui est l'invention par le patient d'un mot qui n'existe pas dans le langage courant (ou l'utilisation d'un mot courant dont le sens est détourné), caractéristique de la schizophrénie).*
**c.** *Non car pas de syndrome dissociatif caractéristique de la schizophrénie.*

**2. • Perturbations de l'affect**
– Instabilité des affects se traduisant par de l'impulsivité, des états de malaises épisodiques intenses, de l'irritabilité ou de l'anxiété : ici, impulsivité « À la suite d'une violente dispute avec son amie, il s'est alcoolisé et a ensuite pris tout le traitement que venait de lui prescrire son médecin généraliste ».
– Sentiment chronique de vide et d'ennui ; ici le patient dit « se sentir « vide » : « quand je saigne, j'ai enfin l'impression d'être là, vivant ».
– Affect dépressif qui se traduit par une répétition de comportements, de gestes ou de menaces suicidaires, ou d'automutilations (scarifications par exemple). Ici : hospitalisation pour un épisode dépressif : « troisième tentative de suicide en un an » : scarification (« Il se scarifie de nouveau au ventre et aux jambes, comme il y a deux ans »).

**• Perturbations de l'identité**
– Instabilité de l'image de soi qui peut se manifester par exemple par une indécision de l'orientation sexuelle ; ici : « Il vit quelques temps en colocation avec un étudiant : "c'était très bien au début, le bonheur, j'ai cru découvrir avec lui ma vraie sexualité. Mais ce n'était pas ça. Je crois que j'aime les femmes" ».
– Apparition transitoire dans des situations de stress de symptômes dissociatifs sévères. Ici : première hospitalisation (stress où le patient a le « sentiment de n'être plus lui-même »).

**• Perturbations de la relation avec les autres**
– Relations avec les autres instables et intenses caractérisées par l'alternance entre les positions extrêmes d'idéalisation excessive et de dévalorisation : ici aventure amoureuse où sa compagne passe d'une position extrême d'idéalisation (« au début, c'était merveilleux, c'était vraiment la femme de mes rêves »)

à une position de dévalorisation (« Elle m'empêchait de vivre ce que j'avais à vivre c'est là qu'elle a révélé son vrai caractère... Pour elle, je n'étais qu'un jouet entre ses mains »).
– Efforts effrénés pour éviter les abandons réels ou imaginés : ici le patient imagine que sa compagne va le quitter (« j'ai compris que dès qu'elle trouverait un autre homme elle me quitterait »).
– Apparition transitoire dans des situations de stress d'une idée persécutrice. Ici lors de la première hospitalisation : stress, présence d'idées de persécution (le patient avait l'impression « d'être soumis à des regards malveillants du personnel soignant [une infirmière notamment]).

• **Perturbations du contrôle des impulsions**

– Impulsivité qui se traduit par des comportements dommageables (dépenses, sexualité, toxicomanie, conduite automobile dangereuse, crises de boulimie). Ici alcoolisation : « son amie actuelle décrit des épisodes d'alcoolisation massive à la suite de contrariétés minimes dans leur couple ».
– Colères intenses et inappropriées ou difficulté à contrôler sa colère (ex : fréquentes manifestations de mauvaise humeur, colère constante ou bagarres répétées). Pas présentes ici.

• **Perturbations du fonctionnement social et professionnel**

– Pas d'insertion professionnelle (vit de « petits boulots, par ci, par là »).
– Si on se réfère à la pathologie *borderline* (Jean Bergeret), on retrouve également la présence d'un traumatisme psychique précoce (« attouchements sexuels de 11 ans à 13 ans).

**3. b.** Risque suicidaire

UE 2.9 A. Besnier et G. Drouet

# Processus tumoraux

## Objectifs

- Expliquer les mécanismes physiopathologiques des tumeurs bénignes et malignes.
- Décrire les signes, les risques, les complications et les thérapeutiques des pathologies étudiées.
- Développer une vision intégrée des soins à donner aux personnes atteintes de cancer.

# Conseils du formateur

## ① Objectifs

Cette unité d'enseignement universitaire, UE 2.9 « Processus tumoraux », associe autant les soins relationnels que techniques. Cette UE se situe au semestre 5 et globalise les connaissances des semestres antérieurs. Les pathologies enseignées couvrent l'ensemble des cancers prévalents dans la société. Elle contribue au développement de la compétence 4 : « Mettre en œuvre des actions à visée diagnostique et thérapeutique ».

Il s'agit de :

- répondre aux besoins et aux attentes des personnes malades et de leurs proches en développant une vision intégrée des soins à donner aux personnes atteintes de cancer ;
- accompagner la personne dans la maladie chronique ;
- dispenser des soins en répondant aux exigences réglementaires ;
- actualiser ses connaissances professionnelles.

## ② Prérequis

- UE 2.1 S1 : Biologie fondamentale.
- UE 2.2 S1 : Cycles de la vie et grandes fonctions.
- UE 1.2 S2 et S3 : Santé publique et économie de la santé.
- UE 4.6 S3 et S4 : Soins éducatifs et préventifs.

## ③ Mode d'évaluation

- Évaluation écrite des connaissances sous forme de questions à choix multiples.
- Critères d'évaluation : exactitude des connaissances.

Cette UE est à croiser avec les enseignements du semestre 5, notamment l'UE 4.7 sur les soins palliatifs, l'UE 4.4 sur la chambre implantable, associée à la planification des thérapeutiques et les calculs de doses, et l'UE 2.11, en particulier les antimitotiques.

## ④ Enseignements

Cette unité d'enseignement se décline autour des concepts étudiés tout au long du cursus :

- les techniques de communication, relations d'aide et thérapeutique, accompagnement et projet de vie, projet de soins, maladie chronique, « prendre soin » et traiter, « *cure* et *care* », douleur, dignité, estime de soi, etc. ;
- les connaissances en biologie, cytologie, hématologie, hygiène et asepsie, hygiène de vie, épidémiologie, pharmacologie, hémovigilance et démarche éducative.

Les enseignements magistraux sont dispensés par des médecins universitaires soit en présentiel, soit en ligne sous forme de diaporamas commentés ou non. Ces enseignements sont relatifs à la sémiologie, la classification, les caractéristiques, les traitements, l'évolution des tumeurs. Ils ciblent également la prévention et le dépistage des tumeurs malignes.

Des travaux dirigés sont organisés à partir de situations cliniques rédigées par les cadres formateurs, de dossiers de soins anonymisés ou de projets de soins proposés par les étudiants.

## ⑤ Intérêt dans la pratique infirmière

Cette UE vise à intégrer les connaissances incontournables pour agir dans le respect de la qualité et de la sécurité des soins.

Au regard de chaque situation, l'infirmier(ère) sera en mesure :

- d'appliquer les principes de rigueur, d'organisation, de justesse dans la compréhension et l'application des prescriptions médicales ;
- de développer des capacités d'observation et d'analyses cliniques ;
- de prendre, dans le cadre de l'urgence et des soins quotidiens, des décisions adaptées aux situations ;
- de proposer des actions préventives et éducatives au patient et à son entourage.

**Marie-Pierre Beaudet et Brigitte Boscher**

Fiche 1

# Épidémiologie des cancers

## ① Généralités

- Il existe trois indicateurs pour étudier la fréquence des cancers :
  - ◊ le nombre de décès annuels = **la mortalité** ;
  - ◊ le nombre de nouveaux cas diagnostiqués chaque année = **l'incidence** ;
  - ◊ le nombre total de cancers présents à un moment donné rapporté à la population totale = **la prévalence**.
- Les cancers sont de plus en plus découverts à des stades précoces. La mortalité par cancer a diminué grâce au progrès du dépistage, à la prévention et au progrès de la thérapeutique.
- Les cancers de l'enfant sont plus rares que ceux de l'adulte.
- Près de 50 % des cancers de l'enfant surviennent avant l'âge de 5 ans.
- Les cancers les plus fréquents chez l'enfant sont les leucémies et lymphomes (39 %) et les tumeurs du système nerveux central (25 %).

## ② Facteurs prédisposants

- Âge : 62,4 % des cancers (tout âge confondu) concernent les plus de 65 ans et 11,5% les plus de 85 ans.
- Sexe : prévalence du cancer du sein, colorectal et du poumon chez la femme ; et du cancer de la prostate, des poumons et colorectal chez l'homme.
- Géographie : en relation avec les conditions socioéconomiques.
- Facteurs génétiques (5 à 10 %) : trisomie 21, polypose rectocolique, syndrome de Lynch, mutation de gènes (BCR A1 et 2), rétinoblastome.
- Facteurs hormonaux (12 %) : œstrogènes (sein-uterus), testostérone (prostate).

## ③ Facteurs précipitants

- Consommation de tabac/alcool.
- Inactivité physique, sédentarité, surpoids.
- Exposition à des toxiques physiques (rayons X, UV, chaleur, etc.), biologiques (virus de l'hépatite B [HBV], papillomavirus humain [HPV], virus Epstein-Barr [EBV], bactéries, parasites), chimiques (professionnels, pollution).

Fiche 2

# Cancérogénèse

La cancérogénèse est l'ensemble des phénomènes qui vont transformer une cellule normale en cellule cancéreuse.

## ① Histoire naturelle du cancer

### Cancérogénèse infraclinique, ou induction du cancer

Trois étapes au niveau moléculaire :

| | |
|---|---|
| **Initiation** | Mutation de la cellule sous l'effet d'un carcinogène ; processus irréversible |
| **Promotion** | Transformation d'un gène supprimant les défenses naturelles et apparition d'une cellule cancéreuse, cellule mère de la tumeur |
| **Progression** | Acquisition, par les cellules, de propriétés de multiplications non controlées, la perte de différenciation, le pouvoir d'invasion local et à distance |

### Développement tumoral ou progession

- La tumeur devient détectable lorsqu'elle atteint environ 1 $cm^3$.
- Elle s'autonourrit par la néoangiogénèse.
- Elle peut migrer à distance sous forme de métastases.
- **Quatre stades de développement tumoral** : hyperplasie, dysplasie, cancer *in situ*, cancer micro-invasif franchissant la membrane basale.

## ② Modifications cellulaires liées à la cancérogénèse

- **Fonctionnelles** : la cellule initiée devient immortelle. Échappement à l'apoptose, potentiel de division illimité, capacité de croissance exagérée, résistance aux inhibiteurs des facteurs de croissance.
- **Morphologiques** (surtout nucléaires) : augmentation du rapport nucléo-cytoplasmique, noyau hyperchromatique irrégulier, anisocytose, modifications membranaires.

## ③ Modifications histologiques : perte de différenciation, envahissement

- **Invasion locale** : sous forme de tumeur palpable, syndrome de masse, modification visible, signes de compression des organes de voisinage.
- **Angiogénèse** : l'apport de sang oxygéné (par angiogénèse) est indispensable à la croissance tumorale. Une néovascularisation formée de vaisseaux sanguins se dirigeant vers la tumeur est suffisante pour permettre le développement de très grosses tumeurs. Elle favorise le passage sanguin de cellules métastatiques. Mais cette néo-vascularisation est fragile : nécrose et saignements de la tumeur sont fréquents.

## ④ Diffusion métastatique

Les métastases sont des foyers secondaires tumoraux indépendants, à distance du foyer primitif.

### Processus métastatique

Trois étapes :

- les cellules cancéreuses **se disséminent** du site primitif dans les capillaires ;
- ces cellules suivent les **circulations** sanguines ou lymphatiques ;
- elles se **fixent** sur l'organe cible en créant un stroma nourricier au détriment du tissu hôte.

### Voies métastatiques

- Il y a trois voies possibles :
  - **sanguine** : veine porte, voies artérielles ;
  - **lymphatique** : ganglion proximal, puis de proche en proche puis canal thoracique puis système veineux. Utilisée dans la technique du « ganglion sentinelle » ;
  - **endocavitaire ou de proximité** (péritoine, plèvre).
- Les métastases s'arrêtent dans les organes faisant office de filtres sur les voies de dissémination :
  - circulation générale pour les poumons, reins, os, cerveau ;
  - circulation porte pour le foie ;
  - circulation lymphatique avec envahissement progressif des ganglions dans le territoire de drainage lymphatique (sein, endomètre).

Fiche

# 3 Prévention et dépistage du cancer

Il existe trois niveaux de prévention.

## ① Prévention primaire

- Objectif : supprimer l'exposition aux facteurs de risque avant qu'ils aient induit la maladie :
  - ◊ limiter la consommation tabagique ;
  - ◊ limiter la consommation alcoolique ;
  - ◊ alimentation, rayonnement solaire → campagnes d'information et éducation ;
  - ◊ limiter les expositions professionnelles (normes d'exposition, protection des travailleurs, information, médecine du travail, respect des règles) ;
  - ◊ vaccination : HPV (cancer du col de l'utérus), VHB (cancer du foie).
- Acteurs prioritaires de la prévention primaire : personnels de santé et pouvoirs publics.

## ② Prévention secondaire = dépistage

Objectif : dépister les lésions précancéreuses ou les cancers au début pour mettre en place un traitement curateur.

### Dépistage du cancer

Le dépistage est variable en fonction des cancers :

- très accessible pour les cancers évoluant lentement (côlon, sein, prostate, col utérin, peau), dont l'histoire naturelle est connue, avec une thérapeutique efficace en cas de diagnostic ;
- peu accessible pour les cancers d'évolution rapide (leucémies, cancer des testicules, lymphomes) et les cancers des poumons, ORL, du pancréas ou des ovaires pour lesquels il n'existe pas de test valable actuellement.

| Cancer | Exemples de dépistages |
|---|---|
| **Cancer du col de l'utérus** | Vaccination anti-HPV |
| | Frottis cervico-vaginal |
| **Cancer colorectal** | Coloscopie si risque élevé |
| | Présence de sang dans les selles |

### Campagnes de dépistage

- Le cancer est un problème de Santé publique majeur.
- Les campagnes de dépistage sont des campagnes nationales devant bénéficier à la totalité de la population à risque pour un cancer donné : **démarche de Santé publique**.

### Code européen de prévention contre le cancer

| Prévention primaire | Prévention secondaire |
|---|---|
| • Ne pas fumer.<br>• Consommer l'alcool avec modération.<br>• Éviter les expositions solaires exagérées.<br>• Respecter les consignes de sécurité professionnelles.<br>• Consommer régulièrement des fruits et légumes frais.<br>• Consommer des aliments riches en fibres.<br>• Éviter le surpoids. | • Faire régulièrement un frottis cervicovaginal (tous les 3 ans).<br>• Examen régulier des seins et mammographie tous les deux ans après 50 ans.<br>• Dépistage du cancer anorectal après 50 ans.<br>• Consulter un médecin si :<br>– changement d'aspect d'un nævus, perte de sang anormale<br>– modification de l'aspect des selles, toux persistante, raucité de la voix, amaigrissement inexpliqué. |

## ③ Prévention tertiaire

- Elle vise à limiter la récidive des cancers une fois la maladie installée et traitée.
- Par exemple : examens de suivi pour déceler la récurrence ou la présence de métastases.

Fiche 4

# Diagnostic des cancers

- La précocité du diagnostic du cancer détermine les chances de guérison des patients.
- Il n'existe pas de signe spécifique : c'est l'association de plusieurs signes qui doit faire suspecter le diagnostic.
- Un processus tumoral peut être découvert soit par examen systématique de santé ou un dépistage organisé, soit au cours d'une consultation suite à la découverte de signes inquiétants.

## ① Signes d'appel

### Signes généraux : peu spécifiques

- Cachexie ou altération de l'état général (asthénie, anorexie, amaigrissement) → dégoût de certains aliments, nausées à la vue de l'alimentation, satiété précoce.
- Fièvre d'installation progressive prolongée, parfois intermittente.
- Fatigue chronique limitant l'activité.
- Thromboses veineuses profondes : fréquentes au cours des cancers bronchiques et gastriques.
- Signes moins fréquents : sueurs nocturnes ou prurit.

### Signes en lien avec la masse tumorale

- La **tumeur initiale** est perçue par le patient ou le médecin : lésion dure, fixée, indolore, d'apparition récente, progressive, avec une tendance à l'infiltration.
- Son **extension locorégionale** peut provoquer des dysfonctionnements de l'organe envahi ou un retentissement sur les organes voisins (compression, irritation, apparition d'hémorragies).
- **Localisations secondaires : métastases** (ganglionnaires ou viscérales).

### Syndromes paranéoplasiques

- Ce sont des signes cliniques ou paracliniques secondaires à un cancer mais sans rapport direct avec un envahissement tumoral locorégional ou métastatique.

- Résultat de l'action de protéines produites et sécrétées par la tumeur primitive ou secondaire.
- Ex : troubles endocriniens, troubles dermatologiques (*acanthosis nigricans*), altérations ostéo-articulaires (hippocratisme digital).

### Marqueurs tumoraux

- Molécules présentes à un taux anormal, ce qui signe un cancer de façon plus ou moins spécifique.
- Taux des marqueurs corrélé à la masse tumorale.
- Le principal intérêt des marqueurs, davantage que son intérêt pronostique est la surveillance des patients en cours ou après traitement.
- Il existe 4 principales familles : antigènes associés aux tumeurs (Ca 125, Ca15-3, PSA), protéines oncofœtales (ACE, Alpha-fœto-protéine), hormones (HCG), enzymes (LDH).

## ② Examens complémentaires

Objectifs des investigations paracliniques :
- diagnostic positif (anatomopathologie) ;
- diagnostic d'extension locorégionale et métastatique (bilan d'extension) ;
- diagnostic d'opérabilité ;
- diagnostic des complications ;
- surveillance per- et post-thérapeutique : évaluer la régression tumorale et dépister les récidives.



### Examens biologiques

| | |
|---|---|
| **Anomalies hématologiques** | • Anémie : très fréquente, ferriprive ou inflammatoire<br>• Modifications de lignées sanguines |
| **Anomalies biochimiques** | • Hypoprotidémie de dénutrition<br>• Hypercalcémie de lyse osseuse<br>• Anomalies du bilan hépatique, etc. |

### Imagerie

- Radiographie standard : en régression sauf mammographie.
- Échographie : en pleine expansion (performante, peu onéreuse, reproductible, non invasive).
- Tomodensitométrie : examen de référence diagnostique dans la plupart des cancers (peu invasif mais irradiant).

- IRM : pour les tissus mous.
- Médecine nucléaire : dépistage des métastases (pour les métastases osseuses et TEP pour les métastases occultes).
- Artériographie : de moins en moins utilisée.

### Endoscopie

- Exploration des voies respiratoires, digestives, urinaires et génitales.
- Elle permet également de :
  - réaliser un prélèvement de la lésion, donc un examen anatomopathologique ;
  - évaluer l'extension ;
  - surveiller la maladie.

## ③ Diagnostic de certitude : l'histologie

### Anatomopathologie

- Elle est toujours indispensable au diagnostic de malignité et souvent nécessaire avant le traitement.
- Elle regroupe :
  - la cytologie : étude microscopique de cellules en dehors du tissu d'origine ;
  - l'histologie : étude microscopique des tissus ;
  - l'immunohistochimie : localisation de protéines par la détection d'antigènes au moyen d'anticorps ;
  - l'hybridation *in situ* : techniques de biologie moléculaire ;
  - d'autres techniques de cytogénétique (HER2, HPV, mutations oncogènes).

### Chirurgie et examen extemporané

- L'exérèse de la tumeur et des adénopathies satellites permet une analyse peropératoire rapide afin d'orienter les suites opératoires immédiates (le patient est toujours endormi en salle d'opération).
- Moins précise qu'un examen anatomopathologique standard, son résultat provisoire doit toujours être confirmé *a posteriori*.
- Elle allonge le temps opératoire de 15 minutes environ.
- Elle n'est pas adaptée à toutes les tumeurs.

# Classifications et pronostics des cancers

## ① Classification des tumeurs

Trois grands types de cancers :
- **carcinomes** développés à partir des cellules épithéliales ;
- **sarcomes** développés à partir des cellules conjonctives ;
- **hémopathies** développées à partir des cellules hématopoïétiques.

### Tumeur bénigne ou maligne

| Type de tumeur | Bénigne | Maligne |
|---|---|---|
| **Caractéristiques macroscopiques** | Aspect bien limité voire encapsulé, non infiltrant, homogène | Aspect mal limité, infiltrant, hétérogène |
| **Caractéristiques microscopiques** | Les cellules qui la composent sont identiques, gardent les caractéristiques cellulaires du tissu d'origine, présentent des mitoses rares et sans anomalies ; peu de néovaisseaux | Les cellules qui la composent ne gardent pas toujours les caractères du tissu d'origine, présentent des mitoses fréquentes et atypiques, ont un développement anarchique, sont de tailles inégales avec de nombreuses atypies cytonucléaires, s'accompagnent d'une néoangiogenèse importante |
| **Évolution** | Locale, lente, progressive, non récidivante après exérèse | Rapide ou lente en fonction du type de cancer, locale et à distance (métastatique), récidivante après exérèse |



### Classification anatomopathologique des tumeurs malignes

- On peut classer les tumeurs malignes de plusieurs façons.
- Ces classifications participent au diagnostic et permettent d'envisager un pronostic de la tumeur.
- Une tumeur peut se localiser dans n'importe quel organe ou tissu.

| Tumeurs malignes solides | Cancers hématopoïétiques |
|---|---|
| • Cancers du tissu épithélial, du tissu conjonctif, du tissu nerveux neuro-ectoblastique<br>• Tumeurs embryonnaires | • Lymphomes malins ou hématosarcomes<br>• Leucémies aiguë ou chronique |

### Classification TNM des tumeurs

Elle se base sur des constatations cliniques et d'imagerie. Elle est préopératoire et se définit en 3 lettres :

| | |
|---|---|
| **T pour tumeur** | Degré d'envahissement de la tumeur dans l'organe : de T0 à T4 |
| **N pour ganglion[1]** | Niveau d'atteinte ganglionnaire : de N0 à N3 |
| **M pour métastases** | Atteinte métastatique : de M0 à M1 |

### Stadification des cancers

- Autre méthode permettant de classer les tumeurs en postopératoire.
- Cinq stades selon l'Union internationale contre le cancer (**UICC**) :

| | |
|---|---|
| **Stade 0** | Tumeur *in situ* |
| **Stade I** | Tumeur limitée à l'organe sans métastase à distance |
| **Stade II** | Tumeur localement étendue et/ou atteinte ganglionnaire limitée |
| **Stade III** | Tumeur avec extension locorégionale et atteinte ganglionnaire |
| **Stade IV** | Métastases à distance |

- La **classification FIGO** est une classification par stades proposée pour les tumeurs gynécologiques (cancers et fibromes).

**À savoir**

Tous les patients pris en charge pour un cancer doivent être « classés ». C'est cette classification-stadification qui contionne la prise en charge du patient.

### Scores histopronostiques

- Basés sur le degré de ressemblance de la tumeur avec le tissu normal et le nombre de mitoses, ils guident la thérapeutique.
- Deux scores sont largement utilisés : score de Gleason (cancer de la prostate) ; score d'Elston-Ellis, Scarff et Bloom (cancer du sein).

1 *Node* en anglais.

### Classification sur l'état général du patient

Deux classifications sont utilisées : le *performance status* de l'OMS (de 0 à 4) et l'échelle de Karnofsky (de 0 à 100 %).

### Classification des tumeurs résiduelles

- Elle évalue la masse tumorale restante après traitement chirurgical. **Elle a une grande valeur pronostique**.
- Elle va de Rx (non évaluable) à R2 (tumeur résiduelle macroscopique – exérèse incomplète ou métastases à distance).

## ② Pronostic

- Il peut être évalué à partir de ces classifications.
- Il tient compte de 3 types de facteurs principaux :
  - ◊ **les facteurs liés à la maladie :**
    - éléments de la classification TNM : taille et extension de voisinage ganglionnaire de la tumeur existence de métastase,
    - marqueurs tumoraux,
    - anatomopathologie ;
  - ◊ **les facteurs liés au malade :** tabac, alcool, âge, état général, comorbidités ;
  - ◊ **les facteurs liés aux possibilités de soin :**
    - précocité du diagnostic,
    - qualité de la prise en charge thérapeutique (RCP),
    - qualité de la réponse initiale au traitement de la tumeur (chimiothérapie).

Fiche

# 6 Traitements des cancers

## ① Principe des traitements

- Prise en charge multidisciplinaire.
- Elle doit respecter le **secret médical**, et les **volontés du patient** après la délivrance d'une information claire et intelligible sur les bénéfices et les risques.
- Elle fait l'objet d'un **programme personnalisé de soin** décidé en réunion de concertation pluridisciplinaire ou RCP. Cette réunion permet de décider la meilleure stratégie thérapeutique pour chaque patient.
- Les **traitements** peuvent être **curatifs** (but de la chirurgie) ; **néoadjuvants** (avant le traitement locorégional) ; **adjuvants** (après le traitement chirurgical) ; **métastatiques** (rarement curatifs, plutôt palliatifs).

## ② Chirurgie

- Traitement local de base des tumeurs cancéreuses.
- But : exérèse complète de la tumeur avec des marges de sécurité saines (exérèse tumorale et examen anatomopathologique ; curage ganglionnaire).
- Elle peut être à visée curative, de cytoréduction, métastatique, palliative, préventive, reconstructrice.
- Elle peut être utilisée seule ou en association avec d'autres traitements (radiothérapie et chimiothérapie).

## ③ Radiothérapie

- Traitement locorégional des cancers en utilisant les rayonnements ionisants.
- Utilisée pour traiter 1 malade sur 2 en France = arme majeure de lutte contre le cancer.
- Elle utilise des rayonnements d'énergies différentes.
- La dose absorbée correspond à la quantité d'énergie absorbée par unité de matière et se mesure en Gray (Gy).
- Elle consiste à détruire des cellules cancéreuses, par des rayonnements, et bloquer leur multiplication.

- La radiosensibilité est définie par la façon dont les radiations induisent la mort cellulaire dans un tissu.
- Deux types de radiothérapie :
  - la **radiothérapie externe transcutanée** (RTE) : la source d'irradiation est située à l'extérieur du patient ;
  - la **curiethérapie** : les sources radioactives sont placées à l'intérieur de l'organisme du patient.

## La radiothérapie externe transcutanée (RTE)

### *Méthode*

- La **dose radiothérapique en RTE** est choisie en fonction du volume et du siège de la tumeur, de l'histologie, des organes critiques de voisinage, de l'intention palliative ou curative.
- La tomothérapie et le Cyberknife® sont deux techniques de radiothérapie permettant des irradiations plus ciblées et robotisées.
- La RTE peut être toxique et est susceptible d'induire d'autres cancers : l'information du patient est indispensable.

| | |
|---|---|
| **Radiothérapie externe curative** | Permet de stériliser définitivement toutes les cellules cancéreuses contenues dans le volume irradié afin d'obtenir la guérison du cancer. |
| **Radiothérapie externe néoadjuvante** | Permet de diminuer le volume tumoral, faciliter la résection et limiter les risques de récidive. La radiothérapie externe adjuvante limite les récidives locales. |
| **Radiothérapies externes palliatives** | Intéressent surtout les métastases osseuses hyperalgiques, cérébrales et compressives médullaires. |
| **Irradiation totale** | S'effectue avant une greffe de moelle pour hémopathie. Le but est d'obtenir une aplasie médullaire complète. |
| **Association radiochimiothérapie** | Elle est de plus en plus fréquente dans le traitement de certains cancers. L'efficacité est accrue mais les effets indésirables aussi. |

### *Préparation du patient*

- Le patient traité par radiothérapie doit obtenir les informations souhaitées et enrichir celles déjà données par le médecin et tous les membres de l'équipe soignante.
- Les soignants peuvent utiliser les nombreux fascicules réalisés par l'Institut National du Cancer (INCa) pour répondre au mieux aux patients.

- Le bon positionnement malade/faisceau est vérifié par le radiothérapeute en début de traitement par la réalisation de clichés appelés gammagraphies.
- Le manipulateur de radiothérapie reformule les explications du médecin pour installer et contenir le patient dans des conditions permettant la reproductibilité de sa position d'une séance à l'autre.
- Pour ce faire, il utilisera :
  - ◊ des cales personnalisées ;
  - ◊ des masques ;
  - ◊ des repose-tête avec appuis buccal et temporal ;
  - ◊ des plans inclinés ;
  - ◊ des appuis-bras.
- Il rassure le patient après l'installation et avant de le quitter pour démarrer le traitement depuis sa console de traitement.

### *Après l'irradiation*

- Le radiothérapeute remplit la feuille de traitement qui comporte :
  - ◊ tous les paramètres physiques de l'irradiation (taille des champs, présence de caches ou de coins, rotation de l'appareil) ;
  - ◊ la dose totale à délivrer par chacune des portes d'entrée ;
  - ◊ le nombre de séances par semaine, en général 5 ;
  - ◊ la dose par semaine ;
  - ◊ la durée du traitement en fonction du protocole.
- Le patient aura son carnet de traitement en sa possession lors de chaque séance où tous ces éléments et les dates de rendez-vous seront indiqués.

### *Suivi*

- L'anxiété ou la dépression devra être traitée.
- L'hospitalisation pourra être prévue en cas de mauvaise tolérance, des conseils hygiéno-diététiques seront donnés. Le patient sera pesé.
- La lésion sera décrite de façon précise, ce qui permettra par la suite de disposer d'un examen de référence pour apprécier l'efficacité du traitement.
- Les consultations ultérieures sont réalisées de façon hebdomadaire ; elles ont pour but d'apporter un soutien psychologique, de suivre la régression de la lésion et d'apprécier la tolérance générale (poids, état général), locale

(traitements symptomatiques des réactions aiguës) et hématologiques. Un suivi en diététique sera parallèlement poursuivi.

## Complications aiguës

| Réactions aiguës cutanéo-muqueuses | Réactions aiguës générales communes à toutes les irradiations |
| --- | --- |
| • Elles sont peu dépendantes de la dose par fraction.<br>• Elles correspondent aux lésions des tissus à renouvellement rapide (épiderme, muqueuses, cellules hématopoïétiques, etc.) et sont inévitables.<br>• Les réactions cutanéo-muqueuses immédiates sont assez constantes mais d'intensité très variable : elles vont de la simple gène à l'inconfort majeur, obligeant parfois à un arrêt temporaire de l'irradiation. | • L'asthénie est d'autant plus conséquente que le volume irradié est important.<br>• Les nausées et vomissements peuvent être très améliorés des anti-émétiques.<br>• L'anorexie est difficile à traiter.<br>• L'anémie, la leucopénie et la thrombopénie en cas de volume médullaire irradié important sont à surveiller par une numération formule sanguine régulière : le retour à la normale étant lent, l'irradiation est arrêtée en dessous de 1 000 polynucléaires par $mm^3$ de sang et 80 000 plaquettes par $mm^3$ de sang. |

En cas d'irradiation ORL :

- hyposialie ou manque de salive ;
- séquelles dentaires.

## La curiethérapie

- Préconisée pour les tumeurs uro-gynécologiques, ORL, digestives, dermatologiques et pneumologiques, elle utilise des sources radioactives pour délivrer des doses d'irradiation au contact de la tumeur (irradiation importante dans un faible volume, épargnant les tissus sains).
- Diverses méthodes d'irradiation :
  - ◊ curiethérapie à bas débit de dose ;
  - ◊ curiethérapie à haut débit de dose et curiethérapie pulsée ;
  - ◊ implants permanents.
- Les effets secondaires dépendent des éléments suivants :
  - ◊ le type d'implant (temporaire ou permanent) ;
  - ◊ le volume de la région traitée ;
  - ◊ la quantité d'irradiation ayant atteint les organes voisins ;
  - ◊ la dose totale, surtout si une radiothérapie externe a été réalisée.
- Certains effets secondaires sont immédiats (ecchymoses, saignements, fatigue par exemple), d'autres plus tardifs (cas du cancer de la prostate : impuissance dans 30 % des cas, irritation urinaire, etc.).

## ④ Chimiothérapie

### Principe

- Elle peut être à visée :
  - ◊ curative exclusive : hémopathies malignes, tumeurs germinales ;
  - ◊ curative associée à d'autres traitements ;
  - ◊ palliative avec des bénéfices reconnus : allongement de la survie et amélioration de la qualité de vie, ainsi qu'un effet antalgique.
- La chimiothérapie nécessite l'utilisation de plusieurs médicaments afin d'obtentir un meilleur index thérapeutique.
- L'augmenation de la dose intensité est déterminée grâce aux familles de médicaments de toxicités différentes qui agissent en synergie.

### Protocole

- Le protocole de chimiothérapie sert de référence tout au long de la prescription.
- Il décrit dans le détail les buts, modalités, complications et résultats attendus.
- Le protocole retrace avec précision :
  - ◊ le type de pathologie pour lequel il est prescrit (histoire cancéreuse, histologie) ;
  - ◊ son intégration au sein d'un protocole global pluridisciplinaire ;
  - ◊ les situations cliniques associées permettant ou interdisant son utilisation ;
  - ◊ d'éventuelles indications (ou contre-indications) exceptionnelles ;
  - ◊ les références de littérature utiles.
- Pour chacun des médicaments prescrits, le protocole précise :
  - ◊ la dose (rapportée au poids, à la surface corporelle, à la concentration sanguine souhaitée, etc.) ;
  - ◊ le jour, voire l'heure d'administration, l'ordre de passage des médicaments ;
  - ◊ le mode d'administration ;
  - ◊ les thérapeutiques adjuvantes nécessaires ou utiles (hydratation, anti-émétiques, etc.) ;
  - ◊ les précautions particulières d'utilisation et de surveillance ;
  - ◊ le protocole décrit, en outre : l'intervalle qui sépare les cycles de traitement (ou cures) ce qui définit la dose-intensité, le nombre de cures programmées, les principales toxicités attendues, les conditions de reprise du traitement (récupération clinique et biologique du patient), les toxicités nécessitant un arrêt définitif ou un retard du traitement, les mesures préventives et/ou curatives utilisées en cas de toxicité majeure,

les modifications du traitement rendues nécessaires par une toxicité accrue, les règles générales d'adaptation de posologie.

- Les **cures successives en chimiothérapie** sont basées sur les capacités différentes de récupération des cellules souches normales et tumorales.
- Le rythme des cures dépend de ce temps de récupération. En pratique, on utilise **la dose maximale tolérable (DMT)** et on adapte les doses à la surface corporelle, à la tolérance et aux paramètres pharmacologiques.
- Les **chimiothérapies massives** privilégient les traitements intensifs et courts. Plus la dose administrée est forte, plus on a de chance de tuer des cellules tumorales, mais aussi des cellules saines : c'est le principe de traitement d'induction des leucémies aiguës.
- Il existe différentes voies d'administration : veineuse, artérielle, locale, orale.

### Différents types de chimiothérapies

- La plupart des médicaments atteignent la cellule cancéreuse au moment où elle se divise, en faussant le mécanisme de la division cellulaire.
- Cette action des médicaments sur l'ADN peut être directe, indirecte ou porter sur la division cellulaire.
- Les tumeurs peu actives seront donc peu touchées, et les tissus sains très actifs seront atteints facilement et devront donc se régénérer.

### Toxicité

- Il n'y a pas de drogue spécifique aux cellules cancéreuses : tous les médicaments utilisés sont plus ou moins toxiques pour les cellules saines.
- La toxicité peut être **aiguë** (hématologique, commune à presque toutes les molécules ou non hématologique, touchant divers tissus et variable d'une molécule à l'autre) ou **cumulative ou chronique** (neurologiques, cardiopathies ou fibroses pulmonaires, hypofertilités).

### Prescription

- La prescription de la chimiothérapie se fait en **milieu hospitalier** : le patient doit être prévenu des effets indésirables et des moyens dont on dispose pour lutter contre eux.
- La consultation au CECOS pour l'homme jeune et la prescription d'une contraception pour la femme fertile avant la mise en route du traitement sont indispensables.

- Le bilan clinique et paraclinique comprend :
  - ◊ poids, état général, état nutritionnel et d'hydratation, température ;
  - ◊ NFS plaquettes, ionogramme sanguin avec fonction rénale, examens spécifiques à certains produits (échographie cardiaque).

### Prévention et traitement des complications

- Bonne nutrition et hydratation.
- Antalgiques adaptés, anxiolytiques et psychothérapie de soutien.

## ⑤ Immunothérapie et thérapies ciblées

- Ces médicaments inhibent une mutation génique, ou une voie de signalisation spécifique à la tumeur.
- Il existe de nombreux effets secondaires mais moins toxiques que ceux de la chimiothérapie classique.

## ⑥ Hormonothérapies

- Traitement spécifique des cancers hormonodépendants, ceux dont la croissance est sous influence au moins partielle d'une sécrétion hormonale (cancer du sein, cancer de la prostate, cancer de l'endomètre et cancer de la thyroïde).
- **L'efficacité du traitement hormonal est conditionnée par la présence de récepteurs tumoraux sur la tumeur.**
- Deux types d'hormonothérapie :
  - ◊ **hormonothérapie suppressive** : suppression de la production hormonale à la source (castration chirurgicale, radiothérapeutique ou chimique). Elle est utilisée pour les cancers du sein des femmes non ménopausées et pour les cancers de la prostate ;
  - ◊ **hormonothérapie additive** : action compétitive au niveau du récepteur de l'hormone. Elle est utilisée chez les femmes ménopausées (cancer du sein).
- Ces traitements sont utilisés de façon prolongée voire définitive.

# Prise en charge et accompagnement d'un malade cancéreux

## ① Annonce du cancer (art. 35 du code de déontologie)

- Mesures du « plan cancer ».
- Quatre phases :
  - ◊ le temps médical d'annonce initial ;
  - ◊ le temps d'accompagnement soignant ;
  - ◊ l'accès aux soins de support ;
  - ◊ le retour vers le médecin traitant.
- L'information doit se faire sur un temps de consultation organisé (au moins de 30 min), avec des critères incontournables :
  - ◊ un langage simple et compréhensible par le patient ;
  - ◊ un projet thérapeutique ;
  - ◊ un temps d'écoute ;
  - ◊ un calendrier de prise en charge précis.
- Le rôle infirmier se spécialise de plus en plus dans ce dispositif d'annonce, notamment lors du temps d'accompagnement soignant qui est souvent assuré par un infirmier.
- Ce temps d'accompagnement soignant permet au malade ou à ses proches d'accéder, selon leurs choix, à des soignants qui écoutent, reformulent, donnent de l'information et peuvent orienter le patient vers d'autres professionnels, tels que :
  - ◊ le service social : le bilan social initial, souvent sous-estimé à ce stade, s'avère important pour aider ensuite à améliorer la qualité de vie du patient pendant les soins,
  - ◊ le psychologue et/ou psychiatre ;
  - ◊ les informer des services rendus par les associations de type « Espaces de rencontre information » ou autres, etc.
- Ce temps d'accompagnement soignant fait désormais partie intégrante de l'offre de soins autour de l'annonce. Il se concrétise notamment par un

temps de consultation paramédicale, possible immédiatement après ou à distance de chacune des consultations médicales.

- Cette offre constitue un des acquis forts de l'expérimentation de la mesure, qui a montré son importance tant pour les malades que pour les équipes soignantes. Il n'a pas de caractère obligatoire et ne peut être imposé. Cependant, c'est un élément de qualité essentiel qu'il est recommandé de structurer.

## ② Prise en charge somatique

| | |
|---|---|
| **Abord veineux** | • Chambre à cathéter implantable (CCI) : dispositif sous-cutané stérile qui permet des accès répétés au système vasculaire veineux à l'aide d'une simple piqûre **(voir UE 4.4, fiche 4)**.<br>• Cathéter central. |
| **Douleurs** | • Souvent osseuses (métastases).<br>• Elle doivent être évaluées régulièrement (avec EVA) et justifient l'utilisation d'antalgiques adaptés (morphiniques). |
| **Problème de nutrition** | • Évaluer l'état nutritionnel par la surveillance du poids et l'évaluation des apports.<br>• Insister sur la mise en place d'une alimentation diversifiée, équilibrée.<br>• Ajouter les compléments oraux hyperprotidiques et hypercaloriques nécessaires.<br>• Si besoin, nutrition entérale ou parentérale.<br>• Prise en charge des affections gênant la prise alimentaire : mycose buccale, hygiène buccale, antiémétiques. |
| **Vomissements** | • Fréquents, dus à la tumeur, à ses complications, aux traitements utilisés.<br>• On les combat par : des techniques alimentaires (petites quantités, pas de décubitus postprandial immédiat), des traitements médicamenteux. |
| **Dyspnée** | Traitement étiologique et symptomatique. |
| **Complications de décubitus** | Évitées grâce à la contention veineuse et l'héparinothérapie. |
| **Psychosociale** | • Soutien des patients et de leur entourage indispensable.<br>• Prise en charge : financière (à 100 %) ; arrêt de travail avec reprise en mi-temps thérapeutiques ou passage en invalidité ; aides à domicile possibles. |

## ③ Réinsertion

- **Elle fait partie à part entière du traitement du cancer.**
- Elle se passe à différents niveaux : fonctionnel (suivi diététique, rééducation fonctionnelle, reconstruction chirugicale), physique, psychosocial, social.

## ④ Surveillance du patient

- Le risque de récidive dépend du type de la tumeur, du stade de la tumeur au moment du diagnostic, de la réponse aux traitements, etc.
- **Le principal critère à évaluer est la survie sans maladie d'une population traitée.**
- **La surveillance d'un cancer se fait à vie :**

| | |
|---|---|
| **Surveillance clinique régulière** | • Surveiller l'état général et nutritionnel.<br>• Évaluer les effets indésirables ou secondaires des traitements.<br>• Dépister précocement d'éventuelles récidives locales ou à distance pouvant faire l'objet d'un traitement efficace. |
| **Surveillance paraclinique** | • Imagerie adaptée à chaque cancer.<br>• Marqueurs tumoraux.<br>• Dépistage d'une autre maladie aggravante liée au terrain. |

## ⑤ Soins palliatifs

- Objectif : améliorer les conditions de fin de vie du malade en soulageant ses souffrances plutôt que de prolonger sa vie indépendamment de sa qualité.
- Prise en charge de la douleur, de la fonction respiratoire, des râles.
- Psychothérapie de soutien de l'entourage.
- Respect de la dimension spirituelle de la fin de vie.
- Pas d'indication aux sevrages alcoolotabagiques ni à des thérapeutiques invasives.
- En institution ou à domicile.
- **La traçabilité de la procédure collégiale doit être entièrement consignée dans le dossier médical** (loi Leonetti du 22 avril 2005 et du 4 février 2016).

| | |
|---|---|
| **Objectifs** | • Refuser l'obstination déraisonnable qui n'est pas dans l'intérêt du malade.<br>• Préserver le malade de toute décision solitaire et arbitraire.<br>• Protéger les soignants (médecin) de toute poursuite pénale. |
| **Modalités** | • Rédaction des directives anticipées par le patient selon un modèle de référence, de préférence avec l'aide de son médecin ; avoir recours à la personne de confiance le cas échéant.<br>• Prendre en compte les choix d'un médecin consultant.<br>• Concertation collégiale avec l'équipe soignante.<br>• Meilleure prise en compte de la souffrance.<br>• Rôle renforcé d'information. |

Fiche

# 8 Cancer du sein

## ① Généralités

- Maladie essentiellement féminine.
- 1er cancer gynécologique en France.
- Hormonodépendant le plus souvent.

## ② Dépistage

- Avant 49 ans : examen clinique annuel enseignant l'autopalpation.
- Après 50 ans et jusqu'à 74 ans : mammographie tous les deux ans (campagnes nationales de dépistage) et autopalpation d'intervalle.

## ③ Physiopathologie des tumeurs du sein

- Les carcinomes mammaires sont les plus fréquents : cancers développés au dépend des épithéliums de revêtement.
- Les adénocarcinomes sont canalaires ou lobulaires.

### Spécificités génétiques

| | |
|---|---|
| **Transmissibles** | Il existe des formes héréditaires de cancer du sein (4 %) dues à des mutations de gènes (BCRA – 1 et 2). |
| **Géniques tumoraux** | On peut classer les tumeurs en fonction de leur prolifération, leur capacité d'invasion, leur statut HER et leur expression des récepteurs hormonaux. |

### Incidences thérapeutiques

Deux facteurs prédictifs de l'efficacité d'un traitement pour les cancers du sein :
- la présence dans la tumeur de récepteurs à l'œstradiol ;
- la surexpression du gène *HER2*.

## ④ Diagnostic

- Sur biopsie : microbiopsie échoguidée ; macrobiopsie grâce à un mammotome.
- Évaluation du grade de la tumeur grâce à l'étude histologique du prélèvement :
  - ◊ recherche de récepteurs hormonaux et immunohistochimie ;

◊ classification TNM ;
◊ grade Scarff-Bloom-Richardson, modifié Elston et Ellis.

- **Le pronostic d'un cancer du sein dépend grandement du stade auquel le diagnostic et donc le traitement seront faits. Le but du dépistage est donc de confier au thérapeute une tumeur de petite taille (inférieure à 2 cm) et sans envahissement ganglionnaire.**

## ⑤ Traitement

| | |
|---|---|
| **Chirurgical** | • L'exérèse de la tumeur se fait par tumorectomie ou mastectomie, parfois suivie d'une reconstruction mammaire.<br>• Le curage ganglionnaire associé peut entraîner des complications : lymphocèle, lymphœdème du bras, abcès, hématome et algoneurodystrophie.<br>• La technique du ganglion sentinelle permet de limiter ces complications. |
| **Radiothérapie adjuvante** | Elle prévient les récidives locorégionales :<br>• lit tumoral dans les tumorectomies ;<br>• paroi thoracique dans les mastectomies ;<br>• irradiation axillaire d'indication très rare et gros risque d'augmenter le lymphœdème. |
| **Traitements systémiques** | • Chimiothérapie : en cas de présence de facteurs de mauvais pronostic.<br>• Herceptine : en cas de surexpression du gène HER2.<br>• Hormonothérapie : en cas de présence de récepteurs. |

UE 2.9

### ✔ À retenir

**Dans tous les cas, sont essentiels** :
- la prise en charge psychologique ;
- la proposition de reconstruction mammaire en cas de mastectomie ;
- la kinésithérapie et les soins préventifs du lymphœdème du bras en cas de curage ganglionnaire ;
- l'arrêt de toute contraception hormonale ou traitement substitutif de ménopause ;
- la surveillance à vie (maladie chronique).

Fiche 9

# Cancer colorectal

## ① Généralités

- 3e cancer chez l'homme et 2e cancer chez la femme.
- Campagnes de dépistage national par Hemoccult® (recherche de sang dans les selles), annuel après 50 ans.

## ② Physiopathologie

- Le cancer du côlon se développe à partir des cellules qui tapissent la paroi interne du côlon.
- Dans 80 % des cas, il provient d'une tumeur bénigne appelée polype adénomateux, qui évolue lentement et finit par devenir cancéreuse.
- Ce sont des **adénocarcinomes** (95 % des cas) avec différents stades de différenciation cellulaire.
- Ils peuvent se développer dans n'importe quelle portion du côlon, sigmoïde le plus souvent.
- Chaque cancer se définit en fonction de :
  - ◊ sa localisation dans le côlon, rectum ;
  - ◊ sa profondeur dans la paroi ;
  - ◊ l'atteinte ou non des ganglions proches du côlon ;
  - ◊ la présence ou non de métastases au niveau d'autres organes.

## ③ Risques de cancer colorectal

- Ses facteurs de risque sont connus et permettent de cibler la population à surveiller.

| | |
|---|---|
| **Risque moyen** | • Population générale de plus de 50 ans (3 %).<br>• Âge moyen de diagnostic dans cette population est de 70 ans.<br>• Risque aggravé par une alimentation riche en graisses animales et pauvre en fibres, ainsi que par l'alcool, le tabac, la sédentarité.<br>• L'exercice physique est un facteur protecteur.<br>• **Tout trouble du transit chez un adulte de plus de 50 ans doit faire évoquer un cancer colorectal et faire pratiquer une coloscopie.** |

| | |
|---|---|
| **Risque élevé** | • Antécédents personnels ou familiaux d'adénome ou de cancer colorectal.<br>• Personnes atteintes de la maladie de Crohn ou de rectocolite hémorragique. |
| **Risque très élevé** | • Personnes porteuses de syndromes génétiques prédisposants.<br>• **Une consultation d'oncogénétique doit être proposée en cas de cancer colorectal avant 50 ans, d'antécédents familiaux avant 60 ans. Les apparentés au premier degré doivent bénéficier d'une coloscopie à 45 ans puis tous les cinq ans.**<br>• Polypose adénomateuse familiale (1 % des CCR).<br>• Syndrome de Lynch (ou *hereditary nonpolyposis colorectal cancer* ou cancer colorectal héréditaire sans polypose) (3 % des CCR) : prédisposant à d'autres cancers. |

## ④ Diagnostic

### Circonstances de découverte

- Cancers longtemps asymptomatiques.
- Coloscopie : si Hemocult® positif et/ou facteurs de risque.
- Signes cliniques digestifs évocateurs : douleurs abdominales, ténesme ; troubles du transit, rectorragies, voire syndrome occlusif.
- Signes généraux pouvant faire craindre un stade métastatique : altération de l'état général ; ganglion de Troisier ; signes pulmonaires ; anémie microcytaire.
- Toucher rectal (TR) : peut permettre de détecter une masse.



### Confirmation diagnostique

- **Coloscopie totale sous anesthésie** puis biopsies des lésions et examen anatomopathologique.
- Si coloscopie sous anesthésie refusée ou impossible : **lavement baryté aux hydrosolubles ou coloscanner**.
- Scintigraphie osseuse indiquée en cas de signes ostéoarticulaires.

## ⑤ Complications et classifications

- Les complications sont dues principalement à l'obstruction et l'invasion de la tumeur en milieu très septique.
- La classification TNM tient compte de l'envahissement de la muqueuse, puis des organes de voisinage ; de la présence de ganglions régionaux ou à distance N0, N1, N2 ; de la présence de métastases M.

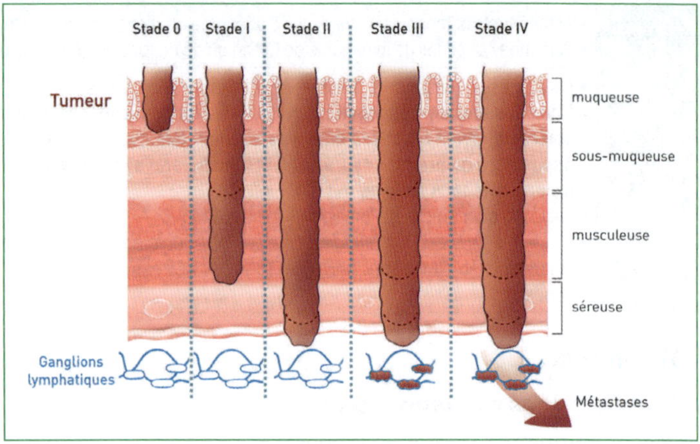



**Figure : Les stades du cancer colorectal**

- Plusieurs stadifications sont principalement utilisées : TNM (stades 1, 2, 3, 4) et Dukes (stades A, B, C, D).
- Leur valeur pronostique est majeure : 40 % de survie à cinq ans tous stades confondus (90 % pour un stade A ; 12 % pour un stade D).

## ⑥ Traitements

Deux types : chirurgie et médicament sont systémiques.

### Chirurgie

#### *Colectomie*

- Partielle ou totale, réalisée par laparotomie et cœlioscopie :
  - ◊ avec résection totale de la tumeur et 5 cm de marge en tissus sains ;
  - ◊ avec anastomose des segments restants immédiate ou secondaire (stomie).
- Colostomie de protection (entre 3 et 6 mois) en attendant la cicatrisation du côlon : programmation d'une nouvelle intervention pour refermer la stomie et rétablir la continuité intestinale.
- Colostomie définitive (suite à la chirurgie d'un cancer du rectum, en cas d'ablation du sphincter anal).
- Soins spécifiques de l'infirmière stomathérapeute avant et après l'opération, et après la sortie de l'hôpital.

*Métastasectomie*

Elle est le plus souvent réalisée à distance du temps chirurgical (2 à 3 mois) et concerne les métastases hépatiques et pulmonaires le plus souvent.

### Traitement médicamenteux

- Chimiothérapie adjuvante par 5-FU en cas de ganglions envahis, de patient jeune ou de critères de mauvais pronostic.
- Thérapies ciblées avec des anticorps monoclonaux (Avastin®, Erbitux®).

## ⑦ Éducation thérapeutique et adaptation du mode de vie

- Tient compte de l'état psychologique du projet de vie et de l'environnement du patient.
- Objectifs :
  - ◊ informer sur les effets indésirables des traitements disponibles ou potentiels ;
  - ◊ obtenir la maîtrise du traitement à domicile ;
  - ◊ planifier le suivi du patient après traitement.

## ⑧ Pronostic

- Pour l'ensemble des cancers colorectaux, taux de survie après cinq ans tous stades confondus : 57 %.
- Taux variable selon le stade du cancer au moment du diagnostic.
- Pour les cancers T1 ou T2 sans métastases, survie de 85 à 100 %.
- Influence de l'âge de la personne malade, son état de santé général ou la façon dont elle supporte les traitements.

Fiche 10

# Fibromyome utérin

## ① Généralités

- Tumeur bénigne la plus fréquente chez la femme en âge de procréer (1 femme sur 5) et la première indication d'hystérectomie chez la femme en préménopause.
- Prédisposition familiale et facteurs favorisants : obésité ; nulliparité et infertilité ; premières règles avant 12 ans.
- Tumeur développée à partir du muscle utérin, constituée de cellules musculaires lisses homogènes.
- Localisation :
  - ◊ sous-péritonéale ou sous-séreuse : pédiculé ou sessile ;
  - ◊ interstitielle ou intramurale : dans l'épaisseur du muscle qu'il refoule ;
  - ◊ sous-muqueuse : fait saillie dans la cavité utérine et peut être pédiculée (polype).
- **Classification FIGO** (2011) des fibromes utérins.
- Complications hémorragiques et compressives : augmentation de volume, compression, hémorragies (source d'anémie +++ et de gêne sociale +++), transformation rarissime, infection.

## ② Étiologies

- Possible hyperœstrogénie locale car pas de fibrome avant la puberté et stabilisation après la ménopause.
- **Hypertrophie endométriale associée à l'origine des métrorragies.**

## ③ Diagnostic

**À savoir**

Bon nombre de fibromes utérins sont asymptomatiques : ils n'entraînent pas de plainte. Leur découverte est fortuite au cours d'un examen systématique.

- **Examen clinique** :
  - ◊ dépiste la majorité des fibromyomes utérins ;
  - ◊ recherche un cancer associé (frottis du col - endomètre) ;
  - ◊ évalue le degré de prolapsus et la qualité du périnée.
- **Examens complémentaires** (peu nécessaires car le diagnostic est évident) : frottis cervical et endométrial, échographie complétée par une hystéroscopie (injection du produit dans la cavité utérine).
- **Bilan général** pour évaluer :
  - ◊ le retentissement de la pathologie ;
  - ◊ une anémie +++ ;
  - ◊ une incontinence urinaire ;
  - ◊ une infertilité ;
  - ◊ des pathologies associées (obésité, circulation veineuse, prolapsus).

## ④ Traitement non systématique

- **Abstention** (1/3 des cas).
- **Traitement médical** (aucun traitement étiologique) :
  - ◊ progestatifs ;
  - ◊ antifibrinolytiques (acide tranexamique) : efficaces sur les hémorragies fonctionnelles ;
  - ◊ forte dose d'œstrogènes en percutanée ou *per os* en cas d'hémorragie importante ;
  - ◊ agonistes du GnRh : pour réduire un fibrome très volumineux ;
  - ◊ fer : en cas d'anémie ferriprive ;
  - ◊ Ulipristal / Esmya® en préchirurgical.

UE 2.9

> **✔ À savoir**
>
> Le traitement médical ne concerne pas les fibromes sous-muqueux : leur prise en charge est uniquement chirurgicale.

- **Chirurgie** :
  - ◊ hystérectomie : traitement radical ; peut être limitée à l'utérus (avec ou non conservation du col), totale ou subtotale. **Voie vaginale devenant la référence** ;
  - ◊ myomectomie conservatrice (désir de la patiente de garder son utérus et donc sa fertilité) ;
  - ◊ résection hystéroscopique : réservée aux fibromes sous-muqueux au développement majoritairement intracavitaire et aux polypes.

Fiche 11

# Tumeurs bénignes et malignes de la prostate

## ① Généralités

- La prostate est une glande située sous la vessie chez l'homme.
- Elle entoure la première partie de l'urètre, là où passe l'urine pendant les mictions et le sperme dans la 1re partie de l'éjaculation.
- C'est pourquoi les pathologies qui affectent la prostate (adénome ou cancer) peuvent affecter la physiologie de la miction et de l'éjaculation.
- L'incidence du cancer de la prostate croît avec l'âge : c'est le cancer le plus fréquent chez l'homme de plus de 60 ans et la 3e cause de décès masculin par cancer.
- Les facteurs héréditaires sont significatifs.
- C'est un cancer hormono-dépendant, adénocarcinome dans 95 % des cas.

## ② Processus tumoral bénin : l'hypertrophie bénigne de la prostate

- Tumeur bénigne qui touche presque tous les hommes, le plus souvent après 50 ans.
- Elle se développe dans la partie centrale de la prostate.

### Symptômes et diagnostic

- Symptômes urinaires dus à l'augmentation de volume de la prostate qui comprime l'urètre, gênant ainsi la vidange de la vessie (besoin fréquent d'uriner, douleur en urinant, fuite, etc.).
- Le diagnostic se fait par **toucher rectal**.

### Complications

Sans prise en charge thérapeutique l'adénome grossit et entraîne des complications :

- rétention chronique d'urine dans la vessie, responsable d'infections urinaires, de calculs de la vessie, pouvant aboutir à une atteinte de la fonction rénale ;
- rétention aiguë d'urine (le patient ne peut plus uriner) : c'est **une urgence**.
  → Hospitalisation pour bilan et sondage afin de vider la vessie.

### Traitement

- Simple surveillance si gêne légère ou bien supportée, sans complication et avec une vessie qui se vide bien.
- Traitements médicamenteux si gêne modérée. Trois classes de médicaments : alphabloquants, inhibiteurs de la 5-alpha-réductase, phytothérapie.
- Si le traitement médical ne suffit pas : chirurgie pour réduire mécaniquement le volume de l'adénome :
  - ◊ résection prostatique : élargir le canal urétral en réséquant par voie naturelle endoscopique l'adénome devenu compressif ;
  - ◊ adénomectomie par voie transabdominale nécessaire si l'adénome est trop gros ;
  - ◊ thermothérapie par radiofréquence par endoscopie urétrale ;
  - ◊ pose de stents dans l'urètre éventuelle pour faciliter l'écoulement de l'urine pour les personnes non opérables.

## ③ Processus tumoral malin : le cancer de la prostate

### Diagnostic

- À l'interrogatoire : notions d'antécédents familiaux, symptômes évocateurs (urinaires ou douloureux).
- À l'examen clinique : on retrouve un toucher rectal anormal, mais **un TR normal n'élimine pas le diagnostic**.
- À l'examen biologique : dosage des *prostate-specific antigen* (PSA) (plus le dosage est élevé, plus le pronostic est défavorable).
- Biopsie dirigée :
  - ◊ prélèvement de plusieurs petits fragments du tissu de la prostate en passant à travers la paroi du rectum à l'aide d'une aiguille spéciale ;
  - ◊ l'examen histologique des biopsies tissulaires permet d'affirmer le diagnostic d'adénocarcinome prostatique multifocal périphérique (le plus souvent), de donner une classification TNM et de préciser le score pronostique de Gleason.

## Classification TNM

| | |
|---|---|
| **T1** | La plupart des tumeurs découvertes par le dosage du PSA (limitée à la prostate et sans anomalie au toucher rectal). |
| **T2** | Bonne indication de chirurgie (tumeur avec anomalie au toucher rectal, touchant un ou 2 lobe(s) de la prostate). |
| **T3** | Montre un débordement de la capsule prostatique (avec ou sans atteinte des vésicules séminales). Ces stades ne sont plus chirurgicaux. |
| **T4** | Montre une atteinte des organes voisins (vessie, rectum, os). |

- N1 = cancer avec atteinte ganglionnaire régionale.
- M1 = cancer avec atteinte métastasique (essentiellement osseuse).

## Score histo-pronostique de Gleason

- De 1 à 5 (du plus différencié, le moins grave, au moins différencié, le plus grave).
- Le calcul du Gleason score va permettre de classifier les cellules cancéreuses selon différents types. Une échelle de 1 à 5 va évaluer le degré d'agressivité du cancer de la prostate :

| | |
|---|---|
| **Grade 1** | Les cellules semblent normales |
| **Grade 2** | Le cancer apparaît faible |
| **Grade 3** | Stade intermédiaire de la maladie |
| **Grades 4 et 5** | Les cellules ont une apparence irrégulière et anormale ; le cancer de la prostate est considéré comme agressif |

- On additionne les 2 grades les plus représentés de la tumeur pour obtenir le score de Gleason : 2-3-4 bien différencié, 5-6-7 moyennement différencié, 8-9-10 peu ou pas différencié.

## ④ Traitement

- Il dépend du stade de la tumeur et de l'âge du patient.

| Score pronostique | Traitement |
|---|---|
| **Pronostic favorable (Gleason < 6)** | 4 options d'efficacité similaires à présenter au patient :<br>• prostatectomie totale ± curage ganglionnaire<br>• radiothérapie externe<br>• curiethérapie prostatique<br>• surveillance active (abstention thérapeutique si patient > 75 ans) |
| **Pronostic intermédiaire (Gleason 7)** | 2 options possibles :<br>• prostatectomie totale + curage ganglionnaire<br>• radiothérapie externe (± agoniste de la LH-RH) |
| **Pronostic défavorable (Gleason 8 ou +)** | 1 seule option :<br>• association hormonoradiothérapie<br>• souvent après prostatectomie + curage ilio-obturateur |
| **Stade métastatique** | Hormonothérapie :<br>• radiothérapie pelviprostatique si N +<br>• chimiothérapie si résistance à la castration |

- Castration médicamenteuse ou chirurgicale :
  - ◊ **hormonothérapie** : traitement général systémique provoquant une castration chimique. Elle est utilisée dans les formes métastatiques de cancer de la prostate, pour lesquelles elle a un effet palliatif important (effet sur les douleurs, l'œdème, le taux de PSA) ;
  - ◊ **castration chirurgicale** : pulpectomie ou ablation des testicules plus ou moins prothèse ;
  - ◊ qu'elle soit médicamenteuse ou chirurgicale, la castration a pour effets secondaires **l'andropause**.
- Chimiothérapie : bien tolérée, médicament de recours.
- Curiethérapie : action très localisée au niveau de la prostate. Traitement de référence à proposer aux patients atteints d'un cancer de la prostate localisé à faible risque.

Fiche

# 12 Cancer bronchopulmonaire

## ① Généralités

- Première cause de mortalité par cancer.
- Il se développe le plus souvent à partir des cellules des bronches.
- Deux types de cancers bronchiques : cancer bronchique non à petites cellules (80 %) et cancer bronchique à petites cellules (20 %).
- Cancers bronchopulmonaires secondaires fréquents : métastases pulmonaires d'autres cancers (sein, côlon, mélanome, testicule, poumon).

## ② Mesures de prévention des expositions

| | |
|---|---|
| **Tabac (90 %)** | • La durée de l'exposition est plus importante que la quantité fumée (estimation de l'intoxication en paquets/année [PA]).<br>• L'âge du début de l'intoxication détermine l'âge de survenue du cancer (vers 40 ans actuellement).<br>• Le tabagisme passif augmente le risque de 30 %. |
| **Carcinogènes chimiques** | Certains sont bien identifiés (benzopyrène, nitrosamines, etc.) |
| **Expositions professionnelles** | • Huit d'entre elles donnent droit à réparation (chrome, houille, arsenic, rayons, bischlorométhyléther, oxyde de fer, nickel, **amiante**).<br>• Une consultation spécialisée à la recherche d'une cause professionnelle devrait être systématique. |
| **Prédisposition génétique probable** | Femmes asiatiques |

## ③ Formes cliniques

### Carcinomes bronchiques non à petites cellules (CBNPC)

- 80 % des cas.
- Temps de doublement de la tumeur peut être long (jusqu'à 1 an).

### Différents types

| | |
|---|---|
| **Carcinomes épidermoïdes** | Leur histoire naturelle peut être suivie de la métaplasie malpighienne à la dysplasie, cancer *in situ*, cancer épidermoïde. |
| **Adénocarcinomes** | Plusieurs sous-types existent :<br>• classiquement se présentent sous forme de nodules périphériques ;<br>• un sous-type particulier : les carcinomes bronchoalvéolaires, non liés au tabac, typiquement sans métastase. |
| **Carcinomes indifférenciés à grandes cellules** | Tumeurs souvent volumineuses au potentiel évolutif rapide. |

### Prise en charge

- Classification de la tumeur (TNM).
- Bilan d'extension avec recherche de métastases à distance :
  - ◊ PET scanner ;
  - ◊ IRM cérébrale.
- Proposition de traitement personnalisé :
  - ◊ tumeur opérable ou non ;
  - ◊ radio-chimiothérapie concomitante.
- Prise en charge des complications dues au traitement et à la tumeur :
  - ◊ insuffisance respiratoire ;
  - ◊ œsophagite radique (dénutrition, analgésie).

UE 2.9

## Carcinomes bronchiques à petites cellules (CBPC)

- 20 % des cas.
- Urgence diagnostique et thérapeutique.
- Tumeur neuro-endocrine très chimiosensible, pour laquelle il n'y a pas de chirurgie.
- Évolution rapide locorégionale (médiastin) et à distance (métastases précoces).
- Temps de doublement de la tumeur très rapide : 28 jours, d'où la fréquence des rechutes.
- Petites cellules denses disposées en nappe dense, nombreuses mitoses et nécrose centrale.
- Prise en charge par irradiation cérébrale préventive des métastases fréquentes.

- L'étude immunohistochimique sur tissu tumoral biopsié retrouve des marqueurs neuroendocrines, des marqueurs hormonaux (ACTH, calcitonine) mais pas de marqueurs de différenciation épithéliale.
- Stadification en stades localisés ou étendus (pas de classification TNM).

## ④ Suivi et pronostic

### Surveillance

- Minimum 5 ans et comprend :
  - ◊ examen clinique et radiographie thoracique tous les mois pendant deux ans, puis tous les six mois pendant trois ans ;
  - ◊ recherche de récidive locale et à distance, surveillance des complications du traitement ;
  - ◊ TDM thoracique tous les six mois pendant deux ans puis tous les ans.
- Guérison à cinq ans sans récidive.

### Pronostic

| | |
|---|---|
| **CBNPC : survie à 5 ans** | Stades I et II : 70 % |
| | Stade III opéré : 30 % |
| | Stade IV et non opéré : < 5 % |
| **CBPC** | Stade localisé : médiane de survie 15 à 20 mois |
| | Stade entendu : médiane de survie 9 mois |
| | Taux de récidive : 95 % |

# Hémopathies

## ① Généralités

- Cancers du tissu hématopoïétique naissant de la transformation maligne d'une cellule immature ou mature d'origine myéloïde (syndromes myéloprolifératifs) ou d'origine lymphoïde (syndromes lymphoprolifératifs).
- Incidence de 6 % : dans la moitié des cas, il touche des personnes de plus de 60 ans.
- Les hémopathies lymphoïdes sont les plus fréquentes (2/3 des cas) : myélomes, leucémies lymphoïdes chroniques, lymphomes diffus à grandes cellules B, syndromes myélodysplasiques.

## ② Physiopathologie des hémopathies malignes

- Elles touchent les cellules, tissus et organes qui produisent les lignées sanguines.
- Toutes ces atteintes cancéreuses ont donc des répercussions sur la composition du sang : soit destruction provoquant une anémie, soit prolifération anormale ou hyperplasie.



### Lymphomes

- Cancers du système lymphatique (rate – thymus – ganglions) qui se développent aux dépens des lymphocytes.
- Ils se caractérisent par la prolifération cellulaire maligne tumorale dans les organes lymphoïdes : rate, foie, poumons, moelle osseuse, ganglions lymphatiques, thymus.
- Ils sont souvent révélés par des adénopathies.

### Leucémies

- Affections hématologiques malignes caractérisées par la prolifération incontrôlée dans la moelle osseuse de cellules qui sont à l'origine des leucocytes du sang.
- Plusieurs types de leucémies avec chacune un traitement spécifique :
  - ◊ **leucémies aiguës** : évolution clinique rapide, associée à une prolifération dans la moelle osseuse (voire dans le sang) de cellules bloquées à

un stade précoce de leur différenciation (les blastes), donc immatures et non fonctionnelles ;
  - ◊ **leucémies chroniques** caractérisées par une prolifération de cellules matures persistantes : pathologie d'accumulation.
- Certains facteurs sont favorisants : l'exposition massive à des radiations ionisantes, anomalies du fonctionnement de certains gènes, anomalies d'un chromosome donné, l'exposition prolongée à des substances chimiques comme le benzène, certains virus (éventualité très rare), les traitements antérieurs par certains médicaments anticancéreux.

## ③ Classification des hémopathies

| | |
|---|---|
| **Selon leur mode d'évaluation** | • Hémopathies chroniques : proliférations clonales de cellules différenciées qui évoluent sur une ou plusieurs années, souvent sans symptômes précis (syndromes lymphoprolifératifs, leucémies lymphoïdes chroniques, syndromes myéloïdes, etc.).<br>• Hémopathies aiguës : prolifération clonales de cellules immatures bloquées à un stade de différenciation qui évoluent en quelques jours ou semaines (leucémies aiguës myéloblastiques ou lymphoblastiques et certains lymphomes de haut grade). |
| **Selon le site de développement de la maladie** | • Dans la moelle osseuse : les leucémies et les myélomes.<br>• Dans les organes lymphoïdes : les lymphomes. |
| **Selon la lignée hématopoïétique proliférant** | • Lignée lymphoïde : lymphocytes B ou T.<br>• Lignée myéloïde : myélocyte, promyélocyte, etc. |

## ④ Prise en charge des hémopathies de l'adulte jeune

### Diagnostic

- Hémogramme avec immunophénotypage (leucémie lymphoïde chronique).
- Biopsie médullaire pour obtenir un myélogramme (leucémies aiguës).
- Biopsie avec examen anatomopathologique des ganglions (lymphomes).
- Le myélogramme permet : d'évaluer l'infiltration blastique, de faire des recherches en cytochimie (myéloperoxydase), d'effectuer un immunophénotypage des protéines de surface des blastes, de faire un caryotype (cytogénétique) cherchant des anomalies chromosomiques.
- La biologie moléculaire permet de caractériser les blastes (diagnostic et suivi).

- La congélation des blastes médullaires peut être envisagée dans l'optique d'une autogreffe.

### Bilan variable d'une pathologie à l'autre

- Peut comporter : hémogramme et hémostase, bilan infectieux, métabolique, transfusionnel, cardiaque, ponction lombaire.
- Pour les lymphomes : TDM et TEP-scan pour les lymphomes puis suivi de l'évolutivité sur la bêta-2 immunoglobuline.

### Classification et index pronostiques

- Pour les leucémies lymphoïdes chroniques :
  - ◊ score diagnostique : score de Matute ;
  - ◊ scores pronostiques : échelle de Binet et score de Rai.
- Pour les lymphomes : classification d'Ann Arbor (stades I à IV).

### Traitement

- Les chimiothérapies (leucémies aiguës+++) par voie veineuse centrale comportent plusieurs phases : induction – consolidation – entretien – rattrapage.
- En cas de mauvais pronostic initial : allogreffe de cellules hématopoïétiques avec une complication majeure qui est la réaction du greffon contre l'hôte.
- Autres thérapeutiques en fonction du contexte :
  - ◊ thérapeutiques ciblées (Imatib® – leucémies aiguës avec chromosome Philadelphie) ;
  - ◊ traitement des complications (réanimation) : syndrome de lyse tumorale (surveillance de la fonction cardiaque et rénale), CIVD transfusion de plasma et plaquettes, sepsis sévère (isolement, asepsie stricte, antibiothérapie), hémorragies (prise en charge étiologique).



## ⑤ Prise en charge des leucémies lymphoïdes chroniques de la personne âgée

- Prise en charge (bilan et traitements) identique à celle de l'adulte jeune mais après 80 ans, ce n'est pas toujours possible.
- Prendre en compte les pathologies et traitements associés.
- Le traitement de cette maladie peu évolutive est, dans 1/3 des cas, la surveillance.

## ⑥ Hémopathie de l'enfant : leucémie aiguë lymphoblastique

### Prévalence et signes

- Atteint plus souvent le **jeune enfant** (80 %) sans cause précise dans 95 % des cas.
- On la soupçonne chez un enfant devant les signes suivants :
  - ◊ atteinte de l'état général (fatigue, fièvre, amaigrissement) ;
  - ◊ angines à répétition, bronchites ;
  - ◊ tendance aux saignements répétés du nez, apparition de « bleus » ou ecchymoses spontanées, saignements des gencives, saignements divers ;
  - ◊ tuméfaction des ganglions lymphatiques ;
  - ◊ douleurs osseuses.

### Diagnostic

- Il est évoqué à partir de **la NFS** montrant des anomalies majeures : anémie, granulopénie, thrombopénie, et surtout une prolifération de la lignée lymphocytaire avec passage de formes jeunes, les lymphoblastes.
- L'examen de référence est le **myélogramme** (examen de la moelle osseuse obtenue par ponction) qui montre un envahissement massif de la moelle osseuse par les cellules malignes.

### Traitement

- Il est adapté en fonction du type de leucémie aiguë lymphoblastique, déterminer selon les examens du bilan.
- L'élément majeur du traitement est **la chimiothérapie** associant plusieurs produits selon trois phases (pendant environ 18 mois) : induction, consolidation, traitement de maintenance.

### Pronostic

- Le taux de guérison dépasse actuellement les 80 %.
- En cas de rechute, une complication fréquente est une localisation méningée ou encore testiculaire.
- Le traitement est chaque fois que possible une **greffe de moelle allogénique**.

# ENTRAÎNEMENT

**1. Chez qui surviennent la plupart des décès par cancer ?**

a. Les personnes de plus de 65 ans ○
b. Les personnes de moins de 65 ans ○
c. Les enfants ○

**2. Quels sont les principaux facteurs précipitants de la cancérogénèse ?**

..................................................

..................................................

**3. Citez les 3 étapes de l'induction du cancer au niveau moléculaire.**

..................................................

..................................................

**4. Quelles sont les caractéristiques fonctionnelles anormales de la cellule cancéreuse ?**

..................................................

..................................................

**5. Quelles sont les 3 voies de diffusion dans l'organisme empruntées par les métastases ?**

..................................................

..................................................

**6. Quel est le principe du ganglion sentinelle ?**

..................................................

..................................................

**7. Quel dépistage individuel du cancer du col de l'utérus préconise-t-on ?**

..................................................

**8. Quels sont les 2 cancers bénéficiant de campagnes nationales de dépistage en France ?**

..................................................

**9. Quel examen prouve le caractère malin d'une tumeur ?**

..........

**10. Peut-on faire du dépistage de cancer par une prise de sang ?**

..........

**11. Dans la classification TNM, que signifient les lettres TNM ?**

..........

**12. Quelles sont les 2 classifications utilisées pour évaluer l'état général du patient ?**

..........

**13. Qu'est-ce que la RCP ?**

..........

**14. Quels sont les buts principaux de la chirurgie en cancérologie ?**

..........

..........

**15. Qu'est-ce qu'un traitement néoadjuvant ?**

..........

**16. Sous quelles formes peut-on utiliser les radiations ionisantes en cancérologie ?**

..........

**17. À quoi sert le protocole de chimiothérapie ?**

..........

..........

**18. Quels sont les risques de la chimiothérapie ?**

..........

..........

**19.** **Expliquez le principe de l'hormonothérapie.**

**20.** **Quel est le rôle infirmier dans l'annonce de la maladie ?**

**21.** **Qu'est-ce qu'une chambre implantable ?**

**22.** **Quelle est la cause principale des douleurs cancéreuses ?**

**23.** **Quelles lois régissent les modalités éthiques de prise en charge des fins de vie ?**

**24.** **Quel est l'intérêt principal de l'utilisation de la technique du ganglion sentinelle dans la chirurgie du cancer du sein ?**



**25.** **Pourquoi ne peut-on pas se contenter d'un traitement local dans la plupart des cancers du sein ?**

**26.** **Pourquoi dit-on que le cancer du sein est hormonodépendant ?**

**27.** **Quel examen permet le diagnostic de cancer du côlon ?**

**28.** **Qu'est-ce qu'une stomie ?**

..........................................................................................................................................

**29.** **Quel marqueur tumoral est utilisé dans le suivi des cancers colorectaux ?**

..........................................................................................................................................

..........................................................................................................................................

**30.** **Quel élément majeur de surveillance des traitements du cancer colorectal conditionne leur choix, poursuite et adaptation ?**

..........................................................................................................................................

**31.** **Dans quelles pathologies prescrit-on le dosage des PSA ?**

..........................................................................................................................................

**32.** **Quel traitement de référence peut-on proposer dans l'hypertrophie bénigne de la prostate ou adénome prostatique ?**

..........................................................................................................................................

**33.** **Quelles sont les complications de l'adénome prostatique ?**

..........................................................................................................................................

**34.** **Quel dépistage du cancer de la prostate peut-on proposer ?**

..........................................................................................................................................

**35.** **Quelles sont les 2 principales options thérapeutiques proposées dans les tumeurs broncho-pulmonaires (sauf à petites cellules) ?**

..........................................................................................................................................

**1.** a. Les personnes de plus de 65 ans.

**c.** *Le cancer reste la 2e cause de mortalité chez l'enfant après l'accidentologie, mais son incidence est nettement moindre.*

**2.** Les comportements à risque :
- la consommation de tabac et alcool ;
- l'inactivité physique ;
- l'exposition incontrôlée aux UV.

L'exposition aux toxiques :
- chimiques ;
- physiques (rayons) ;
- biologiques (virus).

Ces expositions connues peuvent être à l'origine de campagnes de prévention (lutte anti-tabac, campagnes de vaccination…).

**3.** Initiation, promotion et progression.
L'initiation d'une cellule sous l'effet d'un cancérigène altère définitivement son ADN : cette cellule devient apte à transmettre par division cellulaire cette anomalie à ses cellules filles et donc à amorcer le développement du cancer, sa promotion. Au cours de cette promotion, le rythme de division cellulaire s'accélère et multiplie les erreurs géniques qui vont favoriser le développement tumoral, la progression.



**4.** La cellule cancéreuse devient immortelle :
- échappe à l'apoptose ;
- acquiert un potentiel de division illimité ;
- a une capacité de croissance exagérée résistant aux inhibiteurs des facteurs de croissance ;
- a une capacité d'induire une néo-angiogénèse ;
- a une capacité de migrer et de métastaser, permettant l'infiltration cellulaire.

**5.** Les 3 voies de diffusion métastatiques sont la voie sanguine, porte et artérielle.
Les cellules métastatiques s'arrêtent plus facilement dans les organes faisant office de filtres sur ces voies :
- poumons, os, cerveau pour la circulation générale ;
- foie pour la circulation porte ;
- ganglions pour la circulation lymphatique.

# CORRIGÉ

**6.** Les lymphatiques de l'organe porteur de la lésion cancéreuse sont drainés vers des relais ganglionnaires qui sont envahis de façon séquentielle, du ganglion proximal aux ganglions distaux de proche en proche, sans sauter de relais. Le premier relais lors de l'envahissement axillaire est appelé ganglion sentinelle (en fait constitué de 1 à 3 ganglions).
Ce postulat n'est pas valable pour tous les organes. Cette technique, très utilisée dans le cancer du sein par exemple, ne fonctionne donc pas pour tous les organes ni tous les cancers.

**7.** Le dépistage du cancer du col de l'utérus est réalisé par le frottis cervico-vaginal. La spécificité, sensibilité et facilité de réalisation de cette cytologie en font l'examen de référence. Le typage viral ne sert qu'à dépister les HPV à potentiel cancérigène, mais pas les anomalies cellulaires dont ils peuvent être responsables.

**8.** Le cancer du sein et le cancer colorectal.
Ces 2 types de cancer sont fréquents (problème de Santé publique), très accessible à des dépistages simples et non invasifs (mammographie, Hémocult®), et de pronostic très favorable quand ils sont pris en charge et traités très tôt dans leur évolution.

**9.** Le caractère malin (cancéreux) d'une tumeur ne peut être affirmé que sur l'examen anatomo-pathologique. L'histologie en précise l'origine tissulaire et permet une première classification (TNM). Cet examen peut se faire sur des prélèvements biopsiques obtenus par toute voie d'abord de la tumeur possible (endoscopique, cœlioscopique, transcutanée, etc.).

**10.** Il n'existe pas de signe biologique caractéristique de cancer. Certaines anomalies sanguines peuvent inciter à faire des examens complémentaires pour chercher une tumeur.
Les marqueurs tumoraux ne présentent d'intérêt ni dans le dépistage ni dans le diagnostic des cancers. Ils sont utiles en surveillance du patient et de son traitement.

**11.** C'est une classification internationale faite à partir des constatations cliniques et d'imagerie qui se définit en 3 lettres, sorte de langage commun à tous les cancérologues :

- **T** pour Tumeur : degré d'envahissement de la tumeur dans l'organe
- **N** pour ganglion (*Node* en anglais) : niveau d'atteinte ganglionnaire
- **M** pour métastases : atteinte métastatique.

**12.** • Performance status de l'OMS : de 0 à 4.
• Échelle de Karnofsky : va de 0 à 100 %.

**13.** Réunion de Concertation Pluridisciplinaire.
Elle comporte au moins un chirurgien, un radiothérapeute, un médecin compétent en oncologie médicale ou en cancérologie d'organe.
Elle définit la meilleure stratégie thérapeutique pour chaque patient.
Elle coordonne les traitements et définit la surveillance adéquate pour le patient.
Elle propose un programme personnalisé de soin décidé en réunion de concertation pluridisciplinaire pour chaque patient.

**14.** La chirurgie est le traitement de base des tumeurs cancéreuses. Lorsqu'elle est réalisable, elle a pour but une exérèse complète de la tumeur avec marges de sécurité saines :
- exérèse tumorale et examen anatomo-pathologique ;
- curage ganglionnaire.

**15.** Un traitement néoadjuvant est proposé en première intention, le plus souvent quand la tumeur n'est pas opérable, pour diminuer le volume tumoral, faciliter ou rendre possible la résection et limiter les risques de récidive, par exemple dans le cancer du rectum.
On utilise principalement en traitement néo-adjuvant la chimiothérapie ou la radiothérapie (externe ou curiethérapie).



**16.** La radiothérapie est utilisée pour traiter un malade cancéreux sur deux en France. Les radiations ionisantes peuvent être utilisées à but curatif, adjuvant ou néoadjuvant.
Il existe plusieurs types de radiothérapie :
- la radiothérapie externe transcutanée (RTE) où la source d'irradiation est située à l'extérieur du patient. Ce sont les appareils à rayons X, sources de cobalt, accélérateurs à particules.
- la curiethérapie où les sources radioactives sont placées à l'intérieur de l'organisme du patient.

**17.** Le protocole de chimiothérapie décrit dans le détail les buts, modalités, complications et résultats attendus du traitement envisagé. Il sert de référence tout au long du traitement.

# CORRIGÉ

**18.** La chimiothérapie est un traitement systémique. Tous les médicaments utilisés pour tuer les cellules cancéreuses sont plus ou moins toxiques pour les cellules normales.

La toxicité des chimiothérapies est :

- aiguë :
  - hématologique commune à presque toutes les molécules, touche plus ou moins toutes les lignées. C'est le principal facteur limitant des chimiothérapies qui ne sont pas, en général, pratiquées, si les plaquettes sont < à 10 000/mm$^3$ ou les polynucléaires neutrophiles < 1 500/mm$^3$ ;
  - non hématologique touchant divers tissus et variable d'une molécule à l'autre ;
- cumulative ou chronique ;
- neurologiques avec des neuropathies périphériques plus ou moins régressives ;
- cardiopathies ou fibroses pulmonaires ;
- hypofertilités ;
- certains médicaments peuvent même induire d'autres cancers (Alkylants).

La manipulation de ces médicaments nécessite des précautions infirmières particulières.

**19.** L'hormonothérapie est un traitement spécifique des cancers hormonodépendants, ceux dont la croissance est sous influence, au moins partielle, d'une sécrétion hormonale. Les cancers hormonodépendants sont :

- le cancer du sein ;
- le cancer de la prostate ;
- le cancer de l'endomètre ;
- le cancer de la thyroïde.

L'efficacité du traitement hormonal est conditionnée à la présence de récepteurs tumoraux sur la tumeur.

**20.** L'annonce du diagnostic de cancer est un acte médical. L'infirmier spécialisé est chargé du suivi d'annonce c'est-à-dire de la reformulation si nécessaire, de l'explication détaillée de la prise en charge, de l'accompagnement du patient et de son entourage.

Ce suivi se concrétise par un temps de consultation paramédicale, possible immédiatement après ou à distance de chacune des consultations médicales. Ce temps a montré son importance tant pour les malades que pour les équipes soignantes, mais il n'a pas de caractère obligatoire et ne peut être imposé.

Il permet de plus de coordonner les accès aux autres intervenants paramédicaux ou sociaux.

**21.** La chambre à cathéter implantable(CCI) est un dispositif sous-cutané stérile posé à demeure sous anesthésie qui permet des accès répétés au système vasculaire veineux à l'aide d'une simple piqûre. L'utilisation de la chambre implantable nécessite un recours à du matériel bien spécifique : l'aiguille de Huber ou Gripper, seule aiguille utilisable grâce à son biseau tangentiel qui évite le carottage du septum de la chambre.

**22.** La douleur des cancers est due, dans les 2/3 des cas, à l'évolution de la tumeur. Ce sont très souvent des douleurs osseuses, en rapport avec des localisations secondaires (métastases), avec ou sans fracture et pouvant toucher tous les os. La recrudescence nocturne est une des caractéristiques des douleurs cancéreuses. La douleur est souvent sous-évaluée, tout au long de la maladie et pas seulement au stade terminal. On doit régulièrement surveiller l'efficacité et la tolérance des traitements. On utilise pour cela des échelles adaptées dont l'EVA (échelle visuelle analogique).

**23.** La loi Léonetti du 22 avril 2005 et celle du 4 février 2016 intègrent la notion de discussion collégiale en soins palliatifs des modalités d'accompagnement de la fin de vie des patients hors d'état d'exprimer leur volonté et dont l'état est en phase terminale d'une affection grave et incurable, et/ou lorsque l'arrêt d'un traitement est susceptible de mettre leur vie en danger.



**24.** La technique du ganglion sentinelle permet une adénectomie limitée aux premiers ganglions de la chaîne mammaire externe drainant la tumeur cancéreuse. Une fois repérés, ces ganglions sont prélevés chirurgicalement et analysés en extemporané. Cette analyse permet immédiatement au chirurgien de savoir s'il doit faire un curage ganglionnaire complet en cas de ganglions sentinelles atteints ou s'il peut s'en dispenser, et préserver cette chaîne ganglionnaire limitant ainsi considérablement les risques de lymphœdème du bras et ses complications.

**25.** Le sein est un organe qui n'a pas de fonction vitale dans notre organisme : on ne meurt pas de cancer du sein, on meurt des métastases. Plus de 90 % des femmes qui récidivent de leur cancer du sein ont des métastases : le traitement systémique (chimiothérapie-hormonothérapie) de celles-ci est donc indispensable. Il faut traiter le cancer du sein comme une maladie systémique et non pas locale.

# CORRIGÉ

**26.** L'effet mitagène (favorise les mitoses permettant la multiplication cellulaire) des œstrogènes est majeur dans le sein qui possède physiologiquement des récepteurs à ce stéroïde.
L'histo-immuno-chimie recherche ces récepteurs hormonaux dans les tumeurs opérées : l'hormonothérapie est utilisée uniquement dans les tumeurs RH $^{+}$ (récepteurs hormonaux E œstrogénique et/ou P progestérone positif).

**27.** Le diagnostic est suspecté sur des éléments cliniques et/ou un Hémocult® positif. Il est affirmé par la coloscopie totale avec biopsies. C'est l'examen anatomo-pathologique qui permet d'affirmer le cancer et de mettre en place sa prise en charge.

**28.** Une stomie ou « anus artificiel » correspond au raccordement du tube digestif (intestin grêle ou côlon) à la peau. Les selles sont alors recueillies dans une poche spéciale collée sur le ventre autour de la stomie. Il peut s'agir d'une colostomie (raccordement de l'extrémité du côlon à la peau) ou d'une iléostomie (raccordement du petit intestin à la peau).
Cette stomie peut être temporaire, de protection. Une fois le côlon cicatrisé, une nouvelle intervention est programmée pour refermer la stomie et rétablir la continuité intestinale.
Une colostomie définitive peut être nécessaire suite à la chirurgie d'un cancer du rectum, en particulier s'il faut enlever le sphincter anal.

**29.** Le marqueur tumoral le plus intéressant à surveiller dans le suivi des cancers du côlon est le dosage des ACE (Antigène Carcino Embryonnaire).

**30.** L'âge de la personne malade, son état de santé général (dénutrition) ou la façon dont elle supporte les traitements influencent largement le pronostic de ce cancer en conditionnant le choix des traitements et leur poursuite.

**31.** Le dosage de la Prostatic Specific Hormone cherche une pathologie prostatique, le plus souvent devant des signes urinaires chez un homme de plus de 50 ans.

**32.** L'adénome de la prostate est toujours bénin, à ne traiter que s'il devient symptomatique (troubles urinaires +++) :

- une simple surveillance peut être proposée ;
- les traitements médicamenteux indiqués lorsque la gêne est modérée ;
- si le traitement médical n'est pas suffisant, la chirurgie réduit le volume tumoral pour permettre un écoulement normal de l'urine.

**33.** Lorsqu'il grossit trop, l'adénome de la prostate entraîne des complications dues au rétrécissement du canal urétral :

- mécaniques : rétention chronique d'urine dans la vessie, responsable d'infections urinaires, de calculs de la vessie ;
- pouvant aboutir à une atteinte de la fonction rénale.

**34.** Le dépistage du cancer de la prostate est un dépistage individuel. Il repose sur la surveillance clinique de la prostate par un toucher rectal qui peut être proposé de façon systématique à tous les hommes de plus de 50 ans.
La surveillance des PSA n'est pas un bon moyen de dépistage de masse.

**35.** Le traitement de référence est la chirurgie d'exérèse la plus complète possible. Si celle-ci est impossible, on propose une radio-chimiothérapie concomitante.

UE 2.11 N. Tanda et L. Soyer

# Pharmacologie et thérapeutiques

## Objectifs

- Identifier les éléments de la prescription médicale et infirmière et en évaluer les risques.
- Décrire les différentes thérapeutiques non médicamenteuses et leurs modes d'action.
- Expliquer les règles et les modalités d'administration des médicaments et repérer les risques majeurs.
- Argumenter les résultats de calculs médicamenteux.

# Conseils du formateur

## ① Objectifs

L'UE 2.11 « Pharmacologie et thérapeutiques » permet aux étudiants en soins infirmiers d'identifier les thérapeutiques administrées, d'en comprendre les mécanismes d'action et d'agir dans le cadre de leurs responsabilités. Cette unité d'enseignement sert également de base de connaissances pour la mise en œuvre des différentes thérapeutiques et leur surveillance. Elle contribue au développement de la compétence 4, « Mettre en œuvre des actions à visée diagnostique et thérapeutique ». Elle se décline sur 3 semestres.

## ② Prérequis

- UE 2.1 S1 : Biologie fondamentale.
- UE 1.3 S1 : Législation, éthique, déontologie.
- UE 2.11 S3 : Pharmacologie et thérapeutiques.

## ③ Mode d'évaluation

- Évaluation écrite des connaissances sous forme de QCM ou QROC, pouvant inclure également des calculs de doses et la mise en œuvre de thérapeutiques.
- Critères d'évaluation : exactitude des connaissances et compréhension des mécanismes.

## ④ Enseignements

Précédemment, le semestre 3 était centré sur :
- l'acquisition des connaissances des différentes familles thérapeutiques : leur indication, leurs mécanismes d'action, leurs modalités d'administration, leurs effets indésirables et la surveillance associée ;
- les précautions spécifiques en fonction des populations (notamment nouveau-nés, femmes enceintes, personnes âgées) ;
- la prise en charge de la douleur.

Le semestre 5 reprend les notions réglementaires :
- la prescription médicale, la prescription infirmière ;
- le rôle de l'infirmier(ère) dans le circuit du médicament ;

- la législation spécifique aux différentes thérapeutiques, notamment les stupéfiants ;
- seront également abordées les thérapeutiques autres que médicamenteuses.

Les enseignements magistraux sont dispensés par des pharmacologues, pharmaciens, préparateurs en pharmacie ou cadres de santé formateurs. Les cours sont soit en présentiel, soit sous forme de diaporamas commentés ou non. Les travaux dirigés sont gérés par les cadres de santé formateurs. Ils comprennent :

- l'analyse de prescriptions médicamenteuses à partir de prescriptions réelles ;
- la compréhension de la mise en œuvre des thérapeutiques par des exercices d'application des enseignements théoriques ;
- des exercices de calculs de doses à partir de prescriptions, en travaillant avec les étudiants sur leur raisonnement pour mettre œuvre la prescription ;
- l'analyse de situations cliniques mobilisant les connaissances des différentes familles de médicaments et le raisonnement clinique ;
- l'information et l'éducation du patient.

## ⑤ Intérêt dans la pratique infirmière

Cet unité d'enseignement vise à acquérir les connaissances indispensables à la mise en œuvre des thérapeutiques afin d'assurer la sécurité et la qualité des soins.

Elle permet aux étudiants la prise de conscience de leur responsabilité dans les différentes étapes de la mise en œuvre des thérapeutiques en faisant le lien avec l'unité d'enseignement 1.3 des semestres 1 et 4 : « Législation, éthique et déontologie ».

Les enseignements dispensés dans cette unité d'enseignement viseront à développer « la culture de l'erreur » en analysant des situations de soins proposées par les formateurs. Les enseignements sont mobilisés tout au long de la formation aussi bien à l'IFSI qu'en stages. Ils visent à préparer le futur professionnel à son exercice quotidien, qu'il s'agisse d'actions relevant de son rôle sur prescription, son rôle en collaboration mais également son rôle propre dans le but de surveiller l'efficacité des traitements, les effets indésirables. L'infirmier(ère) participe ainsi à l'éducation à la santé et thérapeutique du patient et de son entourage.

**Yvonne CHAMARD**

# Le circuit du médicament

Le circuit du médicament constitue un processus de sécurisation visant l'administration du bon médicament au bon patient et faisant intervenir plusieurs acteurs dans l'enchaînement logique de chaque étape.

## ① Prescription

| | |
|---|---|
| **Qui ?** | • **Médecin**<br>• Autre prescripteur |
| **Quoi ?** | • Anamnèse du patient, examen clinique<br>• ± prescription d'examens complémentaires<br>• Prescription des médicaments (ordonnance, dossier patient, etc.)<br>• Information du patient, consentement éclairé |

## ② Dispensation

| | |
|---|---|
| **Qui ?** | • **Pharmacien**<br>• Préparateur en pharmacie (sous contrôle du pharmacien) |
| **Quoi ?** | • Analyse et validation de la prescription par le pharmacien<br>• Préparation/fabrication des médicaments<br>• Délivrance des médicaments<br>• Gestion des stocks |

## ③ Administration

| | |
|---|---|
| **Qui ?** | • **IDE**<br>• AS (aide à la prise sous la responsabilité de l'IDE) |
| **Quoi ?** | • Vérification de la prescription médicale et de la concordance prescription/médicament/patient<br>• Préparation extemporanée des médicaments<br>• Information/éducation et consentement éclairé du patient<br>• Administration du médicament<br>• Traçabilité de l'administration<br>• Réassortiment du stock de médicaments |

## ④ Suivi et évaluation

| | |
|---|---|
| **Qui ?** | • **IDE**<br>• Aide-soignant(e)<br>• Médecin<br>• Pharmacien<br>• Patient |
| **Quoi ?** | • Surveillance de l'efficacité du médicament et de l'apparition d'effets indésirables<br>• Évaluation balance bénéfices/risques<br>• ± suivi biologique et clinique<br>• Alliance thérapeutique |

Fiche 2

# Les essais thérapeutiques et la mise sur le marché

## ① Genèse du médicament et essais précliniques

**Genèse du médicament**

**Essais précliniques**
- Comprendre le mode d'action des composés
- Évaluer l'efficacité/la toxicité

Expérimentation essentiellement animale, règle des 3R :
- **R**emplacer (si possible les expériences animales)
- **R**éduire (le nombre d'essais et d'animaux)
- **R**affiner (les techniques pour atténuer les contraintes subies par l'animal)

Résultats satisfaisants des essais précliniques. Si avis favorable du comité de protection des personnes et autorisation de l'**ANSM**

**Agence nationale de sécurité du médicament et des produits de santé (ANSM) :**

Créée en 2012 à l'issue de la crise du Mediator®

Missions :
- évaluer la qualité/sécurité des médicaments
- inspecter les établissements (production des médicaments réalisation d'essais cliniques)
- autoriser la mise sur le marché des médicaments (AMM) voire la suspendre
- autoriser les essais cliniques
- libérer des lots de vaccins et de produits dérivés du sang
- autoriser et contrôler les dispositifs médicaux

## ② Essais cliniques sur l'Homme, commercialisation et pharmacovigilance

**Essais cliniques sur l'Homme :**
- **Phase I :** essais sur un groupe (vingtaine) de volontaires non malades :
  - vérifier les doses tolérables du médicament
  - visualiser le devenir du médicament dans l'organisme
- **Phase II :** essais sur des centaines de participants atteints de la maladie visée :
  - identifier la posologie optimale du produit
  - repérer les effets secondaires
- **Phase III :** essais sur plusieurs milliers de volontaires atteints de la maladie visée :
  - comparer l'efficacité du médicament à celle d'un traitement déjà existant et/ou à celle d'un placebo
  - identifier le rapport bénéfice/risque

À l'issue de la phase III : le dossier **AMM** constitué peut être soumis à l'**ANSM** ou aux autorités européennes de santé

- **Phase IV :** essais à grande échelle → surveiller sur le long terme et à grande échelles après l'obtention de l'AMM. On parle de **pharmacovigilance**.

**Commercialisation**

**Pharmacovigilance**

Étude de l'impact du médicament sur une très grande population en vue de prévenir et de suivre ses effets indésirables

**AMM :**

Lors du souhait de commercialisation d'un nouveau médicament, un dossier d'Autorisation de mise sur le marché (AMM) doit être déposé auprès de :
- ANSM : Agence nationale de sécurité du médicament et des produits de santé

OU
- EMA (*European medicines agency*) Agence européenne d'évaluation des médicaments

Le dossier comporte :
- les travaux de recherche (essais pré-cliniques et cliniques)
- les garanties de qualité pharmaceutique, sécurité d'emploi (effets indésirables prévisibles, etc.), démonstration de l'efficacité
- L'AMM est délivrée que si le rapport bénéfice/risque est jugé favorable.

UE 2.11

Il existe des cas particuliers :

| | |
|---|---|
| **Autorisation temporaire d'utilisation (ATU)** | • Délivrée par l'ANSM, elle permet l'utilisation de médicaments n'ayant pas encore d'AMM (souvent pour des patients ayant des maladies rares ou graves ne disposant pas d'un autre traitement)<br>• Elle est délivrée pour une durée limitée |
| **Recommandation temporaire d'utilisation (RTU)** | Elle permet l'utilisation de médicaments ayant une AMM mais pour un autre usage thérapeutique |

## ③ Mise sur le marché

### Médicaments

| | |
|---|---|
| **Définition** | Sont considérées comme médicaments :<br>• les substances possédant des propriétés curatives ou préventives vis-à-vis de pathologies<br>• les substances administrées pour établir un diagnostic médical<br>• les substances modifiant les fonctions physiologiques via une action pharmacologique, immunologique ou métabolique |
| **Conditions de mise sur le marché** | Autorisation de mise sur le marché (AMM) |
| **Autorités compétentes délivrant la mise sur le marché** | • EMA (Agence européenne d'évaluation des médicaments) (*European medicines agency*). Obligatoire pour certains types de médicaments<br>OU<br>• ANSM (Agence nationale de sécurité du médicament et des produits de santé)<br>OU<br>• ANMV (Agence nationale du médicament vétérinaire) |

### Dispositifs médicaux

| | |
|---|---|
| **Définition** | • Sont considérés comme dispositifs médicaux **(DM)**:<br>– les appareils, équipements, articles, etc. (y compris les accessoires et logiciels permettant le fonctionnement de celui-ci) qui sont utilisés chez l'homme dans une visée médicale<br>– les logiciels utilisés à des fins diagnostiques et thérapeutiques<br>• Diverses catégories de DM : DM implantables actifs (DMIA) ; DM de diagnostic in vitro (DM DIV) ; DM visant à compenser un handicap : DM fabriqués sur mesure ; DM de type équipement ; DM de soins à usage unique, implans chirurgicaux non actifs, etc. |

| | |
|---|---|
| **Conditions de mise sur le marché** | • **Marquage CE** : conformité du produit aux législations de l'Union Européenne. Cela permet de mettre le dispositif sur le marché. Puis un certificat est rédigé par le fabricant attestant la performance et la conformité du dispositif en ce qui concerne la sécurité et la santé de l'utilisateur et ce sous la responsabilité du fabricant<br>• **Déclaration à l'ASNM** lors de sa mise sur le marché |
| **Autorités compétentes délivrant la mise sur le marché** | **ANSM :** présente *a posteriori* pour surveiller la conformité et la sécurité des DM mis sur le marché |

## Compléments alimentaires

| | |
|---|---|
| **Définition** | • Sont considérés comme compléments alimentaires les denrées alimentaires qui complètent un régime normal **ET** apportent une source concentrée de nutriments ou autres substances à visée nutritionnelle ou physiologique<br>• Les compléments se présentent en doses (préparation liquide, poudre, etc.). Les prises correspondent à de faibles quantités |
| **Conditions de mise sur le marché** | • Bien que la commercialisation soit en dose et à la pharmacie, ce ne sont pas des médicaments<br>• L'autorisation de mise sur le marché dépend de la Direction générale de la concurrence, de la consommation et de la répression des fraudes (**DGCCRF**)<br>• La DGCCRF reçoit les déclarations de mise sur le marché et effectue des contrôles, comme elle le fait pour les autres denrées alimentaires |
| **Autorités compétentes délivrant la mise sur le marché** | • **DGCRF**<br>• **Anses** (Agence nationale de sécurité sanitaire de l'alimentation, de l'environnement et du travail) |

Fiche

# 3 La réglementation du médicament : listes et stupéfiants

## ① Médicaments de prescription médicale obligatoire

Les médicaments relevant d'une prescription médicale obligatoire sont inscrits sur des listes différentes en fonction de leur degré de dangerosité potentielle :

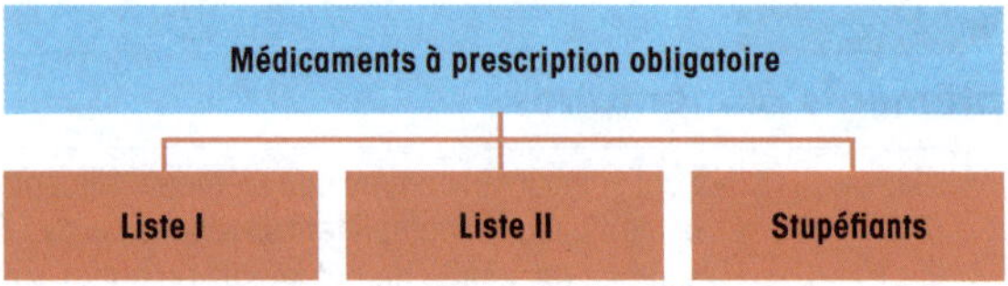


**Figure 2. Classement des médicaments à prescription obligatoire**

### Médicaments sur listes I et II

Les médicaments sur listes I et II sont des médicaments soumis à prescription médicale. Les médicaments inscrits sur la liste I présentent des risques plus élevés pour la santé que ceux de la liste II.

| Médicaments sur liste I | Médicaments sur liste II |
|---|---|
| Délivrables uniquement pour la durée de traitement mentionnée sur l'ordonnance | Délivrables plusieurs fois à partir de la même ordonnance pendant 12 mois (sauf indication contraire du prescripteur) |
| RESPECTER LES DOSES PRESCRITES | RESPECTER LES DOSES PRESCRITES |

### Stupéfiants

La liste des stupéfiants comprend une vingtaine de médicaments dont la morphine et ses dérivés. Ces médicaments pourraient au décours d'un usage détourné, engendrer une pharmacodépendance. La réglementation est donc stricte :

- **dispensation** par un pharmacien au cadre de santé du service et/ou au médecin responsable et traçabilité sur un registre ;

- **détention** dans des armoires fermées à clé avec sécurité renforcée pour lutter contre toute tentative d'effraction ;
- **prescription** effectuée sur une ordonnance sécurisée. La prescription ne peut excéder 28 jours, voire 3, 7 ou 14 jours pour certains stupéfiants ;
- **administration** avec enregistrement sur un document récapitulant l'administration des stupéfiants ;
- **renouvellement** de la dotation nécessitant la présentation du document récapitulatif d'administration.

## ② Médicaments de prescription médicale facultative

Il s'agit de médicaments dont la toxicité est modérée pouvant être soit prescrits, soit conseillés par le pharmacien, soit à la demande de l'usager (hors contexte d'hospitalisation). La liste de ces médicaments est visible sur le site de l'ASNM.

Fiche 4

# La prescription médicale

## ① Conditions rédactionnelles

- Support de prescription uniforme, homogène, standardisé : ⚠ bannir toute retranscription.
- Procédure rédactionnelle précisant systématiquement les éléments attendus.
- Indications des doses (unités, etc.) standardisées.
- Support informatisé privilégié (prescription médicale validée par le pharmacien , permettant la traçabilité de l'administration du médicament et alertant en cas de dosages dépassés).

## ② Contenu de la prescription médicale

- La prescription doit être claire, compréhensible afin de ne laisser aucune place à des interprétations erronées → **article 34 (article R.4127-34 du code de la santé publique) :** « *Le médecin doit formuler ses prescriptions avec toute la clarté indispensable, veiller à leur compréhension par le patient et son entourage et s'efforcer d'en obtenir la bonne exécution* ».
- **La prescription doit comporter :**
  - ◊ **la date de la prescription** ;
  - ◊ **l'identification du prescripteur** (nom, prénom, qualification, n° d'identification RPPS attribué par l'Ordre des médecins) ;
  - ◊ **l'identification de la structure d'activité** ;
  - ◊ **l'identification du patient** (nom, prénom, sexe, date de naissance et éventuellement, poids, taille et surface corporelle (notamment en cas de prescription d'anticancéreux) ;
  - ◊ **l'identification du médicament** : écriture en majuscules, aucune abréviation, prescription en dénomination commune international (DCI), forme galénique, dosage, posologie, voies d'administration, mode d'emploi si préparation, durée du traitement, nombre de renouvellement de la prescription si nécessaire, mention non renouvelable (NR) en cas de prescription d'un médicament en dehors des indications thérapeutiques remboursables, allergie éventuelle, etc. ;
  - ◊ **la signature identifiable et déposée du prescripteur.**

**Attention**

- Connaître le médicament ou sa forme générique : indication(s), contre-indication(s), dose, effets attendues et précautions d'utilisation, effets indésirables.
- En cas de doute ou besoin d'information complémentaire, contacter le médecin et/ou le pharmacien.

**Attention**

**Zéro tolérance dans la prescription orale hors situation d'urgence avérée (exceptionnelle)**

Les prescriptions de médecin formulées de vive voix ou par téléphone sont encore fréquentes, mais elles sont interdites et mettent en jeu la responsabilité de l'infirmier :

- **article R.4312-42** « *L'infirmier applique et respecte la prescription médicale qui, sauf urgence, est* écrite, *quantitative et qualitative, datée et signée* » ;
- **article R.4311-7** : il exige clairement, en dehors du cas particulier de l'urgence, une **prescription écrite**, qualitative et quantitative, datée et signée.

# La prescription infirmière

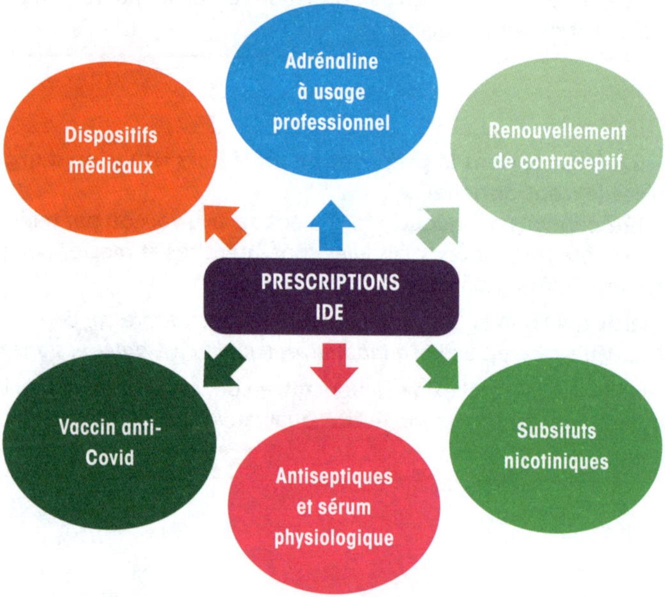


Figure 3. Les différents types de prescriptions infirmières

## ① Dispositifs médicaux (DM)

- Les dispositifs médicaux prescrits doivent être inscrits à la liste des produits et prestations remboursables (LPPR).
- La période de prescription IDE est déterminée par la durée des actes infirmiers prescrite par le médecin.
- La prescription de dispositifs médicaux ne peut être établie pour une durée supérieure à douze mois.

- Voici quelques exemples de DM prescriptibles par l'IDE :

| | |
|---|---|
| **Pansement** | Pansements adhésifs stériles, compresses stériles, sparadraps, filets et jerseys tubulaires, bandes, films adhésifs semi-perméables stériles, sets pour plaies, etc. |
| **Équipement du lit du malade** | Cerceaux |
| **Traitement de l'incontinence et pour l'appareil urogénital** | Étui pénien, joint et raccord, plat bassin et urinal, dispositifs pour stomisés, sondes vésicales, etc. |
| **Perfusion à domicile** | Panier de perfusion, perfuseur, accessoires nécessaires à l'utilisation d'une chambre à cathéter implantable, accessoires stériles pour hépariner, potences à sérum à roulettes, etc. |
| **Prévention des escarres*** | Matelas ou sur-matelas en mousse, coussins en mousse et gel, etc. |
| **Pansements spécifiques*** | Hydrocolloïdes, hydrocellulaires, alginates, hydrogels, à base de charbon actif, etc. |
| **Nutrition entérale à domicile*** | Sonde naso-gastrique ou naso-entérale |
| **Orthèses élastiques de contention des membres* (renouvellement à l'identique)** | Bas, chaussettes, etc. |
| **Accessoires pour lecteur de glycémie* (renouvellement à l'identique)** | Lancettes, bandelettes d'auto-surveillance glycémique, auto-piqueurs à usage unique, seringues avec aiguilles pour auto-traitement, etc. |

** moyennant une information préalable au médecin traitant*

## ② Autres types de prescription

| | |
|---|---|
| **Renouvellement de prescription de contraceptifs oraux** | Les IDE sont autorisés à renouveler les prescriptions médicales de contraceptifs oraux datant de moins d'un an |
| **Substituts nicotiniques** | Les substituts nicotiniques concernent notamment les patchs, gommes, pastilles, inhalateurs, etc. |
| **Antiseptiques et sérum physiologique** | Ce type de prescription permet aux infirmiers libéraux de disposer de ces produits notamment lors de la réalisation de pansement |

| | |
|---|---|
| **Vaccin anti-covid** | Cette prescription IDE est autorisée par décret du 26 mars 2021 **dans le cadre de l'état d'urgence sanitaire**, à l'exception :<br>• des femmes enceintes<br>• des personnes présentant un trouble de l'hémostase<br>• des personnes ayant des antécédents de réaction anaphylactique à un des composants de ces vaccins ou ayant présenté une réaction anaphylactique lors de la première injection |
| **Adrénaline à usage professionnel** | Les infirmiers libéraux peuvent s'auto-prescrire un stylo injectable d'adrénaline en prévision de leur tournée |

## ③ Prescription spécifiques des IDE en pratique avancée (IPA)

Les IPA, par leurs compétences **élargies, peuvent** renouveler, en les adaptant si besoin, des prescriptions médicales de produits de santé et d'actes infirmiers concernées par les domaines suivants :

- pathologies chroniques stabilisées ;
- oncologie et hémato-oncologie ;
- maladie rénale chronique, dialyse, transplantation rénale ;
- psychiatrie et santé mentale.

# Le rôle de l'IDE : de la prescription médicale à la surveillance du patient

Le rôle infirmier lors de la prescription médicale d'un traitement relève d'une succession d'étapes incontournables, qui commence dès la prise de connaissance de la prescription médicale jusqu'à la surveillance du patient après l'administration du traitement.

## ① Prendre connaissance de la prescription médicale écrite

- **Vérifier la prescription médicale** : lisibilité, exhaustivité, etc.
- **Analyser la compatibilité avec le patient** : absence d'allergie, absence de contre-indication, interactions médicamenteuses, état clinique du patient, etc.

## ② Renseigner le plan de soins

- Planifier les actes d'administration des médicaments.
- **Ne jamais retranscrire une prescription médicale.**

## ③ Préparer les médicaments

- Prendre le médicament (dotation du service et/ou traitement nominatif du patient).
- Vérifier la concordance entre la prescription et le médicament : nom, dosage, forme galénique, concentration, voie d'administration.
- Vérifier l'intégrité du médicament : médicament non déconditionné, emballage non détérioré, conditions de conservation respectées, aspect du médicament, date de péremption.
- Réaliser le calcul de dose.
- Suivre le protocole de préparation (dilution, solvant adapté, etc.).
- Si la reconstitution est nécessaire :
  - ◊ pour une injection : respecter les conditions d'hygiène et d'asepsie ;
  - ◊ pour des médicaments *per os* : respecter les conditions d'hygiène, voir s'il est possible ou non de broyer les médicaments.
- Écrire l'étiquette pour identifier l'injection ou le pilulier.

- Si plusieurs médicaments injectables pour le même patient, séparer rigoureusement les injections selon les voies d'administration.

> **Attention**
>
> **Vigilance accrue concernant la voie intrathécale !**

- Noter la date d'ouverture si flacon à doses multiples.

## ④ Réaliser les contrôles en salle de préparation

- Concordance entre l'identité du patient et la prescription médicale et entre le médicament préparé et la prescription médicale.
- Vérifier le calcul de dose.
- Limpidité et homogénéité de la solution préparée.
- Cohérence entre le volume préparé et les volumes habituellement utilisés en prenant en compte notamment le poids du patient et son âge.
- Conformité de l'étiquetage de la préparation.
- Tenir compte des données actualisées : bilans biologiques (créatinémie, INR, glycémie, etc.) et situation clinique du patient.

## ⑤ Informer et obtenir le consentement éclairé du patient

- Demander au patient ce qu'il a compris du traitement et réajuster les informations : bénéfices, effets indésirables, modifications éventuelles du traitement, conduite à tenir pour optimiser la prise, intérêt de l'observance.
- Obtenir le consentement éclairé du patient.

## ⑥ Réaliser les contrôles en présence du patient et administrer le traitement

- Identité du patient.
- Concordance entre le médicament, la prescription et le patient.
- Absence d'allergie, de contre-indication, d'interactions médicamenteuses.
- État clinique.
- Conformité de l'étiquetage.
- Voie d'abord compatible et fonctionnelle.
- Dispositif médical (perfuseur, aérosol, etc.) compatible et fonctionnel.
- Horaire et durée en respectant les règles d'hygiène et d'asepsie.

## ⑦ Tracer les actes réalisés au niveau du dossier patient

- Réaliser la traçabilité en temps réel en mentionnant le nom du médicament, la forme, la dose, la voie, la date, l'heure.
- S'identifier et signer.
- Tracer les informations données au patient.
- Noter si :
  - ◊ le patient refuse le traitement et informer le médecin ;
  - ◊ il y a un décalage dans l'horaire ou la durée d'administration ;
  - ◊ il y a des effets attendus et/ou d'effets indésirables et informer le médecin.

## ⑧ Réaliser la surveillance du patient

- Si perfusion, surveiller le débit et la durée.
- Repérer les bénéfices attendus du traitement.
- Repérer les effets indésirables.
- Vérifier la fonctionnalité des voies d'abord.
- Évaluer les paramètres biologiques et cliniques selon le traitement.

Fiche

# 7 Les erreurs médicamenteuses

## ① Définition

- D'après l'AFSSAPS[1], « l'erreur médicamenteuse est l'omission ou la réalisation non intentionnelle d'un acte survenu au cours du processus de soins impliquant un médicament, qui peut être à l'origine d'un risque ou d'un événement indésirable pour le patient. L'erreur médicamenteuse est dite :
  - **avérée** lorsqu'elle résulte en l'administration au patient d'un médicament erroné, d'une dose incorrecte, par une mauvaise voie, ou selon un mauvais schéma thérapeutique, etc. ;
  - **potentielle** si l'erreur est interceptée avant l'administration du produit au patient ;
  - **latente (ou risque d'erreur)** : s'il s'agit d'une observation témoignant d'un danger potentiel pour le patient ».
- Il existe différents types d'erreurs, par exemple : omission, doses, produits, formes galénique, technique/voie/débit/durée/moment d'administration, patient, contrôle, etc.
- Les causes d'erreurs sont multiples. Elles peuvent être liées :
  - à la prescription médicale ;
  - à la préparation du médicament ;
  - à un défaut de contrôle ;
  - à l'administration du médicament ;
  - à la traçabilité ;
  - à un défaut de surveillance post-administration, etc.
- La circulaire DGOS/PF2 n°2021-72 du 14 février 2012 présente les 12 événements qui ne devraient jamais arriver, les *never events*.

| Never events | Erreurs |
|---|---|
| NE1 | Erreur lors de la prise en charge de patients traités avec des **médicaments anticoagulants** |
| NE2 | Erreur lors de l'administration de **chlorure de potassium injectable** |

**1.** Agence Française de Sécurité Sanitaire et des Produits de Santé, devenue l'ANSM (agence nationale de sécurité du médicament et des produits de santé) en 2012

| Never events | Erreurs |
|---|---|
| NE3 | Erreur de préparation de **spécialités injectables** dont le **mode de préparation est à risque** |
| NE4 | Erreur d'administration par **injection intrathécale** au lieu de la **voie intraveineuse** |
| NE5 | Erreur d'administration par **injection parentérale** au lieu de la **voie orale ou entérale** |
| NE6 | Surdosage en **anticancéreux**, notamment en pédiatrie |
| NE7 | Erreur de rythme d'administration du **méthotrexate par voie orale** (hors cancérologie) |
| NE8 | Erreur d'administration d'**insuline** |
| NE9 | Erreur d'administration de **spécialités utilisées en anesthésie-réanimation** au bloc opératoire |
| NE10 | Erreur d'administration de **gaz à usage médical** |
| NE11 | Erreur de **programmation des dispositifs d'administration** (pompes à perfusion, seringues électriques, etc.) |
| NE12 | Erreur lors de l'administration ou de l'utilisation de petits **conditionnements unidoses** en matière plastique notamment en maternité ou en pédiatrie. |

## ② Degrés de gravité de l'erreur médicamenteuse

| | Gravité de l'erreur médicamenteuse (EM) | Conséquences pour le patient |
|---|---|---|
| Moins grave | **Mineure** | EM sans conséquence pour le patient |
| ↓ | **Significative** | EM avec surveillance indispensable pour le patient mais sans conséquence clinique pour lui |
| ↓ | **Majeure** | EM avec conséquences cliniques temporaires pour le patient : à l'origine d'une atteinte physique ou psychologique réversible qui nécessite un traitement ou une intervention ou un transfert vers un (autre) établissement, induction ou allongement du séjour hospitalier |
| ↓ | **Critique** | EM avec conséquences cliniques permanentes pour le patient : à l'origine d'une atteinte physique ou psychologique permanente irréversible |
| Plus grave | **Catastrophique** | EM avec mise en jeu du pronostic vital ou décès du patient |

## ③ Comment éviter les erreurs médicamenteuses

### 3.1 Prescription médicale

(Voir fiche 4).

### 3.2 Rangement des médicaments

- Étiquetage des armoires, standardisation/harmonisation du stockage.
- Accès sécurisé et stockage informatisé (code-barres).
- Vérification régulière du classement, des péremptions, etc.

### 3.3 Préparation

- Hygiène : mains, locaux (salle de préparation/chambre), etc.
- Utilisation des protocoles de préparation.
- Outil de calcul à disposition.
- Lecture de l'ordonnance à haute voix.
- Local dédié à la préparation (limiter les nuisances sonores et les allées et venues).
- Éviter les interruptions de tâches (sinon recommencer la préparation).
- Réaliser les préparations un patient à la fois.
- Utilisation des étiquetages informatisés pour chaque préparation.

### 3.4 Contrôle

- Vérification de l'identité du patient (à l'oral et vérifier le bracelet : identitovigilance).
- Concordance **patient/médicament/prescription.**
- Formation de l'équipe soignante à tout nouveau dispositif.
- Fonctionnalité des voies d'abords.
- Surveillance du patient.
- Traçabilité en temps réel.
- **Règle des 5 B : Bon patient – Bon médicament – Bonne dose – Bonne voie – Bon moment.**

Fiche

# 8 Les thérapeutiques non médicamenteuses

## ① Définition

| | |
|---|---|
| **Quoi ?** | Thérapies non invasives et non pharmacologiques |
| **Quel but ?** | Prévenir, soigner, guérir, soulager les patients voire leurs aidants |
| **Comment ?** | • Méthodes<br>• Programmes<br>• Techniques de soins<br>• Approches humaines et environnementales |
| **Quels mécanismes ?** | • Mécanismes biologiques<br>Et/Ou<br>• Processus psychologiques |
| **Pourquoi ?** | • Impact sur la santé, la qualité de vie, le bien-être, le comportement, etc.<br>• Prévention de la iatrogénie |
| **Par qui ?** | Membres d'une équipe interdisciplinaire (IDE, AS, médecins, psychologues, professionnels de la rééducation, art-thérapeutes, etc.) |
| **Quelles compétences pour les pratiquer ?** | • Compétences relationnelles<br>• Compétences éthiques |

## ② Différents types de TNM

| | Définition | Objectifs |
|---|---|---|
| **Psychothérapie** | Entretiens réguliers en individuel ou en groupe<br>Différentes techniques : thérapie comportementale et cognitive (TCC), médiation de pleine conscience (*mindfullness*), thérapies familiales systémiques, etc. | Améliorer l'état de la personne<br>Prévenir les rechutes |
| **Réminiscence** | Sollicitation des capacités mnésiques restantes en évoquant des souvenirs | Améliorer l'estime de soi<br>Maintenir les aptitudes sociales et communicationnelles |
| **Concept Snoezelen** | Stimulation des sens et relaxation du patient | Rencontre et accompagner la personne<br>Développer un mode de communication non verbale |
| **Aromathérapie** | Stimulation par l'olfaction | Procurer un état de bien-être<br>Développer une mémoire olfactive<br>Promouvoir, améliorer la santé, le bien-être et l'hygiène |
| **Toucher relationnel** | Attention bienveillante via le toucher | Détendre le patient<br>Procurer une sensation de bien-être , de sécurité<br>Rassurer, apaiser<br>Communiquer |
| **Art-thérapie** | Chant, musique, arts plastiques, calligraphie, etc.<br>Utilisation du potentiel artistique d'une personne dans un but thérapeutique | Rétablir les facultés de communication<br>Améliorer la qualité de vie<br>Développer la confiance, l'estime de soi, l'affirmation de soi |
| **Activité motrice** | Prévention des risques de dépendance et de chute | Créer un contact humain<br>Procurer du bien-être<br>Maintenir la musculation, l'équilibre<br>Reprendre confiance en soi |

# ENTRAÎNEMENT

**1. Reliez chacune des étapes du circuit du médicament avec le ou les acteurs concernés :**

| | | | |
|---|---|---|---|
| Prescription | • | • IDE | |
| Dispensation | • | • Médecin | |
| Administration | • | • Pharmacien | |
| Suivi et évaluation | • | • Aide-soignant | |
| | | • Patient | |

**2. Concernant les essais thérapeutiques et la mise sur le marché :**

| | Vrai | Faux |
|---|---|---|
| **a.** Lors des essais précliniques, l'expérimentation est essentiellement animale. | ○ | ○ |
| **b.** Les essais cliniques comprennent 4 phases : en débutant par des essais sur une vingtaine de volontaires non malades puis en réalisant des essais à grandes échelles sur des personnes malades. | ○ | ○ |
| **c.** L'Agence nationale de sécurité du médicament et des produits de santé (ANSM) a été créée à l'issue de la crise du Mediator®. | ○ | ○ |

**3. Quelles sont les six missions de l'Agence nationale de sécurité du médicament et des produits de santé (ANSM) ?**

..............................................................................................................................

..............................................................................................................................

..............................................................................................................................

UE 2.11

**4. Quelles sont les autorités compétentes délivrant la mise sur le marché des médicaments ?**

..............................................................................................................................

..............................................................................................................................

..............................................................................................................................

**5. Reliez la classe du médicament à prescription obligatoire avec sa spécificité :**

| | |
|---|---|
| Liste I • | • Comprend une vingtaine de médicaments dont la morphine et ses dérivés. Ces médicaments pourraient au décours d'un usage détourné, engendrer une pharmacodépendance. La réglementation est donc stricte |
| Liste II • | • Délivrables uniquement pour la durée de traitement mentionnée sur l'ordonnance |
| Liste des stupéfiants • | • Délivrables plusieurs fois à partir de la même ordonnance pendant 12 mois (sauf indication contraire du prescripteur) |

**6. Quelles sont les cinq étapes spécifiques à respecter dans le cadre de la règlementation stricte des stupéfiants ?**

.................................................................................................................................................

.................................................................................................................................................

.................................................................................................................................................

**7. Que doit impérativement comporter une prescription médicale ?**

.................................................................................................................................................

.................................................................................................................................................

**8. Concernant les conduites à bannir en lien avec la prescription médicale :**

| | Vrai | Faux |
|---|---|---|
| **a.** Toute retranscription est à bannir. | ○ | ○ |
| **b.** Zéro tolérance dans la prescription orale hors situation d'urgence avérée exceptionnelle. | ○ | ○ |
| **c.** Les prescriptions par téléphone sont interdites et mettent en jeu la responsabilité de l'IDE. | ○ | ○ |

**9. Concernant la prescription infirmière, quelles sont les trois conditions à respecter pour prescrire des dispositifs médicaux (DM) ?**

..........................................................................................................................................

..........................................................................................................................................

**10. Quelles sont les prescriptions que l'IDE peut réaliser :**

| | Vrai | Faux |
|---|---|---|
| **a.** Pansements adhésifs stériles, compresses stériles, sparadraps, filets et jerseys tubulaires, bandes, films adhésifs semi-perméables stériles, sets pour plaies | ○ | ○ |
| **b.** Équipement du lit du malade : cerceau | ○ | ○ |
| **c.** Étui pénien, bassin | ○ | ○ |
| **d.** Dispositifs pour stomisés, sondes vésicales | ○ | ○ |
| **e.** Panier de perfusion, perfuseur | ○ | ○ |
| **f.** Accessoires nécessaires à l'utilisation d'une chambre implantable | ○ | ○ |
| **g.** Contraceptifs oraux | ○ | ○ |
| **h.** Renouvellement de prescription médicale de contraceptifs oraux quel que soit la date de prescription initiale | ○ | ○ |
| **i.** Renouvellement prescription médicale de contraceptifs oraux datant de moins d'un an | ○ | ○ |
| **j.** Substituts nicotiniques : patchs, gommes, pastilles, inhalateurs | ○ | ○ |
| **k.** Méthadone | ○ | ○ |
| **l.** Antiseptiques dans le cadre de la réalisation de pansement | ○ | ○ |
| **m.** Sérum physiologique dans le cadre de la réalisation de pansement | ○ | ○ |
| **n.** Vaccins uniquement ceux obligatoires | ○ | ○ |
| **o.** Vaccin anti-covid dans le cadre de l'état d'urgence sanitaire sauf cas particuliers identifiés | ○ | ○ |
| **p.** Renouvellement de prescription médicale de stylo injectable d'adrénaline pour personne ayant une allergie connue | ○ | ○ |
| **q.** Auto-prescription d'un stylo injectable d'adrénaline en prévision de leur tournée | ○ | ○ |

**11. Quelles sont les huit étapes que l'IDE doit réaliser depuis la prescription médicale jusqu'à l'administration du traitement ?**

**12. Reliez la caractérisation de l'erreur médicamenteuse avec la bonne définition :**

| | |
|---|---|
| Erreur médicamenteuse avérée • | • Si l'erreur est interceptée avant l'administration du produit au patient |
| Erreur médicamenteuse potentielle • | • S'il s'agit d'une observation témoignant d'un danger potentiel pour le patient |
| Erreur médicamenteuse latente • | • Lorsqu'elle résulte en l'administration au patient d'un médicament erroné, d'une dose incorrecte, par une mauvaise voie, ou selon un mauvais schéma thérapeutique, etc. |

**13. Citez les six causes d'erreurs médicamenteuses.**

**14. Que signifie « *never event* » ?**

**15. Reliez le degré de gravité de l'erreur médicamenteuse (EM) avec les conséquences avérées pour le patient :**

| | |
|---|---|
| Mineure • | • EM avec surveillance indispensable pour le patient mais sans conséquence clinique pour lui |
| Significative • | • EM avec conséquences cliniques temporaires pour le patient : à l'origine d'une atteinte physique ou psychologique réversible qui nécessite un traitement ou une intervention ou un transfert vers un (autre) établissement, induction ou allongement du séjour hospitalier |
| Majeure • | • EM avec mise en jeu du pronostic vital ou décès du patient |
| Critique • | • EM sans conséquence pour le patient. |
| Catastrophique • | • EM avec conséquences cliniques permanentes pour le patient : à l'origine d'une atteinte physique ou psychologique permanente irréversible. |

**16. Que signifie la règle des cinq B ?**

........................................................................................................

........................................................................................................

........................................................................................................

**17. Que signifie le terme de thérapeutiques non médicamenteuses (TNM) ?**

........................................................................................................

........................................................................................................

........................................................................................................

**18. Citez sept types différents de thérapeutiques non médicamenteuses (TNM).**

........................................................................................................

........................................................................................................

........................................................................................................

# CORRIGÉ

**1.**

| | |
|---|---|
| Prescription | Médecin |
| Dispensation | Pharmacien |
| Administration | IDE |
| Suivi et évaluation | IDE, Pharmacien, Aide-soignant, Patient |

**2.**

| | Vrai | Faux |
|---|---|---|
| **a.** Lors des essais précliniques, l'expérimentation est essentiellement animale. | ⊗ | ○ |
| **b.** Les essais cliniques comprennent 4 phases : en débutant par des essais sur une vingtaine de volontaires non malades puis en réalisant des essais à grandes échelles sur des personnes malades. | ⊗ | ○ |
| **c.** L'Agence nationale de sécurité du médicament et des produits de santé (ANSM) a été créée à l'issue de la crise du Mediator®. | ⊗ | ○ |

**3.**

- Évaluer la qualité/sécurité des médicaments.
- Inspecter les établissements (production des médicaments réalisation d'essais cliniques).
- Autoriser la mise sur le marché des médicaments (AMM) voire la suspendre.
- Autoriser les essais cliniques.
- Libérer des lots de vaccins et de produits dérivés du sang.
- Autoriser et contrôler les dispositifs médicaux.

**4.**

- EMA : *European medicines agency* (Agence européenne d'évaluation des médicaments). Obligatoire pour certains types de médicaments.
- ANSM : Agence nationale de sécurité du médicament et des produits de santé.
- ANMV : Agence nationale du médicament vétérinaire.

**5.**

| | | |
|---|---|---|
| Liste I | | Comprend une vingtaine de médicaments dont la morphine et ses dérivés. Ces médicaments pourraient au décours d'un usage détourné, engendrer une pharmacodépendance. La réglementation est donc stricte |
| Liste II | 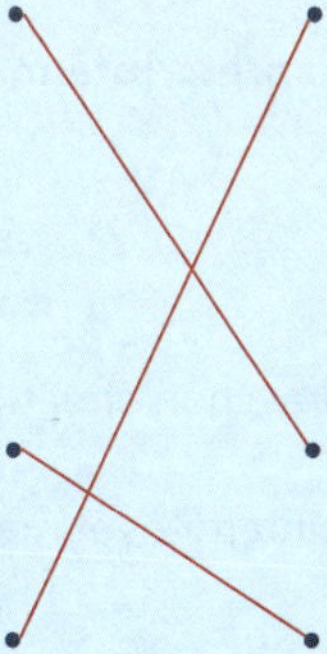 | Délivrables uniquement pour la durée de traitement mentionnée sur l'ordonnance |
| Liste des stupéfiants | | Délivrables plusieurs fois à partir de la même ordonnance pendant 12 mois (sauf indication contraire du prescripteur) |

**6.**

- **Dispensation** : par un pharmacien au cadre de santé du service et/ou au médecin responsable, en assurant la traçabilité sur un registre.
- **Détention** : dans des armoires fermées à clé avec sécurité renforcée.
- **Prescription** : sur une ordonnance sécurisée.
- **Administration** : enregistrement sur un document récapitulant l'administration des stupéfiants.
- **Renouvellement de la dotation** : nécessite la présentation du document récapitulatif d'administration.

**7.**

- **Date de la prescription.**
- **Identification du prescripteur :** nom, prénom/qualification/numéro d'identification.
- **Identification de la structure d'activité.**
- **Identification du patient :** nom, prénom/sexe/date de naissance ; voire poids (incontournable en pédiatrie), taille, surface corporelle (notamment quand prescription d'anticancéreux).
- **Identification du médicament :** forme galénique/dosage/posologie/voie d'administration/mode d'emploi /durée de traitement /nombre de renouvel-

lements de la prescription si nécessaire/mention non remboursable (NR) si c'est le cas/allergies éventuelles.

- **Signature identifiable et déposée du prescripteur.**

**8.**

| | Vrai | Faux |
|---|---|---|
| **a.** Toute retranscription est à bannir. | ⊗ | ○ |
| **b.** Zéro tolérance dans la prescription orale hors situation d'urgence avérée exceptionnelle. | ⊗ | ○ |
| **c.** Les prescriptions par téléphone sont interdites et mettent en jeu la responsabilité de l'IDE. | ⊗ | ○ |

**9.**

- Les dispositifs médicaux prescrits doivent être inscrits à la liste des produits et prestations remboursables (LPPR).
- La période de prescription IDE est déterminée par la durée des actes infirmiers prescrite par le médecin.
- La prescription de dispositifs médicaux ne peut être établie pour une durée supérieure à douze mois.

**10.** Prescriptions IDE autorisées :

| | Vrai | Faux |
|---|---|---|
| **a.** Pansements adhésifs stériles, compresses stériles, sparadraps, filets et jerseys tubulaires, bandes, films adhésifs semi-perméables stériles, sets pour plaies | ⊗ | ○ |
| **b.** Équipement du lit du malade : cerceau | ⊗ | ○ |
| **c.** Étui pénien, bassin | ⊗ | ○ |
| **d.** Dispositifs pour stomisés, sondes vésicales | ⊗ | ○ |
| **e.** Panier de perfusion, perfuseur | ⊗ | ○ |
| **f.** Accessoires nécessaires à l'utilisation d'une chambre implantable | ⊗ | ○ |
| **g.** Contraceptifs oraux | ○ | ⊗ |
| **h.** Renouvellement de prescription médicale de contraceptifs oraux quel que soit la date de prescription initiale | ○ | ⊗ |

| | | |
|---|---|---|
| **i.** Renouvellement prescription médicale de contraceptifs oraux datant de moins d'un an | ⊗ | ○ |
| **j.** Substituts nicotiniques : patchs, gommes, pastilles, inhalateurs | ⊗ | ○ |
| **k.** Méthadone | ○ | ⊗ |
| **l.** Antiseptiques dans le cadre de la réalisation de pansement | ⊗ | ○ |
| **m.** Sérum physiologique dans le cadre de la réalisation de pansement | ⊗ | ○ |
| **n.** Vaccins uniquement ceux obligatoires | ○ | ⊗ |
| **o.** Vaccin anti-covid dans le cadre de l'état d'urgence sanitaire sauf cas particuliers identifiés | ⊗ | ○ |
| **p.** Renouvellement de prescription médicale de stylo injectable d'adrénaline pour personne ayant une allergie connue | ○ | ⊗ |
| **q.** Auto-prescription d'un stylo injectable d'adrénaline en prévision de leur tournée | ⊗ | ○ |

**11.**

**1.** Prendre connaissance de la prescription médicale écrite **: vérification et analyse de la compatibilité avec le patient.**
**2.** Renseigner le plan de soins **: planification.**
**3.** Préparer les médicaments, voire les reconstituer **: vérification, calcul de dose, suivi du protocole de préparation, identification.**
**4. Réaliser les contrôles en salle de préparation : vérification du médicament, de l'identité et des données cliniques du patient.**
**5.** Informer et obtenir le consentement éclairé du patient.
**6. Réaliser les contrôles en présence du patient et administrer le traitement : vérification identité du patient, concordance du médicament/prescription/patient, conformité de l'étiquetage, administration en respectant règles d'hygiène et d'asepsie.**
**7.** Tracer les actes réalisés au niveau du dossier patient.
**8. Réaliser la surveillance du patient : bénéfices attendus, effets indésirables, paramètres biologiques et cliniques, etc.**

**12.**

| | |
|---|---|
| Erreur médicamenteuse avérée | Lorsqu'elle résulte en l'administration au patient d'un médicament erroné, d'une dose incorrecte, par une mauvaise voie, ou selon un mauvais schéma thérapeutique, etc. |
| Erreur médicamenteuse potentielle | Si l'erreur est interceptée avant l'administration du produit au patient |
| Erreur médicamenteuse latente | S'il s'agit d'une observation témoignant d'un danger potentiel pour le patient |

**13.**

- Liées à la prescription médicale.
- Liées à la préparation du médicament.
- Liées à un défaut de contrôle.
- Liées à l'administration du médicament.
- Liées à la traçabilité.
- Défaut de surveillance post-administration.

**14.**

Il s'agit des 12 événements qui ne devraient jamais arriver (*never events*).

**15.**

| | |
|---|---|
| Mineure | EM avec surveillance indispensable pour le patient mais sans conséquence clinique pour lui |
| Significative | EM avec conséquences cliniques temporaires pour le patient : à l'origine d'une atteinte physique ou psychologique réversible qui nécessite un traitement ou une intervention ou un transfert vers un (autre) établissement, induction ou allongement du séjour hospitalier |
| Majeure | EM avec mise en jeu du pronostic vital ou décès du patient |
| Critique | EM sans conséquence pour le patient. |
| Catastrophique | EM avec conséquences cliniques permanentes pour le patient : à l'origine d'une atteinte physique ou psychologique permanente irréversible. |

**16.**

Bon patient.
Bon médicament.
Bonne dose.
Bonne voie.
Bon moment.

**17.**

Il s'agit de thérapies non invasives et non pharmacologiques réalisées par des membres d'une équipe interdisciplinaire, qui ont pour but de prévenir, soigner, guérir, soulager les patients voire leurs aidants via des mécanismes biologiques et/ou des processus psychologiques. Ces TNM ont un impact sur la santé, la qualité de vie, le bien-être, le comportement et préviennent la iatrogénie.



**18.**

Psychothérapie.
Réminiscence.
Concept Snoezelen.
Aromathérapie.
Toucher relationnel.
Art-thérapie.
Activité motrice.

UE 4.2 M. Mazoyer

# Soins relationnels



UE 1.3 UE 2.7 UE 4.3 UE 4.4 UE 4.5 UE 6.2 UE 2.6 UE 2.9 UE 2.11 UE 4.2 UE 4.4 UE 4.7 UE 6.2

## Objectif

**Adapter ses modes de relation et de communication aux personnes, aux situations et aux contextes.**

# Conseils du formateur

## ① Intérêts de cette UE dans l'apprentissage

Cette UE va vous donner des pistes de réflexion pour construire une relation de soin adaptée aux différentes situations que vous allez rencontrer en tant qu'infirmière. Vous pourrez ainsi construire, pour chaque situation de soin rencontrée, une relation de soin qui, tout en visant le bien-être du patient, ne vous mettra pas en danger.

### Apprendre à travailler avec ses émotions

L'être humain ne peut pas vivre sans ressentir des émotions donc vous non plus. Mais la démonstration de certaines émotions devant un patient ou son entourage n'est pas acceptable pour une infirmière.
Il va donc falloir apprendre à travailler sur ses émotions. Le patient et son entourage ont besoin d'avoir en face d'eux une infirmière « vivante » qui exprime notamment des émotions qui parfois leur feront oublier leurs propres émotions : ainsi un sourire sur le visage d'une infirmière mettra toujours du baume au cœur !
Dans cette UE, vous trouverez quelques techniques qui vous seront utiles pour gérer vos émotions.

### Trouver la « bonne » distance professionnelle avec le patient

Comme vous l'avez vu au semestre précédent, il existe une distance « géographique » dans les soins infirmiers, la proxémie. Maintenant, vous allez aborder une autre distance qui est la **distance professionnelle** que l'ont pourrait ici définir comme une distance dans la relation de soin ou distance relationnelle. Cette distance professionnelle est parfois nommée « bonne distance », ou « juste distance ».
L'infirmière doit donc construire une distance entre elle et le patient qui ne soit ni trop loin ni trop près. Mais là encore, pas de solution miracle car cette distance va dépendre du contexte de soins, des particularités du patient et de l'infirmière (l'histoire personnelle, les traits de personnalité, etc.).



### Gérer le stress dans les soins infirmiers

Cette UE vous proposera quelques pistes pour gérer des situations de stress. En effet, le stress au travail existe et peut conduire à un épuisement professionnel (le *burn out*) d'où l'intérêt de savoir identifier les premiers symptômes chez vous ou chez d'autres soignants avant qu'il ne soit trop tard. Ensuite, la gestion du stress reste une gestion qui appartient à chacun, à vous de trouver celle qui vous convient.

## ② Prérequis et modalités d'évaluation

L'UE 1.1 S1 et S2, l'UE 4.2 S2 et S3 sont les 2 UE identifiées comme des prérequis qui permettront d'analyser une situation relationnelle (modalité d'évaluation de cette UE). Vous aurez besoin des concepts abordés dans ces UE pour « décortiquer » ce qui se joue au niveau relationnel dans une situation de soin précise.

## ③ Lien avec les stages

Cette UE est une des dernières UE de votre formation en soins infirmiers, qui vous a permis notamment de construire peu à peu une posture professionnelle. Elle va vous permettre d'analyser ce que vous avez pu vivre émotionnellement et affectivement dans vos précédentes expériences en stage. C'est à partir de cette analyse (réflexive) que vous pourrez, dans les stages de ces deux derniers semestres, réévaluer et réajuster votre positionnement dans la relation de soin.

# Les émotions dans le soin

## ① Définition

- L'émotion est un phénomène affectif intense que l'individu relie à une cause précise (« je suis triste car... »). Elle est généralement consciente puisque l'individu a conscience de ce qui a provoqué son émotion.
- L'émotion a une durée brève : pas plus d'une heure dans la moitié des cas et plus d'une journée dans les trois quart du temps.
- L'émotion, liée à la rencontre de 2 individus, est à placer dans un contexte d'interaction sociale comme celui existant entre un soignant et un soigné. Florence Nightingale disait ainsi de l'exercice infirmier qu'il « sous-entend que la vie émotionnelle des soignants participe des soins infirmiers ».
- On distingue 5 émotions de base : la peur, la colère, la tristesse, la joie et le dégoût.

## ② Le concept de travail émotionnel dans les soins infirmiers

- Il peut s'entendre comme le travail d'un individu à maîtriser ses émotions en changeant son intensité ou sa qualité pour s'adapter à une situation ou pour correspondre à ce qui est attendu de lui.
- Pour un soignant, ce travail émotionnel consiste à transformer des émotions négatives (la colère, le dégoût) en émotions « acceptables », au regard de ce qui est attendu d'un soignant. Ainsi, si un soignant se doit de manifester certaines émotions, il doit en réprimer d'autres. Cette maîtrise des émotions est au cœur de la relation soignant-soigné car elle permet d'éviter qu'elles aient un impact dans la prise en soin d'un patient ou sur le soignant (*burn out*). Mais maîtrise ne veut pas dire suppression.
- Le travail émotionnel implique que le soignant comprenne, évalue, gère ses propres émotions mais aussi celles de l'individu (patient ou autre soignant) avec qui il est en interaction pour répondre à des exigences professionnelles, c'est-à-dire à ce que l'on attend de lui.
- En conclusion, pour gérer ses émotions, le soignant doit d'abord les écouter.

- Le concept de travail émotionnel est proche de celui d'intelligence émotionnelle (capacité à utiliser et à contrôler ses émotions et celles des autres) et de compétences émotionnelles (compétences permettant à un individu d'identifier, d'exprimer, de comprendre, de réguler et d'utiliser ses émotions pour s'adapter à l'environnement dans lequel il évolue).

## ③ La gestion des émotions : quelques techniques

- Identifier ses émotions pour en chercher les causes (liées au patient, à son histoire personnelle, à la représentation de la pathologie, à l'idéal du soignant).
- Positiver en agissant sur les représentations ou le sens que l'on donne à la situation génératrice d'émotions.
- Relativiser une situation de soins source d'émotions « négatives » (exemple : la colère) par l'humour.
- Se concentrer sur les gestes infirmiers (techniques ou non) effectués auprès du patient.
- Savoir passer le relais à d'autres soignants quand l'émotion n'est plus contrôlable (évitement).
- Verbaliser ses émotions avec d'autres soignants.
- Utiliser des techniques de relaxation permettant au soignant de contrôler a minima l'expression non verbale de son émotion (exemple : la colère).
- Mettre en place des stratégies d'adaptation comme le *coping*[1].

---

**1.** Le *coping* : ensemble des efforts cognitifs et comportementaux mis en place par l'individu pour lutter contre des situations de stress.

# La gestion du stress professionnel

## ① Définition

- Le stress (syndrome général d'adaptation) est une réponse biologique de l'organisme à un événement d'ordre physique, psychique ou émotionnel (agent stresseur) évalué par un individu comme tarissant ou excédant ses propres ressources et menaçant son bien-être.
- Il survient quand il existe un déséquilibre entre la perception qu'un individu a des contraintes venant de son environnement et la perception de ses propres ressources pour y faire face.

## ② Les différentes phases du stress

| | |
|---|---|
| **1. Phase d'alarme** | Elle correspond aux moyens de défense mobilisés par l'individu pour faire face à l'agent stresseur : réactions physiques (accélération du rythme cardiaque, tension musculaire, etc.) et réactions psychologiques (vigilance accrue, sentiment de détresse ou d'oppression). |
| **2. Phase de résistance** | Elle correspond à l'adaptation du corps et du psychisme à l'action de l'agent stresseur. L'individu doit puiser dans ses ressources énergétiques. |
| **3. Phase d'épuisement** | Elle correspond à l'effondrement des moyens de défense et à l'apparition de symptômes caractéristiques du stress. |
| **4. Phase de récupération** | Elle apparait lorsque l'agent stresseur est géré ou a disparu. Les réserves énergétiques, consommées dans les phases précédentes se reconstituent. |

**Le *burn out*** ou épuisement professionnel découle de l'épuisement des mécanismes d'adaptation au stress subi dans le cadre du travail.



## ③ Les symptômes d'un état de stress

- Signaux d'alarme qui doivent amener la personne à consulter :
  - **symptômes physiques** : douleurs (coliques, maux de tête, douleurs musculaires, articulaires, etc.) ; troubles du sommeil, de l'appétit et de la digestion ; sensation d'étouffement ou d'oppression ; sueurs inhabituelles ;
  - **symptômes émotionnels** : sensibilité et nervosité accrues, crises de larmes inhabituelles, angoisse, excitation, tristesse, sentiment de mal-être ;

  - **symptômes intellectuels** : perturbation de la concentration avec risque d'erreurs ou d'oublis ; difficultés à prendre des initiatives ou des décisions, etc.
- À long terme, apparition de syndromes métaboliques (hypertension, obésité, diabète, etc.), de pathologies cardio-vasculaires, d'états dépressifs et/ou de troubles anxieux.

## ④ Les agents stresseurs dans l'exercice infirmier

- Les horaires : travail de jour, d'après-midi, de nuit, les week-ends, les heures supplémentaires.
- La responsabilité dans les prises en soin et les soins infirmiers.
- La proximité avec la souffrance, la douleur, la fin de vie, le décès des patients.
- Les situations répétées de situations d'urgence.
- L'absentéisme des soignants qui augmente la charge de travail.
- Le peu de reconnaissance sociale de la part de la hiérarchie médicale et administrative.
- Le peu de soutien social de l'équipe soignante, de la hiérarchie médicale et administrative.
- Des cadences de travail associées à une organisation défectueuse des soins.

## ⑤ La gestion du stress professionnel dans les soins infirmiers

- Elle doit être travaillée en équipe avec les responsables hiérarchiques pour diminuer voire annuler les agents stresseurs liés aux conditions de travail.
- Chaque soignant doit aussi effectuer un travail sur soi pour reconnaître ce qui provoque en lui du stress dans son exercice professionnel.
- Le soignant, dès les premiers symptômes de stress (phase d'alarme), doit se poser les questions suivantes :
  - quel est l'enjeu pour moi dans cette situation : une perte ? Une menace ? Un défi ?
  - quelles sont les ressources personnelles et professionnelles dont je dispose pour faire face à cette situation ? De qui puis-je attendre un soutien ?
- En fonction des réponses, le soignant pourra mettre en place différentes stratégies d'adaptation (le *coping*) centrées sur le problème.

# Les modes de relation et de communication à adapter aux personnes et aux contextes

Toute communication ne prend du sens que par rapport au contexte dans laquelle elle s'inscrit. Ce contexte se compose d'éléments que l'infirmière devra analyser pour adapter sa communication.

## ① La situation de soin (ou contexte situationnel)

Il existe des situations de soin spécifiques dans lesquelles le patient est davantage vulnérable et/ou submergé d'émotions :

- la fin de vie ;
- le deuil d'un être proche ou d'une situation sociale ou familiale ;
- le refus de soins ;
- l'annonce d'un diagnostic, etc.

## ② Le cadre (lieu, temps)

L'infirmière n'établit pas la même communication selon le lieu de l'échange (couloir, chambre à plusieurs, poste de soins) et le temps qu'elle pourra consacrer au patient.

## ③ La culture

La culture imprègne le mode de communication de chacun des interlocuteurs. L'infirmière doit s'adapter aux différences existantes entre sa propre culture et celle du patient (différence de langue, d'expression des émotions, de formules de politesse, etc.). Ainsi le tutoiement n'a pas la même valeur sociale selon les cultures.



## ④ La spécificité de chacun des interlocuteurs

- L'infirmière comme le patient entre en relation avec un passé, une histoire, une personnalité, des attentes et des objectifs. Ces éléments sont importants car c'est à partir d'eux que chaque interlocuteur va interpréter et donner le sens aux messages reçus.

- Si elle pose d'emblée un statut et un rôle social précis à l'infirmière, la relation soignant-soigné n'enferme pas le patient dans un statut et un rôle de « patient ». L'infirmière sera donc vigilante à respecter ce statut et ce rôle dans la communication.
- Aussi, certains patients peuvent présenter des caractéristiques physiques qui demanderont à l'infirmière de recourir à d'autres modes de communication : patients souffrant d'une pathologie touchant les organes de la phonation, patients malentendants, patients malvoyants, etc.

# ENTRAÎNEMENT

**Cochez la ou les bonne(s) réponse(s).**
**Au moins l'une des réponses est exacte.**

**1.**

a. L'infirmière ne doit jamais montrer ses émotions à un patient ○
b. L'infirmière doit apprendre à gérer ses émotions mais pas à les nier ○
c. Le stress au travail touche différemment chaque personne ○

**2.**

a. La distance professionnelle dans les soins est toujours la distance intime ○
b. La gestion des émotions passe dans un premier temps par l'identification de ces émotions ○
c. La gestion du stress et la gestion des émotions sont du même registre ○

**3.**

a. La gestion des émotions et la gestion du stress demandent au soignant un travail sur soi ○
b. Le *coping* est une des stratégies pouvant être utilisée par un soignant dans la gestion de son stress ○
c. La distance professionnelle est une distance immuable entre patient et soignant ○

**4. Citez 3 agents stresseurs dans l'exercice infirmier.**

........................................................................................................................

........................................................................................................................

**5. Quels sont les grands types de symptômes que l'on peut retrouver chez l'IDE en cas d'état de stress ?**

........................................................................................................................

........................................................................................................................

........................................................................................................................

# CORRIGÉ

## QCM

**1. a.** L'infirmière ne soit jamais montrer ses émotions à un patient

**b.** L'infirmière doit apprendre à gérer ses émotions mais pas à les nier

**c.** Le stress au travail touche différemment chaque personne

**2. b.** La gestion des émotions passe dans un premier temps par l'identification de ces émotions

**3. a.** La gestion des émotions et la gestion du stress demandent au soignant un travail sur soi

**b.** Le coping est une des stratégies pouvant être utilisée par un soignant dans la gestion de son stress

**4.** Trois agents au choix : les horaires ; les responsabilités dans les prises en soin et les soins infirmiers ; la proximité avec la souffrance, la douleur, la fin de vie et les décès ; les situations répétées de situations d'urgence ; l'absentéisme des soignants qui augmente la charge de travail ; le peu de reconnaissance sociale de la hiérarchie médicale et administrative ; le peu de soutien social de l'équipe soignante et de la hiérarchie médicale et administrative ; les cadences de travail liées à une organisation défectueuse des soins.

**5. Symptômes physiques** (douleurs, troubles du sommeil ou de l'appétit, sensation d'étouffement ou d'oppression, sueurs inhabituelles, etc.)
**Symptômes émotionnels** (sensibilité, nervosité, crises de larmes, angoisse, excitation, tristesse, sentiment de mal-être, etc.)
**Symptômes intellectuels** (perturbation de la concentration, difficulté à la prise d'initiative, etc.)
Parfois à long terme, symptômes métaboliques (hypertension, obésité, diabète), **troubles cardiovasculaires**, **états dépressifs** et/ou **troubles anxieux.**

UE 4.4 V. Terrier

# Thérapeutiques et contribution au diagnostic médical

## Objectifs

- Mettre en œuvre des thérapeutiques et des actes à visée diagnostique conformément aux bonnes pratiques.
- Assurer la surveillance et le suivi des activités thérapeutiques et diagnostiques en respectant les protocoles.

# Conseils du formateur

## ① Objectifs

- Mettre en œuvre des thérapeutiques et des actes à visée diagnostique conformément aux bonnes pratiques.
- Assurer la surveillance et le suivi des activités thérapeutiques et diagnostiques en respectant les protocoles.

## ② Prérequis

- UE 2.1 S1 : Biologie fondamentale.
- UE 2.10 S1 : Infectiologie, hygiène.
- UE 2.11 S1 : Pharmacologie et thérapeutiques.
- UE 4.4 S2 et 4.4 S4 : Thérapeutiques et contribution au diagnostic médical.

## ③ Mode et critères d'évaluation

L'évaluation consiste en une injection dans les chambres implantables en situation simulée.
Les critères d'évaluation prennent en compte les critères suivants :

- habileté, dextérité ;
- respect de l'hygiène, de l'asepsie et de l'ergonomie ;
- cohérence dans l'organisation ;
- raisonnement et justesse dans la mise en œuvre ;
- connaissances théoriques en lien avec les actions.

## ④ Enseignement

L'UE 4.4.S5 est la 3e unité d'enseignement dont l'évaluation est une pratique en situation simulée. Elle se déroule lors du semestre 5, en début de 3e année et est en lien avec les sciences et techniques infirmières. Elle comporte 6 heures de CM et 34 heures de TD.
Le contenu de l'enseignement comprend les points suivants :

- les principes et règles de préparation, réalisation et surveillance des soins, actes et activités autorisés par la législation ;
- la préparation de thérapeutiques médicales ;

- la réalisation d'actes contribuant au traitement ou au diagnostic conforme à la liste autorisée ;
- les chambres implantables.

## ⑤ Intérêt pour la pratique infirmière

La compétence visée est la compétence 4 « Mettre en œuvre des actions à visée diagnostique et thérapeutique », qui est l'une des compétences les plus importantes en termes de nombres d'UE/UI (17 UE/1 UI/3 UE compensatrices). Cette UE est la dernière des trois UE qui contribuent à l'acquisition des habiletés techniques. Les soins, actes ou activités enseignés l'ont été de manière progressive, en relation avec leur complexité et le développement des capacités des étudiants.

Les actes de soins sont notés sur le portfolio de l'étudiant et leur réalisation est validée en stage. Des actes ou activités peuvent être enseignés en sus de ceux figurant dans la liste et dans la limite de la réglementation en vigueur.

# Législation : les soins sur prescription médicale

## ① Définition

- La prescription médicale peut concerner un traitement médicamenteux ou non médicamenteux, un traitement physique, des examens complémentaires permettant la recherche diagnostique.
- La prescription médicale est un acte médical soumis à une réglementation stricte.

## ② Législation et rôle IDE

- Selon l'article R4311-7 du code de la santé publique, l'infirmier(e) est habilité à **pratiquer des actes sur prescription médicale** qui, sauf urgence, est écrite, qualitative et quantitative, datée et signée par un médecin, soit en application d'un protocole écrit, qualitatif et quantitatif, préalablement établi, daté et signé par un médecin.
- L'infirmier(e) est tenu d'exercer une **surveillance clinique** au terme de l'article R. 4311-2 du code de la santé publique, relative aux traitements et applications des prescriptions médicales. Dans le cadre de son rôle propre (art. R. 4311-5), l'infirmier(e) est habilité à exercer **une liste de surveillances spécifiques,** dont la **surveillance de la prise d'un traitement et des effets indésirables**, la **surveillance des fonctions vitales**, la **surveillance cutanée et des pansements non médicamenteux**, la **surveillance des injections et perfusions, cathéters, sondes et drains**.
- Tout est tracé dans les **transmissions écrites** qui doivent être claires, précises, lisibles, complètes, pertinentes, signées et datées. Elles ont une valeur en matière de législation et servent de référence en cas de problèmes médico-légal avec saisie du dossier.

Fiche

# 2 Les principes et règles de prescription, préparation et administration de thérapeutiques

## ① Règles de rédaction des prescriptions par le médecin

La HAS[1] préconise de standardiser la prescription médicale en suivant les recommandations suivantes :

- avoir un support de prescription homogénéisé (éviter de démultiplier les modèles de fiches pour la rédaction des prescriptions) ;
- inciter à respecter certaines modalités rédactionnelles ;
- informatiser le plus possible les supports de prescription, et que ceux-ci servent à la prescription et à l'enregistrement de l'administration ;
- prescrire de préférence en DCI ;
- rédiger en lettres majuscules ;
- éviter les abréviations.

## ② Règles de la dispensation des thérapeutiques par le pharmacien

Le pharmacien a un rôle important dans le processus car il est garant de la validation de la prescription et de la dispensation du traitement. La dispensation est définie dans le code de la santé publique (article R4235-48) comme l'acte pharmaceutique, associant à la délivrance des médicaments :

- l'analyse pharmaceutique de la prescription médicale ;
- la préparation éventuelle des doses à administrer ;
- la mise à disposition de conseils/informations concernant le bon usage du médicament.

**1.** HAS = Haute Autorité de Santé.

## ③ Règles d'administration des thérapeutiques par l'infirmier(e)

- **Voir dans le semestre 4 la fiche 6 de UE 4.4.**
- La prescription médicale doit être vérifiée par l'infirmier(e) avant la réalisation du soin :
  - ◊ identité du patient (nom, prénom, date de naissance et sexe) ;
  - ◊ identité du prescripteur (nom, prénom, qualité et signature) ;
  - ◊ date de la prescription ;
  - ◊ nature du soin à réaliser ;
  - ◊ en cas d'administration de thérapeutique, dénomination du produit, forme galénique, dose à administrer, voie d'administration, si injection durée de celle-ci, si dilution nature et volume du soluté.
- Si l'infirmier(e) juge qu'il n'a pas la totalité des éléments nécessaires à l'application de la prescription, il doit demander au prescripteur un complément d'information afin de pouvoir appliquer la prescription en sécurité (code de la santé publique, article R 4312-19).
- L'infirmier(e) doit ensuite s'assurer :
  - ◊ de l'absence de contre-indication liée au patient (exemple : allergie au traitement) ;
  - ◊ de l'adéquation du soin avec son champ de compétence.
- Le but est d'éviter les erreurs médicamenteuses en respectant **la règle des 5B** : administrer au Bon patient, le Bon médicament, à la Bonne dose, sur la Bonne voie, au Bon moment.

## ④ Préparer, réaliser et surveiller un soin prescrit : règles de bonnes pratiques

Selon les préconisations de la HAS, il faut le plus possible :

- ◊ favoriser la centralisation des préparations ;
- ◊ faire réaliser par la pharmacie les préparations magistrales si besoin ;
- ◊ réaliser une seule préparation à la fois pour un patient donné ;
- ◊ un(e) seul(e) infirmier(e) assure la préparation ;
- ◊ éviter toute interruption durant la préparation ;
- ◊ prendre le temps de bien lire l'étiquette du produit pris dans l'armoire de stockage ;
- ◊ utiliser le dispositif médical approprié ;
- ◊ assurer la préparation le plus près possible de l'administration ;

◊ mettre à disposition des protocoles thérapeutiques médicamenteux ciblant les modalités de préparation et d'administration, les modalités de surveillance ;
◊ ne pas déconditionner les formes orales. Le médicament doit rester identifiable jusqu'à l'administration (nom, dosage, péremption, n° de lot). De préférence, utiliser le conditionnement unitaire ;
◊ mettre en œuvre les procédures en vigueur en hygiène ;
◊ mettre en œuvre la procédure d'élimination des déchets.

Fiche 3

# La sécurisation du circuit du médicament

## ① Avant l'administration

- Outre la vérification de la qualité de la prescription médicale et l'absence de contre-indications, ne jamais retranscrire la prescription médicale sur aucun autre support. Le plan de soins permet de planifier les actes d'administration et de les réévaluer en fonction de l'état clinique du patient, des examens éventuels et de la prescription médicale.
- Vérifier la concordance entre la prescription médicale et le traitement. L'infirmier(e) qui prépare est celui qui administre le traitement : la préparation et l'administration sont réalisées à la suite l'une de l'autre. S'il y a un calcul de doses, celui-ci peut être vérifié (par un second calcul, ou par un autre professionnel).
- Vérifier l'aspect du médicament, les dates de péremption et l'intégrité des emballages avant l'utilisation du traitement. S'il y a une reconstitution à réaliser, l'infirmier(e) la réalise en respectant les invariants qualités (hygiène, asepsie, sécurité). L'étiquetage est réalisé grâce aux étiquettes informatisées qui reprennent l'identité du patient.
- L'infirmier explique les éléments d'information au patient sur son traitement. Il recueille son accord avant la préparation et l'administration.

## ② Après l'administration

- Après l'administration, surveiller la survenue d'effets indésirables, vérifier l'efficacité obtenue, contrôler la voie d'abord, surveiller le débit et la durée de la perfusion et tracer la surveillance dans les transmissions ciblées.
- Jeter ce qui n'est pas identifiable. En cas d'arrêt de traitement et de non-administration, il faut retourner les médicaments à la pharmacie. Si le traitement n'a pas été administré, la traçabilité est réalisée dans les transmissions.

Fiche

# 4 Les chambres à cathéter implantable (CCI)

## ① Généralités

- Une **chambre à cathéter implantable (CCI)** est un boîtier creux permettant le passage de liquide, en injection ou perfusion, dans des vaisseaux centraux. Ce boîtier est le plus souvent placé en abord de la veine sous-clavière ou jugulaire. D'autres veines centrales peuvent être ponctionnées, ou encore des accès artériels, péritonéaux ou rachidiens.

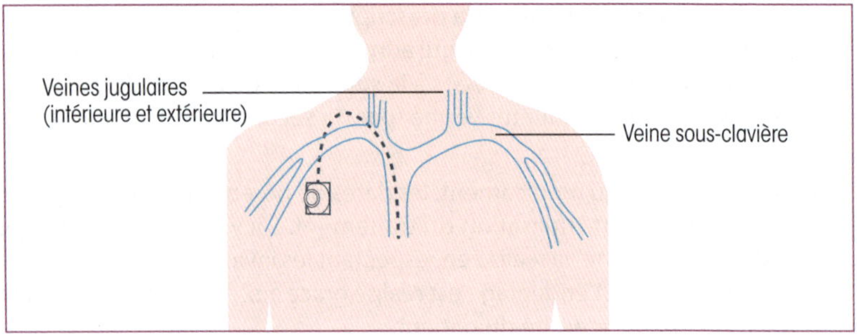




Figure 1 : Site d'implantation de la CCI

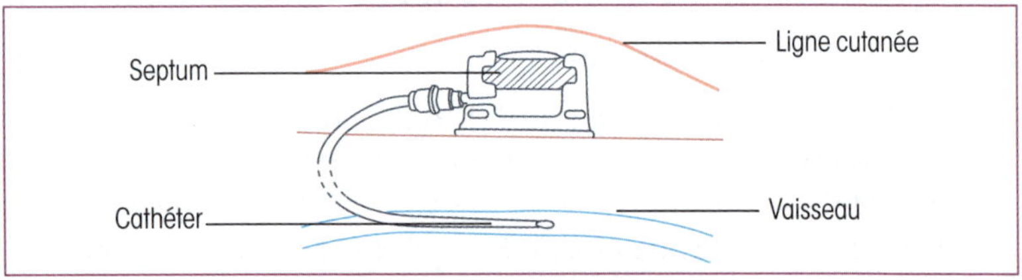




Figure 2 : Implantation du cathéter

- La CCI a d'autres appellation (ayant le même sens) comme la chambre implantable percutanée (PIC) ou encore le port-à-cathéter (PAC).
- Le boîtier est surmonté d'un septum (membrane élastique comprimée ponctionnable) dans lequel il est possible de piquer **une aiguille de Huber** (qui est le seul type d'aiguille à utiliser car elle évite le carottage répétitif

du septum). Le septum est relié à un cathéter souple qui permet le passage du liquide.

## ② Objectifs de la pose de la CCI

- L'intérêt de poser une CCI à un patient est la préservation de son capital veineux, puisque les traitements passés par ce biais sont souvent longs et itératifs. La CCI étant posée sous la peau, le risque infectieux est moindre et cela permet au patient de pouvoir se baigner et d'avoir un meilleur confort dans les gestes de la vie quotidienne.
- Le patient doit respecter un suivi et une traçabilité de tout ce qui lui est injecté par ce biais, grâce à un livret de suivi qui lui est remis à la pose de la CCI.

## ③ Pose chirurgicale de la CCI

- La pose chirurgicale de la CCI est précédée d'une consultation préanesthésique où l'emplacement est repéré (en fonction de l'anatomie du patient, ou encore des habitudes du patient afin d'éviter les frottements), ainsi que les contre-indications éventuelles (anticoagulants), l'état de stress, le recueil du consentement éclairé et signé du patient.
- La prescription d'examens complémentaires (radio de thorax, etc.) peut être nécessaire, et on procède à une dépilation et une douche antiseptique. Le patient est maintenu à jeun avant le passage au bloc.
- Le patient bénéficie d'une anesthésie (locale ou générale), et la CCI est placée sous la peau après une petite incision. Le cathéter central est positionné jusqu'à la veine cave supérieure, dans les règles d'asepsie. Un contrôle radiographique est effectué, garantissant la bonne mise en place du matériel.
- Au retour de bloc, le patient revient dans sa chambre avec un pansement protecteur, et la surveillance infirmière est axée sur le repérage du risque hémorragique, du risque infectieux et du risque de pneumothorax.
- Le patient sort à domicile avec une ordonnance de relais pour l'ablation des sutures, un traitement antalgique pour les premiers jours suivant la pose de la CCI.



## ④ Indications thérapeutiques de la CCI

- Chimiothérapie anti-cancéreuse.
- Nutrition parentérale.

- Transfusions répétées
- Perfusions au long cours (antibiothérapie, analgésiques, etc.).
- Motifs humains liés à la souffrance induite par les ponctions ou l'incapacité de trouver des veines à ponctionner.

## ⑤ Contre-indications de la CCI

- Thromboses de la veine cave supérieure, de la veine sous-clavière ou de la veine axillaire.
- Zones infectées ou brûlées.
- États septiques.
- Troubles majeures de la coagulation.
- Métastases cutanées.
- Zones préalablement irradiées.

Fiche 5

# L'aiguille de Huber et CCI

## ① Procédure pour la pose d'aiguille de Huber dans la CCI

La pose de l'aiguille se fait en plusieurs étapes.

### Préalables

- Il est nécessaire que l'infirmier(e) rencontre le patient avant la pose, afin de repérer l'état cutané, prendre la température du patient et repérer la CCI. Bien sûr, l'identitovigilance est respectée. L'infirmier est en tenue professionnelle, et porte un masque et une charlotte.
- **Préparation du matériel** (liste non exhaustive en fonction des protocoles d'établissements) :
  - ◊ une aiguille de Huber ;
  - ◊ une seringue de 10 mL ;
  - ◊ une valve bidirectionnelle ;
  - ◊ du sérum physiologique ;
  - ◊ un trocart ;
  - ◊ des gants stériles ;
  - ◊ un champ troué ;
  - ◊ des compresses stériles ;
  - ◊ un antiseptique alcoolique ;
  - ◊ deux masques ;
  - ◊ une charlotte et le nécessaire pour le bionettoyage et le tri des déchets.
- Afin d'éviter les hyperpressions dans la CCI, les seringues de moins de 5 mL sont proscrites. On préfère utiliser des seringues Luer-Lock (vissables) ou une valve bidirectionnelle qui va sécuriser les seringues à embout simple.
- **Dans la chambre du patient :** l'infirmier(e) met son masque et sa charlotte (+/- masque pour le patient) puis réalise une FHA. Il procède au bionettoyage de l'endroit où va être posé le matériel (souvent c'est l'adaptable du patient), puis vérifie les dates de péremptions, l'intégrité des emballages, l'ouverture des flacons.

## Méthode

Geste technique en vidéo

http://www.lienmini.fr/revifsi29

- Réalisation d'une FHA.
- L'infirmier(e) ouvre les gants stériles. L'emballage des gants servira de champ stérile pour déballer le reste du matériel (seringue, trocart, aiguille de Huber, ± valve bidirectionnelle).
- Ouverture des compresses stériles (disposées à côté du champ, sur l'adaptable) + verser l'antiseptique alcoolique sur les compresses (celles-ci sont disposées du côté plastifié).
- Ouverture du champ troué stérile.
- Réalisation d'une FHA.
- L'infirmier(e) enfile un gant stérile. Il prend le trocart et le passe à la main non gantée. Ensuite, il saisit la seringue et adapte le trocart.
- Avec la main non gantée, l'infirmier(e) saisit le flacon de sérum physiologique et remplit la seringue, qu'il repose sur le champ des gants. Le flacon de sérum physiologique vide est éliminé, ainsi que le trocart.
- L'infirmier(e) enfile le 2e gant stérile, monte et purge la ligne de perfusion : aiguille de Huber + valve bidirectionnelle + seringue remplie du sérum physiologique. Le dispositif est ensuite clampé et posé sur le champ des gants.
- Antisepsie cutanée de la zone à piquer en 2 temps (sur peau propre) ou 5 temps (sur peau lésée). Le patient doit tourner la tête du côté opposé ou porter un masque.
- Pose du champ troué sur le patient.
- Pose de la ligne de perfusion sur le champ troué.
- L'infirmier(e) repère ensuite la CCI, il maintient celle-ci avec le pouce et l'index. Avec l'autre main il pose perpendiculaire l'aiguille de Huber clampée dans la CCI. Il doit veiller à ce que l'aiguille soit enfoncée jusqu'à ce que celle-ci bute sur le socle de la CCI.
- Vérification du retour veineux et purge du dispositif en 3 temps, de manière pulsée.
- Clampage du dispositif. Élimination du champ troué.
- Boucle de sécurité et pose d'un pansement transparent (laissant le clamp à l'extérieur pour pouvoir poser une perfusion ultérieurement)
- Élimination des déchets, bionettoyage, FHA et traçabilité.

Les invariants qualités (sécurité, hygiène, asepsie) sont à respecter tout au long de la procédure.

### Surveillance infirmière après la pose

Après la pose de l'aiguille, l'infirmier(e) peut adapter les thérapeutiques prescrites sur l'aiguille de Huber. Il doit surveiller que le produit passe bien dans la CCI et qu'il n'y a pas d'extravasation. Il procédera à une surveillance des constantes (TA, pulsations, saturation, température), du pansement et des signes cliniques anormaux est effectuée de manière rapprochée.

## ② Procédure de retrait de l'aiguille de Huber

- **Matériel à emmener dans la chambre :** compresses stériles, antiseptique alcoolique, gants non stériles, pansement occlusif, seringue de 10 mL, trocart, sérum physiologique masques, charlotte, et le nécessaire pour le bionettoyage et le tri des déchets.

**Geste technique en vidéo**

http://www.lienmini.fr/revifsi30

- Après un bionettoyage de l'adaptable du patient, l'infirmier(e) met une charlotte et un masque. Il effectue une FHA.
- Le patient porte un masque ou tourne la tête sur le côté.
- L'infirmier(e) prépare la seringue de sérum physiologique.
- Ouverture des compresses stériles + verser l'antiseptique alcoolique sur les compresses (celles-ci sont disposées du côté plastifié).
- L'infirmier(e) enfile des gants non stériles et retire le pansement recouvrant l'aiguille de Huber. Elimination des gants et FHA.
- Vérification que le système est clampé.
- L'infirmier(e) nettoie l'embout proximal à l'aide des compresses stériles imbibées d'antiseptique alcoolique.
- Rinçage du système au sérum physiologique de manière pulsée.
- L'aiguille est retirée en maintenant la CCI d'une main et en exerçant une hyperpression de l'autre main.
- L'aiguille de Huber possède normalement un système de sécurisation qui est réalisé.

- Antisepsie et pression sur le point de ponction après le retrait de l'aiguille à l'aide du reste des compresses imbibées d'antiseptique.
- L'aiguille et le système sont jetés dans le collecteur d'objets piquants tranchants.
- Un pansement occlusif stérile est mis en place.
- Bionettoyage de l'adaptable, FHA et traçabilité du soin.

# Grille d'évaluation type de la pose d'aiguille de Huber dans la CCI

| Critères d'évaluation | Acquis | Non acquis |
|---|---|---|
| **L'étudiant(e) vérifie l'identité dans les 2 supports**<br>(dossier de soins et carnet de suivi) | | |
| **L'étudiant(e) vérifie dans le dossier de soins :**<br>• la **prescription médicale** (que faut-il injecter ?)<br>• les **transmissions écrites**<br>• le patch antalgique sur PM ? (Facultatif)<br>**L'étudiant(e) vérifie dans le carnet de suivi** :<br>• le **type** de chambre implantable (avec ou sans valve anti-reflux : intérêt concernant le retour veineux)<br>• le **calibre et la longueur** de l'aiguille de Huber à utiliser | | |
| **L'étudiant(e) connaît :**<br>• **les sites d'implantation** (veine sous-clavière, ou jugulaire)<br>• **les principales indications** (chimiothérapie, antibiothérapie de longue durée, transfusions répétées, nutrition parentale)<br>• **les risques encourus** (risques infectieux, thrombose veineuse, extravasation de produit, déplacement du matériel) | | |
| **Auprès du patient**<br>• L'étudiant(e) vérifie l'identité<br>• L'étudiant(e) vérifie l'état cutané et connaît les signes d'infection<br>• L'étudiant(e) repère la CCI entre le pouce et l'index | | |
| **Préparation du matériel**<br>• Vérification de **l'intégrité des emballages** et les **dates de péremptions**<br>• Explique **pourquoi il prend du NaCl** (EPPI hémolyse, NaCl isotonique)<br>• Explique **pourquoi il prélève au moins 10 cc** (rinçage complet du dispositif avec au moins 10 cc)<br>• Explique **pourquoi il utilise une seringue de** 20cc (pour éviter une hyperpression)<br>• Explique pourquoi la seringue est une **Luer Lock** (sécurité/ désadaptage) | | |

| Critères d'évaluation | Acquis | Non acquis |
|---|---|---|
| **Réalisation du soin**<br>• Installation du « sale » (boite Dasri, poubelle, etc.), bionettoyage du plan de travail + FHA (invariant hygiène)<br>• Installation du matériel (ergonomie, hygiène, pas de mélange propre/sale)<br>• Port de la charlotte et des masques (soignant/patient) + FHA (invariant hygiène)<br>• Déballage du matériel + FHA (asepsie, dextérité, organisation)<br>• FHA puis enfilage des gants stériles (asepsie, dextérité)<br>• Remplissage et purge de la seringue Luer Lock (asepsie, sécurité, dextérité)<br>• Détersion de la peau en 4 temps /solution alcoolique (asepsie, dextérité) + FHA<br>• Pose du champ troué (asepsie, dextérité)<br>• Pose perpendiculaire de l'aiguille de Huber clampée, après repérage de la CCI (sécurité, dextérité)<br>• L'aiguille de Huber est bien entrée dans la CCI (sécurité)<br>• Vérification de la perméabilité avec explication sur le retour veineux) (sécurité)<br>• Injection du produit en 3 fois de manière pulsée (sécurité)<br>• Clampage de l'aiguille de Huber après l'injection (sécurité)<br>• Élimination des déchets dans les poubelles appropriées (sécurité) | | |
| **Explications supplémentaires**<br>• L'étudiant (e) explique où les transmissions sont notées dans le dossier de soins et le carnet de suivi du patient : éléments attendus (type aiguille, retour veineux, événements particuliers, etc.) | | |
| **L'étudiant connaît la CAT en cas d'extravasation**<br>• Clamper la perfusion<br>• Ne pas ôter l'aiguille<br>• Délimiter la zone<br>• Prévenir le médecin<br>• Réaspirer du produit par l'aiguille de Huber<br>• Aspire en SC autour de la chambre implantable | | |

1. **Qu'est-ce que la règle des 5B ?**

........................................................................................................................................

2. **L'infirmier(e) a-t-il le droit de retranscrire une prescription médicale ? Pourquoi ?**

........................................................................................................................................

3. **De quelle manière sont réalisées la préparation et l'administration d'un traitement ?**

........................................................................................................................................

4. **Quel va être le rôle infirmier après l'administration d'un traitement ?**

........................................................................................................................................

5. **Qu'est-ce qu'une chambre à cathéter implantable ?**

........................................................................................................................................

6. **Quelles sont les deux voies d'abord que l'on rencontre le plus souvent lorsqu'on pose une CCI ?**

........................................................................................................................................

7. **Qu'est-ce que le septum ?**

........................................................................................................................................

8. **Quelle est la particularité de l'aiguille de Huber ?**

........................................................................................................................................

9. **Pourquoi mettre une CCI à un patient ?**

........................................................................................................................................

10. **Lors de la pose chirurgicale de la CCI, quelle va être la surveillance postopératoire par l'infirmier(e) ?**

........................................................................................................................................

**11.** Quelles sont les indications thérapeutiques de la CCI ?

........................................................................................................................................

**12.** Quelles sont les contre-indications pour lesquelles on ne peut pas poser de CCI ?

........................................................................................................................................

**13.** Que vérifie l'infirmier(e) dans le dossier de soins, avant la procédure de pose d'aiguille de Huber ?

........................................................................................................................................

**14.** Que vérifie l'infirmier(e) dans le carnet de suivi du patient, avant la procédure de pose d'aiguille de Huber ?

........................................................................................................................................

**15.** Pourquoi utilise-t-on des seringues de 10 ml et plus ?

........................................................................................................................................

**16.** Pourquoi utilise-t-on des seringues vissables ?

........................................................................................................................................

**17.** Pourquoi purge-t-on le dispositif avec du sérum physiologique et pas de l'eau pour préparation injectable (EPPI) ?

........................................................................................................................................

**18.** De quelle manière l'aiguille de Huber est-elle insérée dans le septum ?

........................................................................................................................................

**19.** Pourquoi faut-il purger la CCI en trois fois ?

........................................................................................................................................

**20.** Quelle est la conduite à tenir en cas d'extravasation ?

........................................................................................................................................

**1.** C'est « administrer au Bon patient, le Bon médicament, à la Bonne dose, sur la Bonne voie, au Bon moment ».

**2.** C'est interdit pour éviter les erreurs de retranscription.

**3.** Elles sont réalisées à la suite, sans interruption, et par le (la) **même** infirmier(e).

**4.** L'infirmier(e) surveille la survenue d'effets indésirables, vérifie l'efficacité obtenue, contrôle la voie d'abord, surveille le débit et la durée de la perfusion et trace la surveillance dans les transmissions ciblées.

**5.** C'est un boîtier creux permettant le passage de liquide, en injection ou perfusion, dans des vaisseaux centraux.

**6.** La CCI est placée le plus souvent en abord de la veine sous-clavière ou jugulaire.

**7.** C'est la membrane élastique comprimée dans laquelle l'infirmier(e) va pouvoir piquer.

**8.** C'est le seul type d'aiguille à utiliser car elle évite le carottage répétitif du septum.

**9.** C'est pour préserver le capital veineux dans le cadre de traitements souvent longs et itératifs.

**10.** La surveillance infirmière est axée sur le repérage du risque hémorragique, du risque infectieux et du risque de pneumothorax.

**11.** Ce sont la chimiothérapie anti-cancéreuse, la nutrition parentérale, les transfusions répétées et les perfusions au long cours (antibiothérapie, analgésiques, etc.).

**12.** Les thromboses de la veine cave supérieure, de la veine sous-clavière ou de la veine axillaire, les zones infectées ou brûlées, les états septiques, les troubles majeures de la coagulation, les métastases cutanées et les zones préalablement irradiées.



**13.** Elle vérifie la prescription médicale (que faut-il injecter ?), les transmissions écrites (que s'est-il passé les jours précédents ?) et s'il faut poser un patch antalgique sur prescription médicale.

# CORRIGÉ

**14.** Le type de chambre implantable (avec ou sans valve anti-reflux), le calibre et la longueur de l'aiguille de Huber à utiliser.

**15.** Afin d'éviter les hyperpressions dans la CCI.

**16.** Afin d'éviter que celles-ci ne se désadaptent pendant la procédure.

**17.** Parce que le sérum physiologique est ce qui se rapproche le plus au PH sanguin. L'EPPI hémolyse les globules rouges et est donc à proscrire.

**18.** Elle est insérée de manière perpendiculaire.

**19.** Afin de faire varier le débit et de bien rincer l'intérieur de la CCI.

**20.** Il faut clamper la perfusion, ne pas ôter l'aiguille, délimiter la zone, prévenir le médecin, respirer le produit par l'aiguille de Huber et aspirer en s/c autour de la CCI.

UE 4.7 A. Barrau

# Soins palliatifs et de fin de vie

## Objectifs

- Identifier les besoins spécifiques d'une personne et de son entourage en situation de fin de vie, de déni, de refus.
- Conduire une démarche de communication adaptée à ces situations.
- Développer des connaissances et des habiletés visant à la réalisation de soins de confort et de soins palliatifs en situation de fin de vie.

# Conseils du formateur

## ① Objectifs de l'unité 4.7

Cette unité d'enseignement se déroule au semestre 5, elle relève de la compétence 4, « Mettre en œuvre des actes à visées diagnostiques et thérapeutiques ».
Elle a pour objectifs :

- de permettre aux étudiants d'identifier les besoins spécifiques d'une personne et de son entourage en situation de fin de vie, de deuil, de déni, de refus de soins ;
- de comprendre les enjeux de la relation soignante dans une situation de fin de vie ;
- de développer des savoirs visant à la réalisation de soins de confort et de soins palliatifs en fin de vie.

## ② Pré-requis

- UE 1.1 des semestres 1 et 2 : Psychologie, sociologie et anthropologie.
- UE 4.2 des semestres 2 et 3 : Soins relationnels.

## ③ Mode d'évaluation

L'évaluation de cette unité est l'élaboration d'une réflexion personnelle sur une situation de soins palliatifs ou de fin de vie (témoignages écrits, vidéo). L'attention sera portée sur la qualité de la réflexion et la mise en évidence de valeurs personnelles et professionnelles.

## ④ Contenus des cours

Les enseignements, tant en cours magistraux qu'en travaux dirigés, doivent favoriser l'accompagnement de la personne et de sa famille en permettant à l'étudiant d'identifier les étapes de la fin de vie et du deuil.

La question de la douleur, de son évaluation et celle de la souffrance sont abordées. Les soins de confort et palliatifs sont développés.

La relation et la communication sont au premier plan dans la prise en compte des besoins psychologiques, sociaux et spirituels du patient et de sa famille.

La question des émotions soignantes est également envisagée dans la lecture des différents mécanismes de défense mis en œuvre tant par le soignant que par le patient.

## ⑤ Intérêt pour la pratique infirmière

Outre la connaissance de la prise en charge spécifique des situations de soins palliatifs et de fin de vie, cette unité permet de développer une pratique réflexive et un questionnement éthique.

# Les soins palliatifs : présentation

## ① Définitions

- **Pour l'OMS[1],** les soins palliatifs cherchent à **améliorer la qualité de vie** des patients et de leur famille, face aux conséquences d'une maladie potentiellement mortelle, par la prévention et le soulagement de la souffrance, identifiée précocement et évaluée avec précision, ainsi que par le traitement de la douleur et des autres problèmes physiques, psychologiques et spirituels qui lui sont liés.
- Les soins palliatifs :
  - ◊ procurent **le soulagement de la douleur et des autres symptômes gênants** ;
  - ◊ **soutiennent la vie** et considèrent que la mort est un processus normal ;
  - ◊ n'entendent **ni accélérer ni repousser la mort** ;
  - ◊ intègrent les **aspects psychologiques et spirituels des soins** aux patients ;
  - ◊ proposent un **système de soutien** aux patients et à leur famille ;
  - ◊ utilisent une **approche d'équipe pluridisciplinaire** pour répondre aux besoins des patients et de leur famille ;
  - ◊ sont **applicables tôt** dans le décours de la maladie, en association avec d'autres traitements pouvant prolonger la vie, comme la chimiothérapie et la radiothérapie, et incluent les investigations qui sont requises afin de mieux comprendre les complications cliniques gênantes et de manière à pouvoir les prendre en charge.
- **Pour la SFAP[2]**, les soins palliatifs sont des **soins actifs délivrés par une équipe multidisciplinaire** dans une approche globale de la personne atteinte d'une maladie grave, évolutive ou terminale. Les soins palliatifs et l'accompagnement s'adressent au malade en tant que personne, à sa famille et à ses proches, à domicile ou en institution. La **formation et le soutien des soignants et des bénévoles** font partie de cette démarche.

---

**1.** OMS : Organisation mondiale de la santé.
**2.** SFAP : Société Française d'accompagnement et de soins palliatifs.

## ② Cadre législatif en France

- **Loi du 9 juin 1999 visant à garantir le droit à l'accès aux soins palliatifs.**
- **Loi du 04 mars 2002 relative aux droits des malades et à la qualité du système de santé :** cette loi insiste sur le recueil du consentement du patient et introduit la notion de personne de confiance.
- Sous l'impulsion de l'affaire Vincent Humbert, la **loi du 22 avril 2005 relative au droit des malades et à la fin de vie, dite loi LEONETTI** est la première loi concernant explicitement la fin de vie. Elle est fondée sur :
  - ◊ la **condamnation de l'obstination déraisonnable,** celle-ci pouvant s'entendre de tout traitement disproportionné, inutile ou susceptible de maintenir la vie artificiellement ;
  - ◊ **le droit du patient à la non-obstination déraisonnable** ;
  - ◊ la **procédure collégiale** : nécessité de discuter de façon collégiale et multidisciplinaire toute décision de limitation ou d'arrêt thérapeutique susceptible de mettre en cause le pronostic vital d'un patient ;
  - ◊ les **directives anticipées** : permettre aux personnes d'écrire ce qu'elles souhaiteraient que soit décidé pour elles en situation de fin de vie, pour le cas où elles auraient perdu la capacité de le faire savoir. Elles sont consultatives avec une durée de validité de 3 ans.
- **Loi du 2 février 2016 créant de nouveaux droits en faveur des malades et des personnes en fin de vie, dite loi CLAYES-LEONETTI :**
  - ◊ renforcement **des directives anticipées :** alors qu'elles n'étaient que consultatives, elles s'imposent désormais au médecin sauf deux exceptions : situations d'urgence ou si elles apparaissent inappropriées. Elles n'ont plus de durée de validité ;
  - ◊ introduction de **la sédation profonde et continue maintenue jusqu'au décès**[3].

---

**3.** Voir fiche 8.

# L'offre en soins palliatifs

## ① Dispositifs spécifiques de soins palliatifs

| | |
|---|---|
| **Lits identifiés de soins palliatifs (LISP)** | Les LISP se situent dans des services confrontés à des fins de vie ou des décès fréquents, mais dont l'activité n'est pas exclusivement consacrée aux soins palliatifs (circulaire du 8 mars 2008). Ce sont des dispositifs budgétaires permettant d'augmenter le financement du séjour en offrant des moyens supplémentaires pour l'accompagnement des patients : formation du personnel, soutien aux équipes, aménagement des locaux, etc. |
| **Équipe mobile de soins palliatifs (EMSP)** | Composée d'un médecin, d'un IDE et d'un psychologue, l'EMSP intervient dans les services d'un établissement de santé mais aussi en établissement médico-social (type EHPAD[4]) ou à domicile. L'EMSP a pour mission : le soin, la formation et la recherche |
| **Unités de Soins Palliatifs (USP)** | Unités spécialisées dans les prises en charge complexes des situations de fin de vie |
| **Hospitalisation à domicile (HAD)** | Spécialisée dans la prise en charge palliative |
| **Réseaux de soins palliatifs** | Coordination des soins palliatifs pour les patients à domicile |

## ② Les bénévoles

- Une des particularités du travail en soins palliatifs est **l'interdisciplinarité** et **la place des bénévoles.**
- Des bénévoles formés à l'accompagnement de la fin de vie et appartenant à des associations qui les sélectionnent peuvent, avec l'accord de la personne malade ou de ses proches et sans interférer avec la pratique des soins médicaux et paramédicaux, apporter leur concours à l'équipe de soins en participant à l'ultime accompagnement du malade en confortant l'environnement psychologique et social de la personne malade et de son entourage (loi du 9 juin 1999).

**4.** EHPAD : Etablissement d'Hébergement pour personnes âgées dépendantes

- De nombreuses associations existent en France, dont l'UNASP (Union Nationale des Associations pour le développement de Soins Palliatifs) et la fédération JALMALV (Jusqu'à La Mort Accompagner La Vie).
- Le bénévolat est fondé avant tout sur la dimension relationnelle : écoute et présence.
- Les bénévoles ne remplacent pas les soignants ni les proches du patient.

## ③ Être infirmier en soins palliatifs

- Travailler en équipe multidisciplinaire et partager des valeurs communes autour du soin et de l'accompagnement.
- Prendre en soin la souffrance psychologique en mettant en place des soins relationnels de qualité (posture, relation d'aide, communication en situation de crise, détresse, deuil…).
- Prendre en soin la souffrance physique et les symptômes de la fin de vie (voir dans la fiche 8 les problématiques et l'inconfort de fin de vie) en mettant en œuvre les soins de confort et de bien-être et les prescriptions médicales.
- Bénéficier d'espaces de parole afin de réfléchir, se remettre en cause et donner du sens aux situations cliniques rencontrées ; se poser des questions collectivement.
- Se former pour améliorer sa pratique et la qualité des prises en soin (formation sur la douleur, hypnose, cultures et religions, soins palliatifs et mort…).

Fiche 3

# L'accompagnement des patients et de leur famille

- Les proches d'une personne malade doivent s'adapter en permanence à l'évolution de la maladie mettant à rude épreuve notamment les liens familiaux.
- Ils deviennent souvent des aidants sans le savoir.

## ① Les proches, les aidants

### Définition

- Les **aidants dits naturels ou informels** sont les **personnes non professionnelles** qui viennent en aide à titre principal, pour partie ou totalement, à une personne dépendante de son entourage pour les activités de la vie quotidienne. Cette aide régulière peut être prodiguée de façon permanente ou non, et peut prendre plusieurs formes, notamment le nursing, les soins, l'accompagnement à la vie sociale et au maintien de l'autonomie, les démarches administratives, la coordination, la vigilance permanente, le soutien psychologique, la communication, les activités domestiques, etc.
- Qui sont les aidants ? Conjoint, enfant, petit-enfant, fratrie, voisins, amis, etc.

### Difficultés des aidants, sources de souffrance

| | |
|---|---|
| **Épuisement physique** | Sollicitations incessantes, gestion du domicile et des enfants, poursuite d'une activité professionnelle, absence de relais possible, etc. |
| **Épuisement psychique et moral** | Culpabilité, conflit de rôle, incompréhension, difficultés financières dues à l'arrêt de l'activité professionnelle, isolement, etc. |

### Droits des aidants

| | |
|---|---|
| **Congé de solidarité familiale** | Permettre au salarié d'assister un proche dont la maladie met en jeu le pronostic vital. Le proche assisté se trouve en phase avancée ou terminale d'une affection grave et incurable (quelle qu'en soit la cause)<br>**Salarié concerné :** ascendant, descendant, frère ou sœur, personne partageant le même domicile ou l'ayant désigné comme personne de confiance<br>**Durée :** 3 mois renouvelables une fois |

| | |
|---|---|
| **Allocation journalière d'accompagnement d'une personne en fin de vie** | Versée par l'Assurance maladie au salarié en congé de solidarité familiale |

## ② Accompagnement des proches et des aidants

### Les soins de répit

- Une fois que l'aidant a pris conscience de son statut et qu'un travail sur la culpabilité a été initié, l'aidant peut commencer à prendre du recul sur la situation. Les professionnels proposent alors des offres de soutien en fonction des besoins identifiés.
- **Objectifs multiples :**
  - ◊ maintenir un projet de vie à domicile ;
  - ◊ préserver les liens familiaux inévitablement éprouvés par la maladie ;
  - ◊ éviter une ré-hospitalisation de la personne malade non pas à cause de l'aggravation de la maladie mais du fait de l'épuisement de l'aidant ;
  - ◊ prévenir et/ou traiter l'épuisement de l'aidant.
- **3 types de répit :**

| | |
|---|---|
| **Répit programmé** | Prévenir l'épuisement de l'aidant et contribuer à rompre son isolement social |
| **Répit semi-urgent** | Traiter l'épuisement de l'aidant |
| **Répit urgent** | Mis en place en cas d'incapacité de l'aidant |

- Moyens mis en œuvre : aides à domicile, accueils de jour, rencontres avec des pairs, cafés des aidants, etc.

### Autres accompagnements

- Prévenir la souffrance sociale par le rôle de l'assistante sociale.
- Soutenir psychologiquement les aidants dans la mort et le deuil d'un proche par l'intervention d'une psychologue.

# La douleur

## ① Définition

- Selon l'Association internationale de l'étude de la douleur, c'est une expérience sensorielle et émotionnelle désagréable, liée à une lésion tissulaire existante ou potentielle, ou décrite en termes d'une telle lésion.
- Il y a des dimensions sensorielle, affectivo-émotionnelle, cognitive et comportementale.
- On différencie la douleur aiguë de la douleur chronique.

## ② Grandes catégories de douleur

| | |
|---|---|
| **Douleur par excès de nociception** | Provoquée par une stimulation excessive des récepteurs périphériques ce qui entraine une douleur intense liée à des phénomènes mécaniques, inflammatoires, thermiques et chimiques. |
| **Douleur neurogène ou neuropathique** | Provoquée par des lésions du système nerveux périphérique ou central. |
| **Douleur psychogène** | Pas de lésion apparente. |
| **Douleur mixte** | Association une composante inflammatoire et neuropathique. |
| **Douleur nociplastique** | Liée à des altérations de la nociception dans lesquelles aucune lésion n'est retrouvée. Elle pourrait reposer sur une modification des systèmes de contrôle et de modulation de la douleur. |

## ③ Évaluation de la douleur

### Recueil de données et observation du patient

- Recherche des éléments caractéristiques de la douleur : type, intensité, localisation et évolution dans le temps.
- Observation du faciès, du comportement, de la position antalgique.
- Entretien clinique et écoute : antécédents, genèse de la douleur, facteurs susceptibles de diminuer la tolérance à la douleur, évaluation du retentissement sur le quotidien (fatigue, etc.).

### Outils d'évaluation

#### *Outils d'autoévaluation*

Échelles quantitatives, sur lesquelles le patient évalue lui-même l'intensité globale de sa douleur entre deux extrêmes que sont « absence de douleur » jusqu'à « douleur maximale imaginable » :

- **échelle numérique (EN)** : proposer des niveaux de 0 à 10 ;
- **échelle visuelle simple (EVA)** : marquer une croix sur une ligne continue ;
- **échelle verbale simple (EVS)** : choisir le qualificatif le mieux adapté parmi une liste d'adjectifs (absente, faible, modérée, intense, etc.).
- **questionnaire douleur de l'hôpital Saint-Antoine (QDSA)** : éventail de qualificatifs, regroupés en sections, que le patient doit choisir et noter, de 0 (absent) à 4 (extrême), pour exprimer au mieux sa douleur.

#### *Outils d'hétéroévaluation*

Utilisés à chaque fois que le patient a des difficultés à s'exprimer et reposent sur des observations de comportements, effectuées par le personnel soignant : expressions, attitudes, mouvements, positions, plaintes, etc.

| | |
|---|---|
| **Chez les personnes âgées** | • Échelle comportementale de la douleur chez la personne âgée (ECPA), utilisable quel que soit le degré de communication<br>• Échelle Doloplus 2 |
| **Chez les enfants** | Elles passent par le dessin, l'expression non verbale, Echelle de la douleur de l'enfant Gustave Roussy |

## ④ Prise en charge de la douleur

### Approche médicamenteuse

- Antalgiques de palier 1, 2 ou 3.
- Autres thérapeutiques : anesthésiques locaux, antispasmodiques, certains antidépresseurs, myorelaxants, antiépileptiques.

### Approche non médicamenteuse

Relaxation (sophrologie, hypnose) ; neurostimulation électrique transcutanée ; acupuncture ; application de froid ; thérapie par le toucher et le mouvement.

### La neurostimulation électrique transcutanée (TEN)

Cette technique non effractive permet de soulager la douleur à l'aide d'un courant électrique de faible intensité transmis par des électrodes placées sur la peau.

# La souffrance

## ① Définitions

- Selon le Larousse, la souffrance est un état prolongé de douleur physique ou morale.
- Selon l'OMS, la souffrance correspond à un être qui supporte, endure ou subit une douleur physique et morale, un état de mal-être, c'est-à-dire un sentiment de non-adaptation au monde, d'étrangeté aux êtres et aux choses, d'indifférence douloureuse.
- La souffrance est donc une expérience complexe, bouleversante et singulière.

## ② La souffrance totale (ou globale) : le concept de *total pain*

- Le but des soins palliatifs est d'accompagner la souffrance totale ou globale.
- La peur de mourir s'accompagne de : souffrance, perte du sentiment de dignité, anéantissement de l'espoir, troubles de conscience, etc.
- Le patient peut ressentir :
  - ◊ l'effondrement de toutes les certitudes de la vie ;
  - ◊ l'émergence d'une souffrance existentielle ou spirituelle ;
  - ◊ des questionnements et remises en cause à chaque étape de l'évolution de la maladie accompagnés d'une mise à l'écart de la société : pertes successives de la position sociale, du rôle familial et professionnel.
- La notion de souffrance totale inclut donc la douleur physique, la détresse psychologique, les pertes sociales et familiales ainsi que la confrontation à des difficultés de tous ordres. Le patient souffrant en fin de vie vit une litanie de pertes d'autonomie, de nouvelles dépendances, de modifications de l'image de soi[5].

---

**5.** Cicely SAUNDERS : 1919-2005, considérée comme pionnière des soins palliatifs.

## ③ La souffrance spirituelle

### Définition

- L'OMS reconnaît la souffrance spirituelle comme un des aspects de la souffrance globale.
- La souffrance spirituelle relève d'un questionnement sur le sens de la vie et de la mort, en référence ou non à une tradition religieuse.
- Elle est particulièrement vive à l'approche de la mort.

### Importance de l'accompagnement

- Répondre aux besoins des patients en fin de vie et à leurs proches : sens de la maladie, de la souffrance, de la mort, mais aussi sur la valeur de la vie.
- L'accompagnement de la souffrance spirituelle incombe à chaque professionnel de santé ou bénévole et ne relève pas que d'une responsabilité des cultes religieux.
- Cet accompagnement passe par la posture éthique, par la qualité d'écoute et de présence.

# Les mécanismes de défense

## ① Définition

- Ils concernent tout un chacun pour faire face à l'insupportable.
- Selon M. Ruszniewski[6], **c'est un processus inconscient** utilisé par le Moi pour faire face à l'angoisse et maîtriser ses émotions.
- Les patients sont confrontés à différentes annonces : maladie, mort inéluctable, douleur et symptômes réfractaires, altération de l'état général, de la mobilité…
- Les soignants, eux, doivent faire face à leur impuissance à répondre à la souffrance des patients, à leur culpabilité face à l'échec thérapeutique, à la maladie grave et à la mort.

## ② Mécanismes de défense utilisés par les soignants

| Mécanisme | Caractéristique | Conséquence pour le patient |
|---|---|---|
| **Banalisation** | Le soignant se focalise sur la maladie, sur la douleur physique et occulte la souffrance morale du patient | Le patient ne se sent pas reconnu, entendu |
| **Dérision** | Le soignant communique peu et utilise l'ironie ou le cynisme | Le patient se replie dans son angoisse, le silence et la solitude |
| **Esquive** | Le soignant n'entre pas en contact relationnel avec le patient, il répond en décalage | Le patient éprouve un sentiment de solitude |
| **Evitement** | Le soignant adopte un comportement de fuite pour ne pas être face à une situation difficile | Le patient éprouve un sentiment d'exclusion, de solitude |
| **Fausse réassurance** | Le soignant optimise l'évolution de la situation et les examens médicaux, en entraînant un espoir artificiel chez le patient | Le patient est en décalage avec la réalité médicale |

6. Martine RUSZNIEWSKI : psychologue clinicienne et psychanalyste.

| Mécanisme | Caractéristique | Conséquence pour le patient |
|---|---|---|
| **Fuite en avant** | Le soignant expose tout son savoir afin de se décharger de son fardeau, ne permettant pas au patient de poser des questions | Le patient est sidéré et majore son angoisse |
| **Identification projective** | Le soignant se donne l'illusion de savoir ce qui est bon pour le patient, en attribuant au patient ses propres sentiments, réactions, pensées ou émotions | Le patient est dans l'illusion que sa souffrance est partagée. Il peut se sentir coupable si la souffrance persiste alors qu'il a suivi les consignes données par le soignant |
| **Mensonge** | Le soignant ment sciemment au patient pour ne pas être confronté à l'angoisse du patient | Le patient est dans l'illusion et ne peut pas amorcer son processus d'acceptation de la maladie |
| **Rationalisation** | Le soignant utilise un discours hermétique et incompréhensible par le patient | Le patient n'est plus en relation avec le soignant majorant son angoisse |

# La fin de vie

## ① Limitation et arrêts des thérapeutiques actives (LATA)

### Définition

- Selon la loi Leonetti, les LATA consistent en la non-instauration ou l'arrêt d'une ou plusieurs thérapeutiques curatives de suppléance des défaillances d'organe, dont la conséquence peut être d'avancer le moment de la mort.
- Cela permet d'éviter toute **obstination déraisonnable**.
- Les LATA se distinguent de l'euthanasie et du suicide assisté, qui sont punis par le code pénal.
- Deux cas de figure :
  - ◊ le patient est capable de donner son consentement et donc d'exprimer sa volonté ;
  - ◊ le patient n'est pas capable de donner son consentement.

### Modalités

- Processus décisionnel convoquant inévitablement les principes éthiques.
- Recueil des directives anticipées, des volontés du patient auprès de la personne de confiance.
- Réalisation d'une procédure collégiale pluridisciplinaire.
- Information au patient et à la famille des décisions, avec délai de réflexion de 48 h.
- Réévaluation régulière.
- Traçabilité de toutes ces étapes dans le dossier médical.

## ② Sédation profonde et continue maintenue jusqu'au décès

### La notion de sédation en situation palliative

- Recherche, par des moyens médicamenteux, d'une diminution de la vigilance pouvant aller jusqu'à la perte de conscience.
- Objectif : diminuer ou faire disparaître la perception d'une situation vécue comme insupportable par le patient, alors que tous les autres moyens

disponibles et adaptés à cette situation ont été proposés et/ou mis en œuvre sans permettre le soulagement escompté.
- La sédation peut être appliquée de façon intermittente, transitoire ou continue.

### La sédation profonde et continue maintenue jusqu'au décès (SPCMD) encadrée par la loi CLAYES-LEONETTI

- Altération de la conscience poursuivie jusqu'au décès.
- Mise en œuvre chez un patient qui, atteint d'une affection grave et incurable, demande d'éviter toute souffrance et de ne pas subir d'obstination déraisonnable.
- La SPCMD est mise en œuvre après une procédure collégiale.
- Chez un patient qui ne peut pas exprimer sa volonté, la SPCMD peut être mise en place à l'issue de la procédure collégiale sauf si le patient s'y est opposé dans ses directives anticipées.
- La SPCMD est associée à une anxiolyse et une analgésie.

## ③ Problématiques et inconfort de fin de vie

- Douleur et souffrance (**voir fiches 4 et 5**).
- Dyspnée, encombrement bronchique, fausse route.
- Nausées, vomissements, perte d'appétit, constipation, fécalome, occlusion.
- Sécheresse buccale, mycoses.
- Rétention urinaire, globe vésical.
- Somnolence, anxiété, angoisse, confusion, agitation.
- Fatigue intense générant des aides partielles ou totales pour les actes de la vie quotidienne, risque d'escarres.

Fiche 8

# Les étapes du deuil

## ① Définitions du deuil

- Réaction humaine d'adaptation donc réaction normale à la perte.
- État de choc émotionnel provoqué par la perte d'un être cher (Larousse).
- Douleur, affliction, tristesse causée par la mort de quelqu'un (Dictionnaire médical).
- Réaction affective très forte à un évènement majeur de la vie chez la personne qui vit la perte d'un être cher, d'une fonction importante de son corps, d'un membre, de son autonomie personnelle, de sa vie, de son couple ou de son travail[7].
- Le deuil est singulier et fonction du lien unique entre deux personnes.
- Il n'y a pas de durée normalisée du deuil.

## ② Travail et étapes du deuil

### Travail de deuil

- Processus intrapsychique, consécutif à la perte d'un objet d'attachement et par lequel le sujet réussit progressivement à se détacher de celui-ci[8].
- Fonctions du travail de deuil : acceptation de la réalité, désinvestissement de l'objet perdu et réinvestissement de nouveaux objets.

**7.** Margot PHANEUF (1938-2020) infirmière, théoricienne en sciences infirmières.
**8.** Sigmund FREUD (1856-1939) fondateur de la psychanalyse.

### Sept étapes du deuil identifiées par E. KUBLER-ROSS[9]

| | |
|---|---|
| **Le choc** | État de sidération, forme d'anesthésie |
| **Le déni** | Refus de croire l'information entrainant une contestation |
| **La colère** | Confrontation avec les faits conduisant à une attitude de révolte vers autrui |
| **Le marchandage** | Notion « magico-religieuse » : tentation de retour en arrière mais confrontation à l'impossibilité de ce retour |
| **La tristesse** | Désespérance, souffrance, sentiment de vide<br>Étape décisive et difficile |
| **La résignation** | Abandon de la lutte |
| **L'acceptation** | Phase de remontée et d'espoir ; résilience ; intégration du deuil dans l'histoire personnelle ; confiance en soi et nouvelle énergie |

Les étapes du deuil ne sont pas forcément toutes vécues par tous les patients ou dans le même ordre.

## ③ Situations particulières

| | |
|---|---|
| **Deuil compliqué** | Déroulement habituel du travail de deuil est bloqué généralement dans la position dépressive (phase de tristesse) |
| **Deuil pathologique** | Apparition de maladies, psychiatriques ou somatiques, survenant au décours d'un deuil, chez des sujets n'ayant généralement aucun antécédent psychiatrique ou médical |
| **Deuil blanc** | Ensemble des pertes que vit un aidant accompagnant une personne qui, petit à petit, perd ses capacités mentales (R. POLETTI[10]) |

**9.** Elisabeth KUBLER-ROSS (1926-2004), psychiatre helvético-américaine.
**10.** Rosette POLETTI : née en 1938, infirmière et théoricienne suisse.

# ENTRAÎNEMENT

**1. Concernant les soins palliatifs, quelles propositions sont vraies ?**

- **a.** Ils peuvent s'adresser aux personnes en situation de handicap ○
- **b.** Ils peuvent s'adresser aux nourrissons ○
- **c.** Ils sont destinés uniquement aux personnes atteintes d'un cancer ○
- **d.** Ils sont destinés aux patients atteints d'une maladie en phase avancée ou terminale ○
- **e.** Ils sont destinés uniquement aux patients qui ne reçoivent plus de traitement spécifique ○

**2. Parmi les propositions suivantes, laquelle est fausse ?**
**Les soins palliatifs sont régis par :**

- **a.** La loi du 09 juin 1999 ○
- **b.** La loi du 04 mars 2002 ○
- **c.** La loi du 22 avril 2005 ○
- **d.** La loi du 02 février 2016 ○
- **e.** La loi du 24 juillet 2019 ○

**3. Parmi les propositions suivantes, lesquelles sont fausses ?**
**La loi Léonetti instaure :**

- **a.** La désignation d'une personne de confiance ○
- **b.** Le droit du patient à la non-obstination déraisonnable ○
- **c.** La procédure collégiale ○
- **d.** Les directives anticipées ○
- **e.** L'information au patient ○

**4. Parmi les propositions suivantes, lesquelles sont vraies ?**
**La loi du 2 février 2016 renforce :**

- **a.** Le refus de l'obstination déraisonnable ○
- **b.** Le droit au refus de soins exprimé par le patient ○
- **c.** Le droit à l'apaisement de la souffrance ○
- **d.** Les directives anticipées ○
- **e.** Le droit à une sédation profonde et continue jusqu'au décès ○

**5. Concernant l'organisation des soins palliatifs, quelles propositions sont vraies ?**

- **a.** Ils peuvent être pris en charge à domicile ○
- **b.** Is sont toujours pris en charge à l'hôpital ○
- **c.** Ils relèvent parfois d'une prise en charge par une EMSP ○
- **d.** Ils relèvent parfois d'une prise en charge en HAD ○
- **e.** Ils relèvent toujours d'une prise en charge par une USP ○

**6. Concernant les outils d'autoévaluation de la douleur, quelles propositions sont fausses ?**

- **a.** Ils s'adressent à des patients ayant des difficultés à s'exprimer et/ou des troubles cognitifs ○
- **b.** Ils permettent une évaluation quantitative ○
- **c.** Ils permettent une évaluation qualitative ○
- **d.** Ils sont d'utilisation facile ○
- **e.** Ils comportent plusieurs échelles ○

**7. Concernant l'amélioration de la prise en charge de la douleur, quelles propositions sont vraies ?**

- **a.** Elle consiste à donner des antalgiques à tous les patients ○
- **b.** Elle consiste à utiliser des techniques de relaxation ○
- **c.** Elle passe par l'information aux patients ○
- **d.** Elle passe par la formation des soignants ○
- **e.** Elle passe par des liens renforcés entre les services médicaux et les EMSP ○

**8. Concernant la souffrance spirituelle, quelles propositions sont vraies ?**

- **a.** Elle questionne le sens de la vie et de la mort ○
- **b.** Elle se rattache systématiquement à la religion ○
- **c.** Elle fait partie du concept « *Total Pain* » ○
- **d.** Elle peut être apaisée par la présence et la qualité d'écoute ○
- **e.** Elle est accompagnée exclusivement par les représentants des cultes religieux ○

**9. Concernant les symptômes les plus fréquents en fin de vie, quelle proposition est fausse ?**

- **a.** Nausées/vomissements ○
- **b.** Perte de cheveux ○
- **c.** Fatigue ○
- **d.** Troubles neuropsychiques ○
- **e.** Encombrement bronchique ○

**10. Concernant le traitement symptomatique de l'état buccal, quelles propositions sont vraies ?**

- **a.** La plupart des patients en phase terminale ne ressentent pas la sensation de soif si des soins de bouche réguliers sont effectués ○
- **b.** L'hydratation parentérale améliore systématiquement la sensation de soif et le confort ○
- **c.** L'utilisation de cola est possible ○
- **d.** L'état buccal nécessite une évaluation médicale régulière ○
- **e.** Les traitements antimycotiques doivent être systématiquement associés ○

**11. Parmi les propositions suivantes, laquelle est fausse ? La sédation palliative correspond à :**

- **a.** L'adjonction à une analgésie d'une sédation titrée ○
- **b.** L'intention de donner la mort ○
- **c.** L'intention de soulager une souffrance intolérable due à des symptômes réfractaires par une réduction de l'état de conscience du patient ○
- **d.** Un traitement de soins palliatifs ○
- **e.** Une demande du patient ou par décision médicale après concertation collégiale ○

# CORRIGÉ

**1. a.** Ils peuvent s'adresser aux personnes de situation de handicap

**b.** Ils peuvent s'adresser aux nourrissons

**d.** Ils sont destinés aux patients atteints d'une maladie en phase avancée ou terminale

**2. e.** La loi du 24 juillet 2019

**3. a.** La désignation d'une personne de confiance

**e.** L'information au patient

**4. a.** Le refus de l'obstination déraisonnable

**b.** Le droit au refus de soins exprimé par le patient

**c.** Le droit à l'apaisement de la souffrance

**d.** Les directives anticipées

**e.** Le droit à une sédation profonde et continue jusqu'au décès

**5. a.** Ils peuvent être pris en charge à domicile

**c.** Ils relèvent parfois d'une prise en charge par une EMSP

**d.** Ils relèvent parfois d'une prise en charge en HAD

**6. a.** Ils s'adressent à des patients ayant des difficultés à s'exprimer et/ou des troubles cognitifs

**c.** Ils permettent une évaluation qualitative

**7. b.** Elle consiste à donner des antalgiques à tous les patients

**c.** Elle passe par l'information aux patients

**d.** Elle passe par la formation des soignants

**e.** Elle passe par des liens renforcés entre les services médicaux et les EMSP

**8. a.** Elle questionne le sens de la vie et de la mort

**c.** Elle fait partie du concept « Total pain »

**d.** Elle peut être apaisée par la présence et la qualité d'écoute

**9. b.** Perte de cheveux

**10. a.** La plupart des patients en phase terminale ne ressentent pas la sensation de soif si des soins de bouche réguliers sont effectués

**c.** L'utilisation de cola est possible

**d.** L'état buccal nécessite une évaluation médicale régulière

**11. b.** L'intention de donner la mort

UE 6.2 A.-L. Kieffer et A. Pinchaud

# Anglais

### Objectifs

- Communiquer en anglais dans le domaine de la santé et des soins.
- Étudier et utiliser des articles professionnels en anglais.

# Conseils du formateur

Cette épreuve varie beaucoup selon votre IFSI. Dans certains cas, on vous évalue sur un texte déjà vu en classe, dans d'autres, sur un texte inconnu. On peut vous poser des questions sur le texte ou vous demander de rédiger la présentation. Dans tous les cas, référez-vous en priorité aux conseils prodigués par vos formateurs.

## ① Préparer l'évaluation

### Si vous êtes évalué sur un texte déjà vu en classe

- Assurez-vous d'avoir compris chaque texte étudié. En cas de doute, parlez-en au formateur.
- Apprenez par cœur le plan de votre présentation, ainsi que les expressions toutes faites.
- Si cela vous rassure, et si vous avez une bonne mémoire, apprenez par cœur toute la présentation.

### Si vous êtes évalué sur un texte inconnu

- Entraînez-vous à lire des articles et à en dégager les idées principales.
- Apprenez par cœur les expressions toutes faites (introduction, développement, conclusion, entretien) **(voir fiche4)**.

## ② Pendant l'évaluation

- Prenez le temps de bien comprendre l'article avant de préparer votre présentation.
- Appuyez-vous sur le texte pour justifier vos idées. Vous pouvez citer des passages pertinents en prenant soin de les mettre entre guillemets à l'écrit, ou en faisant précéder vos citations de l'expression *I quote* (« je cite ») à l'oral. Attention cependant à ne pas tomber dans le piège de l'accumulation de citations sans aucun apport personnel.
- Pensez à relire votre copie.
- À l'oral, soyez détendu et ne vous laissez pas impressionner par les éventuelles questions de l'examinateur. Les questions ont toujours pour but de permettre au candidat d'approfondir sa présentation et donc de l'améliorer. C'est la bienveillance qui anime le jury.

Fiche

# 1 Présentation en anglais d'un article professionnel : comprendre l'article

## ① Comprendre le sens du texte

Il est important d'avoir préalablement compris le texte et d'être en mesure de répondre à des questions telles que : de quoi parle-t-on, qui s'exprime, quelles sont les questions soulevées, les enjeux, les réponses apportées par l'auteur, etc.

## ② Comprendre et dégager la structure du texte

La première analyse permet de dégager le sens global du texte, il faut ensuite se pencher sur la structure de l'article qui fournit la trame pour sa présentation.

### Repérer les mots de liaison

- Surlignez les mots de liaison qui articulent les idées essentielles développées dans l'article.
- Sélectionnez les informations qui apparaîtront dans votre présentation.
- Reformulez ensuite chaque idée essentielle.

### Repérer, reformuler et synthétiser les idées essentielles de l'article

Appliquez la règle des « 5 W » qui vous aidera à repérer les idées principales développées dans l'article.

| What ? | Who ? | Where ? | When ? | Why ? | How ? |
|---|---|---|---|---|---|
| De quoi ? | De qui ? | Où ? | Quand ? | Pourquoi ? | Quelle solution ? |

Pensez à dégager les grandes lignes du texte, cherchez les arguments et les exemples importants !

## Organiser les idées essentielles de l'article

Les articles étant construits sur des schémas récurrents, vous pouvez vous référer à des schémas organisationnels types pour organiser le plan de votre développement.

Voici quatre exemples de schémas :

| Schéma 1 | Schéma 2 | Schéma 3 | Schéma 4 |
| --- | --- | --- | --- |
| Présentation d'une pathologie | Présentation d'un problème | Découverte dans le domaine de la recherche | Innovation |
| Causes ou facteurs de risque | Conséquences possibles | Explications | Avantages |
| Traitements possibles | Solutions | Avantages | Inconvénients/points restant à améliorer |

Fiche

# 2 Présentation de l'article

## ① Introduction

- **Présentation générale :** nature, source, auteur, date.
- **Présentation de l'idée principale :** dégager l'idée principale (quel est le sujet abordé ?) et parler de l'intention de l'auteur : souhaite-t-il raconter ? démontrer ? critiquer ? analyser ? mettre en garde ?
- **Annonce du plan de développement :** schéma organisationnel que vous avez dégagé lorsque vous avez travaillé sur la structure de l'article.

## ② Le développement

Grace à la préparation en amont, vous n'aurez aucune difficulté à rédiger cette partie de votre présentation. Soyez toutefois très attentifs à ne pas reprendre le texte original (PAS de paraphrase). Il faut reformuler les phrases avec vos propres mots et donc trouver des synonymes, des expressions différentes, seuls les mots-clés du texte doivent figurer dans votre développement.

## ③ La conclusion

Elle a pour but de résumer votre présentation, d'en reprendre les points les plus importants et de proposer une ouverture en rapport avec le texte.

**Attention**

Les pièges à éviter à tout prix :
- **la paraphrase** ;
- **le montage de citations.**

# L'épreuve orale

## ① Préparer un brouillon clair

Votre brouillon doit être clair, c'est sur lui que repose votre présentation orale. Il doit être synthétique et doit réunir les éléments incontournables de votre plan. Pensez à prendre une feuille pour chacune de vos parties et attention à ne pas surcharger votre brouillon inutilement.

- Pour l'introduction : le nom de l'auteur, la source de l'article, sa date de parution, l'idée principale et l'annonce du plan.
- Pour le développement : le schéma organisationnel sur lequel est construit l'article ainsi que les mots-clés sur lesquels s'articulent les idées principales.
- Pour la conclusion, il s'agira de trouver une expression pour résumer le texte et, éventuellement, de penser à une idée à partir de laquelle vous pourrez amorcer une discussion.

## ② Communiquer avec aisance

### Soigner son image

Lors de votre arrivée, n'oubliez pas de saluer l'examinateur en anglais. Pendant l'oral, tenez-vous bien, évitez les gestes parasites, regardez l'examinateur, détachez-vous de votre brouillon et soyez particulièrement à l'écoute du jury : leur remarques peuvent être décisives !

### Ne pas se laisser impressionner

Si l'examinateur vous pose une question ou vous demande de préciser un point, ne paniquez pas. Si vous n'avez pas compris, n'hésitez pas à lui poser une question, à le faire répéter ou reformuler sa question.
En outre, si le stress vous fait bafouiller ou perdre vos moyens, parlez lentement et prenez le temps de peser chacun de vos mots. Faites des pauses dans vos phrases pour reprendre votre respiration.

Fiche 4

# Expressions utiles

## ① Introduction

| | |
|---|---|
| **This document is an article** | Ce document est un article |
| **It comes from the website ...** | Il vient du site Internet ... |
| **It was posted on the internet** | Il a été publié sur Internet |
| **It was published in a magazine/a journal/a newspaper** | Il a été publié dans un magazine/une revue spécialisée/un journal |
| **It was written by** | Il a été écrit par |
| **It was published / written / posted in ...(year)** | Il a été publié / écrit / posté en ... (année) |
| **This article deals with** | Cet article parle de/traite de |
| **It is about the problem of** | Il parle du problème de |

## ② Développement

| | |
|---|---|
| **This article raises the problem of** | L'article soulève le problème de |
| **It tackles the issue of** | Il aborde la question de |
| **The author shows that** | L'auteur montre que |
| **He explains that** | Il explique que |
| **This article warns us against** | Cet article nous met en garde contre |
| **It seems** | Il semble que |
| **He argues that...** | Il affirme que... |
| **This article/document can be divided into/is composed of X parts** | Cet article/document peut être divisé en/est composé de X parties |
| **First, Firstly, First of all** | Premièrement, Tout d'abord |
| **In the first/second part** | Dans la première/deuxième partie |

## ③ Conclusion

| | |
|---|---|
| **As a conclusion/in conclusion, I'd say that** | En guise de conclusion, je dirais que |
| **To sum up** | Pour résumer |
| **To conclude** | Pour conclure |
| **In short** | En résumé |
| **The writer wants the reader to think about...** | L'écrivain veut que le lecteur réfléchisse à propos de ... |
| **The journalist gives advice, analyses, draws a parallel between...** | Le journaliste donne des conseils, analyse, établit un parallèle entre ... |
| **Contrary to what might be thought at first…** | Contrairement à ce qu'on aurait pu penser au départ … |

## Texte 1

**1. Lisez le texte suivant.**

### Vaccines work at all ages, everywhere

There's no question that immunization is one of the greatest success stories in global health, saving millions of lives every year from vaccine-preventable diseases. Every year more than 116 million, or 86% of all infants born are vaccinated – a number than has been holding firm for a decade.
More than 20 life-threatening diseases can now be prevented by immunization, and new vaccines for major killers like diarrhoea, cervical cancer, cholera and meningitis are quickly being introduced in countries that did not use them previously. While, vaccination has routinely prioritized children in the past, today it is increasingly protecting health among people of all ages.
Commitment to research and development has led to developing new vaccines to protect against malaria, typhoid and Ebola, and many more vaccines are under development for emerging diseases, like COVID-19.
All of this is good news. But it also shows the challenges we're facing as we try to ensure no one missesout on life-saving vaccines. […]

**A new vision of immunization**

At last year's Global Vaccine Summit, WHO, the European Commission, governments and partners recognized that to sustain vaccination's hard-won gains, we need to ensure our health systems are more equitable in their delivery of services.
The new Immunization Agenda 2030 (IA2030) which sets the vision and strategy for 2021-2030, co-created with community organizations, government ministries, partner organizations, academia, vaccine makers, and with non-immunization partners, recognizes universal health coverage (UHC) as essential to immunization success. To improve coverage, IA2030 outlines strategies that are relevant for all countries to break through on stagnation in reaching children not vaccinated and fight against vaccine hesitancy.

It also aims to build stronger surveillance systems for vaccine-preventable diseases, particularly for identifying, tracking, and monitoring disease outbreaks and sustaining research to ensure we are poised to meet the challenges around the corner on outbreaks, antimicrobial resistance, infections for which our vaccines are inadequate; and seize opportunities to tackle diseases for which there are as yet no vaccines.

And, for the first time the new vision expands the globale focus for immunization to all age groups, not just children. While this will shift immunization programmes, it will allow us to rethink and strengthen people centred care to ensure vaccines are taken up by older age groups.[…] so that everyone, everywhere has access to life-saving vaccines by 2030.

23 april 2020, adapted from Jakab, Z., Vaccines work at all ages, everywhere. OMS
https://www.who.int/news-room/commentaries/detail/vaccines-work-at-all-ages-everywhere

### 2. Reliez les termes correspondants.

| | |
|---|---|
| **1.** Vaccine-preventable diseases • | • **a.** Maladies potentiellement mortelles |
| **2.** Life-threatening diseases • | • **b.** Maladies pour lesquelles il existe un vaccin |
| **3.** Life-saving vaccine • | • **c.** Déclaration de cas d'une maladie |
| **4.** Disease outbreaks • | • **d.** Vaccins permettant de sauver des vies |

### 3. Entourez la bonne traduction.

- infants born: jeunes enfants / naissances / nouveau-nés
- health coverage: couverture sanitaire / couverture santé / couverture médicale
- tackle: éradiquer / prendre en compte / s'attaquer à
- strengthen: forcer / renforcer / s'efforcer de

**4. Complétez la colonne de droite à l'aide des synonymes ci-dessous :**

crucial – keep up/preserve – remaining stable – change / adjust – ready – worlwide – new / recent – 10 years

**Mots du texte**

| | |
|---|---|
| Holding firm | |
| Emerging | |
| Poised | |
| Decade | |
| Sustain | |
| Shift | |
| Global | |
| Essential | |

**5. Rédigez la présentation de ce texte en anglais.**

............................................................................................................................................

............................................................................................................................................

............................................................................................................................................

............................................................................................................................................

............................................................................................................................................

............................................................................................................................................

............................................................................................................................................

............................................................................................................................................

............................................................................................................................................

............................................................................................................................................

............................................................................................................................................

### Texte 2

**Rédigez la présentation de ce texte en anglais.**

**Hospitals join the 'going green' movement**

Sustainability and the greening of health care facilities have been hot-button topics for many years. For hospitals, "going green" can be a challenge for a variety of reasons, including building structure, internal functions and even patient needs.
"Because of their 24-hour nature and the need for infection control, hospitals have, historically, been one of the biggest generators of waste and consumers of water and electricity in a community," says Llora Wonder, vice president of marketing for health care products maker Medline Industries, Inc." Facilities trying to go green are focusing on two main problem areas: reducing waste and curtailing water consumption.

**Wasteful ways**

In terms of cost, although no recent tracker exists, it has been reported that hospitals spent about $44 to $68 per ton on solid waste disposal, according to a commonly cited study from 2000. The cost has spurred hospitals to introduce a number of waste reduction initiatives such as:
* Replacing disposable cups, plates and tableware in cafeterias and food service with reusable items.
* Using rechargeable batteries in equipment whenever possible.
* Reprocessing and remanufacturing certain low risk devices such as elastic bandages, pressure infuser bags, tourniquet cuffs and general-use surgical scissors.

**Water damage**

[…] Studies show that a hospital with more than 300 beds can use between 21 and 22 pounds of textiles per patient day, which is why doing laundry accounts for most of a hospital's energy and water use.
Eliminating the need to do laundry isn't feasible in a health care setting, so many hospitals are taking steps to lower the energy, water and chemicals needed to clean textiles and extend the usable life cycle of textile products. […] Some of the changes hospitals are employing include:

* Using surgical gowns, barrier sheets and other products made from reusable, durable energy-efficient textiles, such as Medline's PerforMAX textile line.
* Replacing old single-use underpads - used to protect hospital beds - with high-tech versions that require just one pad to do the job of three old-style ones.
"It's a big commitment for any hospital to join the green movement that has gained momentum in America," Wonder says. "But ultimately, the chance to reduce costs, improve efficiency and become better stewards of not just patient health, but the planet's health as well, make the efforts well worthwhile. In addition, just by changing the products used within the hospital, a big difference is made."

Courtesy of ARA Content, March 2011
www.aracontent.com

## Texte 1

**2.**

| | |
|---|---|
| **1.** Vaccine-preventable diseases | **a.** Maladies potentiellement mortelles |
| **2.** Life-threatening diseases | **b.** Maladies pour lesquelles il existe un vaccin |
| **3.** Life-saving vaccine | **c.** Déclaration de cas d'une maladie |
| **4.** Disease outbreaks | **d.** Vaccins permettant de sauver des vies |

**3.**

- infants born: nouveau-nés
- health coverage: couverture santé
- tackle: s'attaquer à
- strengthen: renforcer

**4.**

| | |
|---|---|
| **Holding firm** | Remaning stable |
| **Emerging** | New/recent |
| **Poised** | Ready |
| **Decade** | 10 year |
| **Sustain** | Keep up/preserve |
| **Shift** | Change/adjust |
| **Global** | Worldwide |
| **Essential** | Crucial |

**5.** This document entitled "Vaccines work at all ages, everywhere" was written by Z. Jakab. It is an article published on 23 April 2020 on the WHO website. The article deals with the topical subject of vaccination/immunization. The article can be divided into 3 parts.

First of all, the author informs us of the epidemiology of global immunization which has been stable for ten years.

In the second part, the author gives the facts about which vaccines are now available to all age ranges; children being no longer the only recipients of vaccines. The list includes new vaccines for recent diseases.

In the third part, the author makes reference to the Global Vaccine Summit of 2019, where the WHO acknowledges that in order to stabilise immunization by 2030, the following measures must be put in place:

- provide a more equal distribution of services with Universal Health Coverage (UHC) ;
- combat vaccine scepticism ;
- improve monitoring in order to be ready to affront epidemics when vaccines are unsatisfactory or inexistent.

The author concludes by stating the importance of vaccination and the modification of immunization programmes to include all ages worldwide.

**Présentation en français :**

Ce document intitulé « Les vaccins fonctionnent à tout âge, partout » a été écrit par Z. Jakab.

Il s'agit d'un article publié le 23 avril 2020 sur le site Web de l'OMS. L'article traite un sujet d'actualité, la vaccination / immunisation. L'article peut être divisé en 3 parties.

Tout d'abord, l'auteur nous informe de l'épidémiologie de la vaccination globale qui est stable depuis dix ans.

Dans la deuxième partie, l'auteur nous dit quels vaccins sont désormais disponibles pour toutes les tranches d'âge, les enfants n'étant plus les seuls destinataires de la vaccination. La liste comprend de nouveaux vaccins pour les maladies récentes

Dans la troisième partie, l'auteur fait référence au Sommet mondial sur les vaccins de 2019, où l'OMS reconnaît que pour stabiliser la vaccination, d'ici à 2030, les mesures suivantes doivent être mises en place :

- assurer une répartition plus équitable des services grâce à la couverture santé universelle (CSU) ;
- combattre le scepticisme vis à vis des vaccins ;
- améliorer le suivi afin d'être prêt à affronter les épidémies lorsque les vaccins sont insuffisants ou inexistants.

L'auteur conclut, en réaffirmant l'importance de la vaccination et la modification des programmes de vaccination pour inclure les personnes de tous âges dans le monde.

### Texte 2

**Présentation du texte en anglais :**

This text is an article posted on the website aracontent.com in March 2011. It deals with hospitals in America which are making more and more efforts to go green, i.e. to be more respectful of the environment. The two main problems listed are the disposal of waste and the consumption of water.

The first point I'll focus on is the problem of waste which costs a lot of money to hospitals every year. Several solutions are given to reduce waste. For example, replacing disposable items by reusable ones is a first step.

The author also mentions the use of rechargeable batteries or the recycling of nursing supplies.

The consumption of water is the second environmental problem evoked in this article. Because hygiene is vital in hospitals to avoid any cause of infection, it's impossible not to wash the laundry. However, it is possible to wash with less water and detergent and provide linen made from recycled textiles for instance.

Another solution is to use new generation bed-linen: the author gives the example of reusable mattress covers which are now more efficient than they used to be.

To conclude, it seems hospitals in America are becoming increasingly conscious that changes are necessary to provide healthcare while showing more concern for our environment. Improvements can be achieved, without affecting the quality of service as this article suggests.

**Traduction :**

Ce texte est un article publié sur le site aracontent.com en mars 2011. Il parle des hôpitaux aux États-Unis qui font de plus en plus d'efforts pour se mettre au vert, c'est-à-dire pour être plus respectueux de l'environnement. Les deux problèmes principaux qui y sont évoqués sont l'élimination des déchets et la consommation d'eau.

Le premier point sur lequel je vais m'attarder est la question des déchets qui, chaque année, coûtent très cher aux hôpitaux. Plusieurs solutions sont proposées pour réduire les déchets. On peut par exemple commencer par remplacer du matériel jetable par des produits recyclables. L'auteur parle également de l'utilisation de piles rechargeables ou du recyclage du matériel médical. La consommation d'eau est le second problème environnemental évoqué dans cet article. Parce que l'hygiène est essentielle dans les hôpitaux afin d'éviter tout risque d'infection, il est impossible de ne pas laver le linge. Il est cependant possible de laver avec moins d'eau et moins de détergent, et d'utiliser par exemple du linge fait à base de textiles recyclés. Une autre solution serait de se servir de linge de lit de nouvelle génération : l'auteur donne l'exemple de protège-matelas réutilisables et plus efficaces que dans le passé.

En guise de conclusion, il apparaît qu'aux États-Unis, les hôpitaux ont pris conscience de la nécessité d'opérer certains changements afin de prodiguer des soins au patient tout en étant plus respectueux de l'environnement. Comme le suggère cet article, des améliorations peuvent être apportées sans altérer la qualité du service.

MIXTE
Papier issu de sources responsables
FSC® C004472
www.fsc.org

Achevé d'imprimer en décembre 2021 par Wilco aux Pays-Bas
Dépot légal: janvier 2022
N° éditeur MAGSI20201069